MAPA EPIGENÉTICO
para
GUIAR A PADRES DE NIÑOS
con
TDAH

Estrategias para
Manejar Comportamientos Desafiantes,
Fomentar Relaciones Familiares Armoniosas,
y Honrar la Neurodiversidad

ALICIA MAZARI-ANDERSEN PHD
AND BRENDA WOLLENBERG

Dedicatoria

A nuestras brillantes, amables y amorosas familias, quienes han apoyado pacientemente incontables discusiones sobre bienestar y epigenética, y especialmente a Rachel, quien generosamente y con valentía nos permitió entrelazar su historia a lo largo del libro.

A la Dra. Penny Kendall-Reed, nuestra apreciada y estimada profesora y mentora en la ciencia y el arte del análisis e interpretación genética. Sin tu guía, nuestro trabajo en nutrición personalizada y este libro no existirían.

¡Gracias!

CONTENIDO

Introducción

Era la noche antes de que llegara el camión de mudanza para llevar a mi familia (Brenda) a nuestra nueva casa. Las cosas estaban un poco caóticas, pero el "caos" parecía ir bien, al menos hasta que entré al cuarto de mi hija de 15 años, Rachel. De mis cinco hijos, 3 continuaban viviendo en casa, entre ellos Rachel. Los 3 habían recibido instrucciones claras sobre sus responsabilidades para la mudanza dos semanas previas. Colocamos cajas vacías ya listas para que empacaran sus cosas y constantemente les estuvimos recordando durante esas dos semanas que fueran colocando cosas en cajas para hacer pequeños avances cada día.

Joel, de 18 años de edad, estaba listo; y Bekah, de 12 años de edad, tenía casi todo listo. Sin embargo, cuando entré al cuarto de Rachel, encontré algo que podría describirse como una explosión de ropa. La mayoría de las cajas estaban prácticamente vacías y, en medio del caos, Rachel estaba sentada en su cama apenas visible, leyendo un libro.

Aunque logré mantener un tono razonablemente civilizado, digamos que la conversación no fue bien. Estaba en mi "papel de directora" sobre "la responsabilidad de los miembros de la familia en nuestra contribución en la casa" y, no por primera vez, me sentí herida porque parecía que Rachel esperaba que yo la rescatara a último momento. Sin embargo, Rachel simplemente estaba abrumada por la cantidad de trabajo que quedaba por hacer, por lo tanto, practicando su estrategia habitual de procrastinación, su amor por la lectura y frustrada conmigo respondió: "Ya me dijiste todo esto a principios de semana, mamá" y "¡Lo haré!"

Quince años después, Rachel, una joven amable, inteligente, amorosa, divertida y graduada en leyes, estaba preparándose para mudarse nuevamente de casa. Ofrecí ir a ayudarla durante unas horas un sábado en la mañana.

Con el diagnóstico de TDAH (Trastorno por Déficit de Atención e Hiperactividad) de Rachel hecho algunos años atrás, tanto ella como yo teníamos una forma completamente diferente de entendernos y ayudarnos. Para entonces, yo también había aprendido mucho más sobre la epigenética (el impacto del medio ambiente—la crianza—y la expresión génica—la naturaleza) y le había proporcionado a Rachel un conjunto de sugerencias personalizadas y relacionadas con su ingesta nutrimental, suplementos y prácticas de mindfulness.

A su vez, ella había incorporado a su vida diaria la terapia, el ejercicio, incluso comenzó a organizar deportes en equipo para los miembros de su trabajo y amigos, así como el uso consciente de medicamentos bajo supervisión médica, y disfrutaba regularmente de actividades creativas como la cerámica y la pintura en acuarela.

Con esas herramientas, nuestra experiencia de mudanza fue completamente diferente, como "el día y la noche", en comparación con la que tuvimos cuando Rachel era adolescente. Abordamos una habitación a la vez, realizando un conjunto de tareas, entre ellas, ordenar su ropa clasificándola por ropa de verano e invierno, cosas para donar y algunas para vender en consignación. También me tocaron algunos artículos encantadores. Hablamos mucho durante la mañana, revisando si necesitábamos un té o un descanso para recargar energía.

Cuando salí de la casa de Rachel, que ya vive por su cuenta, después de un gran abrazo y múltiples "gracias" por una mañana tan productiva juntas, reflexioné sobre las diferencias que puede hacer un diagnóstico adecuado y la comprensión de la diversidad neurológica. Me alegró que Rachel no hubiera aceptado simplemente las etiquetas y las creencias comunes sobre los resultados de ese diagnóstico como algo inmutable, sino que se ha enfocado a trabajar para destacar sus fortalezas y manejar mejor las situaciones en las que algunos de sus rasgos de TDAH no se ajustaban bien a las tareas en cuestión antes de ser diagnosticada.

En resumen, la historia de Rachel ilustra un viaje lleno de inmensas posibilidades.

Mapa Epigenético para Guiar a Padres de Niños o Niñas con TDAH: Estrategias para Manejar Comportamientos Desafiantes, Fomentar Relaciones Familiares Armoniosas, y Honrar la Neurodiversidad puede guiarte a ti y a tu hijo o hija, de manera simple y exitosa, a lo largo de ese camino.

Nuestro libro trata de mucho más que manejar el TDAH durante la niñez y la adolescencia. Se basa en la creencia de que la diversidad genética, incluida la funcionalidad cerebral típica y neurodiversa, contribuye a la adaptabilidad humana y, de hecho, a la humanidad. Está construido sobre el concepto de que el TDAH trata de diferencias, no de déficits, y valora las muchas y hermosas facetas de las personalidades y dones de nuestros niños y niñas con TDAH.

Dentro de ese marco de referencia—valorando la neurodiversidad mientras se reconocen los retos que presenta la vida—nos adentramos en los factores epigenéticos que contribuyen al TDAH y ofrecemos sugerencias que podrían potencialmente ayudar a tu hijo o hija a manejar mejor esos retos.

En este punto, podrías estar preguntándote:

- ¿Quiénes somos, por qué escribimos este libro y para quién está destinado?

- ¿Cómo esperamos guiarte hacia una forma diferente de mirar el TDAH?

- ¿Qué nuevas perspectivas e ideas podemos ofrecerte que permitan a los padres ver la luz en lo que a veces puede sentirse como un túnel muy largo del TDAH?

Somos Alicia Mazari-Andersen y Brenda Wollenberg y aportamos no sólo nuestra pasión y experiencia en este camino. Contamos con décadas de experiencia como nutriólogas y una educación en nutrición en otros campos. Antes de todos esos años de estudios, una de las razones principales por las que escribimos este libro es porque fuimos niñas enfermizas.

Yo, Alicia, tenía problemas digestivos (estreñimiento severo debido a la 'mala dieta' y la creencia arraigada de que uno no debería usar baños públicos), y una serie de síntomas similares al TDAH.

Nací en la Ciudad de México, en donde cursé la licenciatura y la maestría en Biología. Posteriormente me mudé a Vancouver para estudiar un doctorado en Botánica, empecé a tener problemas con el equilibrio hormonal y llevaba un poco más de grasa corporal para mi tamaño.

Yo, Brenda, sufrí fiebre reumática a los cinco años y después enfrenté años de infancia y adolescencia estresantes que desencadenaron pensamientos ansiosos e insomnio. A mediados de mis veintes, recién graduada como trabajadora social, tenía una úlcera, hipotiroidismo y una adicción tanto al azúcar como a alimentos ultra procesados y, al igual que Alicia, lidiaba con un estreñimiento severo.

Decir que ninguna de nosotras éramos un ejemplo de salud física o emocional sería una subestimación masiva. Nos encantaría ayudar a otros a evitar ese escenario o nunca llegar a él.

Por suerte, a los 24 años, conocí a un practicante de medicina holística y seguí sus consejos con mucho entusiasmo, esto me mostró el camino hacia mi bienestar general. Más tarde, tanto Alicia como yo estudiamos nutrición. Cambiamos nuestras vidas adoptando las recomendaciones dietéticas y de estilo de vida holísticas que cubrimos en nuestros cursos de nutrición. Basándonos en lo que hemos aprendido más recientemente sobre epigenética—el impacto del entorno interno y externo en la expresión génica—nos damos cuenta de que accidentalmente "reseteamos" nuestros genes (hablaremos de este término más adelante) para lograr una expresión óptima.

Queremos poner en práctica ahora los 30 años de experiencia que, en conjunto, Alicia y yo Brenda hemos adquirido; Alicia enseñando ciencias en educación superior así como la década de Brenda como trabajadora social apoyando los esfuerzos de los clientes para lograr una mejor salud mental y emocional; junto con la tecnología y el entendimiento desarrollado desde el mapeo del genoma humano para interpretar perfiles genéticos y metabólicos y crear planes de bienestar individualizados. Más allá de esa interpretación, creemos en la importancia de ayudar a nuestros clientes a implementar esos planes de bienestar en sus vidas diarias.

¿Cómo nos gustaría que consideres mirar al TDAH?

Cabe mencionar que:

1. La "D" y la "T" en las siglas TDAH deberían considerarse Diferencias en lugar de Déficit o Trastorno.

2. Reconoce que tu hijo o hija aporta un conjunto de rasgos únicos y valiosos a este mundo.

Este libro no está escrito por autoras que viven en un "mundo de fantasía". Sabemos que algunos de los mismos rasgos neurodivergentes que ayudan a los niños o niñas a sobresalir, también pueden generar retos en situaciones que favorecen un funcionamiento neurotípico. Por lo tanto, este libro contiene muchas ideas sobre herramientas que ayudan a los niños o niñas a autorregularse, crecer en madurez emocional y en función ejecutiva y manejar mejor las situaciones donde su estilo operativo típico entra en conflicto con lo que la situación requiere.

En resumen, entender el TDAH se trata de comprender el equilibrio entre la naturaleza, la información genética y la crianza, el cuidado físico, emocional y mental que se puede proporcionar para permitir que esa información genética se exprese de manera óptima. Este libro explora cómo las predisposiciones genéticas interactúan con factores ambientales, permitiéndote crear un plan que respalde a tu hijo o hija y a tu familia de la manera más eficaz y personalizada posible.

El enfoque de *Mapa Epigenético para Guiar a Padres de Niños o Niñas con TDAH* es guiar a los padres y tutores con estrategias fundamentadas en la epigenética para apoyar a cerebros más jóvenes con TDAH, donde la función ejecutiva continúa desarrollándose hasta aproximadamente los 25 años. Sin embargo, aunque este libro se centra en niños o niñas y adolescentes, los principios del TDAH y la epigenética se aplican ampliamente a todas las edades. Dada la naturaleza genética del TDAH—y que los niños o niñas con TDAH a menudo tienen al menos un padre con la condición— esperamos que muchos adultos que lean este libro encuentren ideas, respuestas y claridad, ya que sin duda verán reflejados momentos de su propia historia. En un futuro libro explorará específicamente el papel de la epigenética en el TDAH en adultos.

Nuestro libro está estructurado alrededor de siete *Pasos Clave*: Alimentación, Movimiento, Sueño, Detoxificación, Calma, Inflamación y Reparación. Para hacerlo más fácil de recordar, puedes pensar en los *Pasos Clave* como un acróstico simple ELEVATE:

- **E** - Alimento para Energía

- **L** - Lograr la Acción

- **E** - Enfoque en el Sueño

- **V** - Valora Detox

- **A** - Ama la Calma

- **T** - Inflamación Tangible

- **E** - Elegir Reparar

Después de nuestra Introducción y el Manual Básico sobre el TDAH, exploraremos cada *Paso Clave* y cerraremos el libro con tres Suplementos Esenciales: Estrategias Conductuales y Educativas, Dinámica Familiar del TDAH, y Tratamientos Médicos y Alternativos.

A lo largo de este libro, combinaremos conceptos científicos con anécdotas relacionadas, ejemplos sencillos y estudios de caso. Nuestro objetivo es crear un camino sólido y fácil de navegar entre ideas complejas y aplicaciones prácticas: uno que no requiera diez años de estudio para realizarlo.

Este enfoque asegura que la información sea comprensible y aplicable de inmediato para tu familia. Nuestra esperanza es que eleves la felicidad y la salud, no solamente de tu hijo o hija con TDAH, sino también la tuya como padre o madre.

Basándonos en los comentarios del último libro de Brenda, '*Metabolic Health Roadmap,*' y su diseño que facilitó a los lectores absorber e implementar sus sugerencias, *Mapa Epigenético para Guiar a Padres de Niños y Niñas con TDAH*, seguirá un formato similar.

Te daremos un **RESUMEN – Versión Corta** al inicio de cada *Paso*. Después, te llevaremos a un **CENTRO DE INFORMACIÓN** en donde te mostraremos la investigación científica explicando lo más simple posible.

Si nuestros más de seis años de trabajo en epigenética nos han enseñado algo, es que somos cuerpo, mente y espíritu conectados. Por lo tanto, seguiremos esa ciencia con algo de **ASISTENCIA AL VIAJERO**. Estas son herramientas o fragmentos de información para guiarte en la crianza de un niño o niña con TDAH. Son relevantes no solo para un *Paso* específico, sino para el viaje en general; y a menudo se centran en los beneficios ocultos de tener un cerebro con TDAH.

A continuación, tomaremos una **PARADA DE DESCANSO**. Esto te permitirá a ti y a tu hijo o hija reflexionar y sentarse tranquilamente con lo que han leído. Y, porque viajar casi siempre incluye algo de **OBRAS VIALES**, a ti y a tu hijo o hija les daremos una pequeña pero útil actividad para completar.

Tu hijo o hija o en familia pueden rastrear su progreso en este viaje mientras realiza actividades divertidas en el libro complementario *Niños y Niñas Felices y Saludables, Libro de Actividades* disponible para descarga gratuita aquí: https://www.elevatuvitalidad.com/Libro_Ninos_y_Bitacora

Los padres también pueden anotar sus reflexiones en papel, en un cuaderno digital o en la *Bitácora de Viaje* para padres complementaria (disponible para descarga gratuita en el mismo enlace). ¿Tienes un hijo o hija mayor con TDAH? Los adolescentes pueden anotar sus reflexiones donde prefieran o usar una copia de la Bitácora de Viaje.

Finalmente, ¿qué es un viaje por carretera sin un **SOUVENIR**, es decir un recuerdito? Al final de cada *Paso*, te proporcionaremos un souvenir sugerido. Estos souvenirs te motivarán a ti y a tu hijo o hija en el viaje y celebrarán el éxito que hayan logrado hasta este punto. Nuestro objetivo es proporcionar un plan integral que puedan, como padres, aplicar fácilmente en la vida diaria de tu familia.

Además del formato de viaje, lo que también distingue este libro es su enfoque único en el impacto de los cambios ambientales en la expresión génica, es el concepto conocido como epigenética. No vemos el TDAH como un déficit, sino como una forma diferente de experimentar el mundo. En una adaptación de una publicación en redes sociales que vi (Brenda) recientemente, percibimos a las personas con TDAH como leopardos normales, no como tigres defectuosos.

Al reconocer las fortalezas del TDAH y abordar los retos conductuales asociados al TDAH—situaciones para las que utilizamos el término "desajustes", primero encontrado en el brillante libro de Siddhartha Mukherjee, 'The Gene: An Intimate History'—podemos crear entornos que apoyan y nutren a nuestros hijos o hijas con TDAH. Incluir la ciencia epigenética ofrece ideas que no suelen cubrirse en las guías de crianza convencionales, haciendo de este libro un recurso valioso para cualquier padre que navegue el camino del TDAH.

No pretendemos ponernos en tus zapatos ni comprender completamente las exigencias diarias de tu hogar. Entre otros factores, dependiendo del metabolismo de dopamina de tu hijo o hija y de la actividad de los receptores de dopamina, podrías estar enfrentando estallidos de ira, retos en el sistema educativo y un niño que alterna entre ser amable, gentil, divertido y volverse agresivamente iracundo y volátil.

Conoces a tu hijo o hija mucho mejor de lo que nosotras jamás podríamos, y probablemente ya has reunido un conjunto de estrategias que suelen funcionar para él o ella, que quizás ya incluyen algunas de las estrategias que te presentaremos aquí.

Sin embargo, nuestra comprensión de la epigenética en lo que respecta al TDAH, significa que podemos ofrecerte información adicional y herramientas que pueden cambiar fundamentalmente la manera en que manejas el TDAH y colaboras con tu hijo o hija para ayudarlo a experimentar una vida lo más plena y armoniosa posible.

Como madre de una hija diagnosticada con TDAH en su juventud adulta (Brenda) y como alguien que experimenta muchos de los síntomas de TDAH (Alicia), podemos, no obstante, imaginar algunos de los retos que enfrentas y estamos aquí para ofrecer no esperanza, sino estrategias concretas. Reconocemos tus luchas y te aseguramos que la información que encontrarás aquí proporcionará orientación y apoyo valioso.

Aunque este libro no es una solución mágica, nuestro compromiso contigo es:

- Enfocarnos en fortalezas en lugar de "déficits".

- Ofrecer soluciones prácticas en lugar de mecanismos de afrontamiento insatis-factorios.

- Apoyar las necesidades epigenéticas únicas de tu hijo o hija con datos sólidos e informados por la ciencia.

- Guiarte hacia la comprensión, aceptación y una respuesta proactiva a los sín-tomas del TDAH.

- Honrar la neurodiversidad y creer en el potencial de cada individuo.

Recientemente (Brenda) me encontré con una lectura meditativa sobre mentoría es-crita por Richard Rohr, un fraile franciscano y maestro ecuménico. Hablaba no simple-mente de decirle a otros cómo "arreglar" sus problemas para que puedan ser "normales" nuevamente, sino que Rohr transmitía que: un "verdadero mentor, guía a las personas hacia sus problemas y a través de ellos".

Eso es lo que buscamos hacer.

Criar a un niño o niña con TDAH puede sentirse como un desafío enorme y pesado. No queremos ignorar los problemas complejos que un cerebro con TDAH enfrenta y cómo, a veces, ese funcionamiento cerebral puede crear desajustes significativos con una situación. Creemos que ir allí—guiarte para comprender más a fondo los factores que contribuyen a los síntomas del TDAH—y después proporcionar opciones para superar esos desafíos, es la mejor manera de avanzar para ti y tu hijo o hija.

Como resumió Rohr en el artículo sobre mentoría: "Se siente un poco desordenado y caótico, pero también maravilloso de alguna manera".

Te invitamos a involucrarte activamente con este libro, incluso si a veces se siente un poco desordenado y caótico.

Expresión Génica

Llevamos solo unas pocas páginas y ya hemos mencionado "expresión génica" varias veces. Tomémonos un momento para explicarlo, especialmente si tienes la sensación persistente de que más o menos sabes lo que significa, pero no estás completamente seguro. Para ello, usaremos un par de metáforas.

Expresión Génica para Cocineros y Amantes de la Música

La expresión génica se refiere a cómo el cuerpo utiliza las "instrucciones" de un gen para crear proteínas que realizan diversas tareas, como construir estructuras (por ejemplo, músculos) o desencadenar acciones (por ejemplo, liberar hormonas). Este proceso puede compararse con seguir una receta: el gen es la receta y la proteína es el platillo terminado.

Sin embargo, seguir esta "receta" puede variar según factores como el medio ambiente, el estrés, la dieta o el ejercicio. Estos factores, pueden influir, acelerar o ralentizar la ejecución de la receta, o incluso determinar si se usa o no.

En lugar de quedarnos con la analogía de la receta y porque amamos la música, de hecho, yo, Brenda, estaba escuchando mi lista de reproducción de "Gratitud" mientras escribía esta sección, si nos permiten, la utilizaremos para ilustrar cómo funcionan y se adaptan los genes.

Imagina tus genes como músicos en una orquesta, cada uno contribuyendo con un sonido o función únicos en tu cuerpo. Algunos genes tocan "notas más suaves" (expresión más baja), mientras que otros tocan "notas más fuertes" (expresión más alta). Estas diferencias son como el tono natural de cada músico. Así como una trompeta suena fuerte, no es inherentemente mala, ni un violín que suena suave; los genes no son intrínsecamente buenos o malos. Su valor depende de la pieza que se esté interpretando y del entorno en el que están tocando.

El ambiente actúa como el director de orquesta, guiando como toca la orquesta, es decir, modulando la expresión génica. Un redoble de tambores resonante puede añadir emoción al clímax triunfante en una sala de conciertos, pero no funciona bien durante la siesta de tu hermanita. De manera similar, un gen que codifica la impulsividad puede estimular la creatividad y la toma rápida de decisiones en entornos de alta energía, pero puede plantear retos en un salón de clases que requiere enfoque y tranquilidad.

Cuando el director—tu entorno—está estresado, desnutrido, inflamado o cansado, algunas secciones de la orquesta pueden tocar demasiado fuerte (sobreexpresión), mientras que otras pierden sus entradas por completo (subexpresión). Al comprender la "partitura" de las demandas de la vida, por ejemplo, ¿estoy en el parque infantil con mucho espacio para ser ruidoso y físicamente activo, o es hora de hacer respiraciones de conejito para calmarme y estar tranquilo?, el director puede guiar a la orquesta para ajustar su dinámica, asegurando que todos los instrumentos—ya sean suaves o fuertes—trabajen juntos en armonía.

Esto es donde entra la epigenética: la influencia sutil del director sobre cuán alto o bajo toca cada músico, asegurando que la música se ajuste al momento y apoye las necesidades de tu cuerpo.

Para otros conceptos clave que puedan ser desconocidos, consulta el Apéndice del Glosario de Términos al final del libro.

Como nota final, lo sentimos, no pudimos resistirnos a un juego de palabras musicales, verás que enfatizamos repetidamente el papel de la inflamación y el estrés en la expresión génica, y hay una razón convincente para ello.

Como destaca la Dra. Penny Kendall-Reed en sus libros y cursos, una de nuestras principales educadoras y guías en epigenética, la inflamación y el estrés son factores críticos en la salud porque pueden alterar significativamente la expresión génica, causando efectivamente que hasta el 90% de los genes se comporten como si no estuvieran funcionando correctamente, es decir, desafinados. Esto sucede porque la inflamación activa vías de estrés que interrumpen la regulación génica normal. Estas interrupciones pueden afectar la función de los neurotransmisores, la respuesta inmunitaria y el metabolismo energético, sistemas clave para manejar los síntomas del TDAH.

De manera similar, el estrés puede desencadenar tipos desafiantes de expresión génica al aumentar la producción de cortisol. Los niveles elevados de cortisol interfieren con la función celular y la regulación génica, alterando aún más procesos críticos como el equilibrio de neurotransmisores, la función inmunitaria y la regulación metabólica.

A lo largo de este libro desmenuzaremos estos efectos y procesos con mayor detalle. Desde el principio, sin embargo, queremos que comprendas por qué es vital manejar la inflamación y el estrés, tanto en ti como en tu hijo o hija, y por qué estamos tan comprometidas en proporcionar *Pasos* y herramientas para ayudarte a hacerlo de manera efectiva.

¡Uf! Esto ha sido la explicación inicial de la expresión génica y el valor innato de los genes de tu hijo o hija; ¿estás listo para comenzar? Que empiece este viaje de exploración, entendimiento y crecimiento juntos.

Introducción al TDAH - Descifrando los Fundamentos

"Nuestros genomas no son sólo códigos escritos en nuestro ADN; son documentos históricos... responden constantemente al entorno, moldeándonos y remodelándonos ".

- Siddhartha Mukherjee, autor 'The Gene: An Intimate History'

R ESUMEN – Versión Corta

De inmediato, comenzaremos nuestro manual con una carta para ti, padre o tutor de un niño o niña con TDAH. ¿Por qué? Porque mientras criar a un niño o niña con TDAH tiene beneficios únicos, hermosos y alegres, también puede ser difícil, muy difícil.

Queremos que te sientas visto, alentado e iluminado al menos con una chispa de esperanza de que las cosas pueden ser buenas.

El libro cubre mucho material introductorio, por lo que lo hemos dividido en los siguientes dos capítulos. En ellos, descubrirás lo siguiente.

El Marco Científico para Apoyar a Tu Hijo o Hija con TDAH

Comprender las Bases del TDAH te hará recordar que pienses acerca del momento en que se diagnosticó el TDAH de tu hijo o hija, tal vez incluso MÁS atrás, en la última vez que tomaste un curso de biología. Pero no te preocupes, será simple, desglosando conceptos complejos en *Pasos* manejables.

Recapitulación del TDAH, Estadísticas de Diagnóstico y sus Matices

El TDAH significa Trastorno por Déficit de Atención e Hiperactividad, pero preferimos enfocarnos en "Diferencia" en lugar de "Déficit o Trastorno". Es una diferencia del desarrollo neurológico moldeada por la genética y el medio ambiente, no por una mala crianza, aunque el estilo de crianza puede jugar un papel muy importante.

Las estadísticas de diagnóstico han aumentado significativamente desde que la condición fue reconocida formalmente. Comprender la convergencia de la genética y el ambiente es fundamental para entender por qué tantos niños o niñas están siendo diagnosticados con TDAH en la actualidad y para apreciar las fortalezas y retos únicos de tu hijo o hija.

Un Enfoque Integrado para el TDAH

Nuestro enfoque implica reunir un equipo diverso de profesionales de la salud para crear un plan de tratamiento integral. Tú, como padre y/o madre, tomas el liderazgo. Te guiaremos para construir ese equipo y prepararte para las citas.

Resumen de la Anatomía Cerebral y los Neurotransmisores

Las áreas clave del cerebro como la corteza prefrontal, los ganglios basales, así como los neurotransmisores como la dopamina, norepinefrina, epinefrina y serotonina, desempeñan roles cruciales en el TDAH. Hablaremos sobre cómo estos factores influyen en el TDAH y por qué los tratamientos pueden ser útiles.

Introducción a la Epigenética

El TDAH es poligénico, lo que significa que múltiples genes contribuyen a su desarrollo. Factores ambientales como la dieta, el ejercicio y el sueño pueden influir en cómo se expresan estos genes, un concepto llamado epigenética. La belleza de la epigenética radica en que el estilo de vida de tu hijo o hija puede impactar significativamente en sus síntomas de TDAH, lo que pone mucho control (y responsabilidad) en tus manos.

Una Pequeña Lección de Biología

Para entender mejor la epigenética, ofreceremos una breve lección de biología para aclarar cómo funcionan estos procesos.

Fortalezas del TDAH

Es crucial reconocer las fortalezas de los niños y las niñas con TDAH, que a menudo incluyen creatividad, entusiasmo y habilidades para resolver problemas. Ofreceremos herramientas para ayudarte a identificar y nutrir estos dones.

El TDAH a Largo Plazo

El TDAH no termina en la infancia; tiene implicaciones a lo largo de la adolescencia y la adultez. Exploraremos lo que esto significa para tu hijo o hija mientras crece.

El Entorno y el TDAH

Aquí profundizaremos en el papel del entorno y en la configuración de los síntomas del TDAH. Algunos expertos, como el Dr. Gabor Maté, creen que los factores ambientales juegan un papel significativo, mientras que otros como el Dr. Russell Barkley, enfatizan en la genética. En este libro analizaremos ambas perspectivas y compartiremos nuestras reflexiones.

Diagnosticar el TDAH

Es complejo y varía según la edad. Te dirigiremos al apéndice, donde se enumeran los criterios de diagnóstico para niños y niñas, y también personas mayores de 17 años.

¿Tienes té o café listo? Vamos a empezar.

CENTRO DE INFORMACIÓN

Una Carta con cariño para los Padres que Navegan el TDAH

Querido padre/madre:

En la introducción del libro, mencionamos que criar a un niño o niña, especialmente con TDAH, puede ser desordenado y caótico. Nuestro objetivo es darte muchas ideas para hacer que este viaje sea menos desordenado.

Sin embargo, como señaló astuta y generosamente una de nuestras editoras del libro—una mamá soltera con TDAH que cría a un hijo con TDAH—ofrecemos una amplia gama de intervenciones sugeridas. Cada una requerirá tiempo y energía para ser implementada, a menudo los recursos son escasos cuando se está criando. Particularmente los suplementos requieren de una inversión.

Dependiendo de cuánto tiempo lleves criando a un niño o niña con TDAH, la caja de herramientas que ya tienes a tu disposición variará desde pequeña hasta grande. Algunas de nuestras sugerencias serán más fáciles de usar para expandir una caja de herramientas existente para un padre y/o madre que acaba de descubrir que necesita una nueva.

Después, hay que tener en cuenta la genética (no todas las razones fundamentales de los síntomas del TDAH de un niño o niña son iguales) y la dinámica familiar (cada familia tendrá padres que más o menos se involucren, apoyo familiar o comunitario y un nivel inicial inherente de recursos físicos y emocionales), por ahora comienzas a entender por qué cada una de estas intervenciones funcionará para algunas familias, algunos niños o niñas y para otras no. Y aun cuando funcionen—lo cual a menudo lleva tiempo—pueden funcionar algunas veces y otras no; a menudo sin una indicación de por qué sucede así, lo cual no es un fracaso, es parte del proceso de crianza. ¡Te lo aseguramos, lo sabemos!

Finalmente, ten en cuenta la realidad de que muchos padres de niños o niñas con TDAH también tienen TDAH, y la tarea de implementar estrategias que requieren concentración, persistencia y resiliencia—¡incluso las útiles! —puede sentirse abrumador. Es esencial, por lo tanto, abordar estas recomendaciones con flexibilidad y autocompasión, es decir, tener una dosis de comprensión y una mirada compasiva hacia las historias personales.

Esas son muchas piezas móviles, reunimos esta colección de información sobre genética e influencias ambientales, crianza y el TDAH en general a lo largo de décadas de crianza y educación. Por el amor de todo lo que existe, no intentes implementar todo en un mes. De hecho, no intentes implementar todo, ve poniendo en práctica cada recomendación poco a poco y paso a paso, sólo entendiendo lo que te sugerimos.

Los pequeños pasos, con el tiempo, conducen a un cambio más duradero. Comienza con lo que te parezca factible o incluso fácil para tu familia, y construye a partir de ahí. Si encuentras una cosa que funcione para ti y te enfocas en ella, eso es un éxito. Si una sugerencia en particular no te funciona, bien hecho por descubrir esa valiosa información. No escribimos este libro para que agregues ciento cincuenta recomendaciones a tu vida, lo escribimos para que puedas encontrar las mejores herramientas para tu hijo o hija y lo que mejor se adapte a tus circunstancias.

Nos gustaría animarte a que comprendas que cada vez que utilices una o dos de las intervenciones (incluso cuando parezca que no tienen éxito) y cada vez que modeles (aunque lo hagas imperfectamente y tu hijo o hija parezca no replicarlo), se introducen y refuerzan patrones en tu hijo(a). Creemos que incluso si solo puedes implementar puntual y repetidamente una o dos sugerencias, darán frutos con el tiempo y potencialmente impactarán la vida de tu hijo o hija para siempre.

También sabemos que las estructuras, las rutinas, la motivación y el seguimiento pueden ser un reto para los padres con TDAH, y que el fracaso repetido de hacer las cosas que dicen que son importantes para tu hijo o hija puede llevar a un cierto nivel de resignación y desesperanza a pesar del éxito en otras áreas.

Ya sea que tengas TDAH o no, sabemos que criar a un niño o niña con TDAH nunca será fácil. Si te encuentras en ese punto de agobio, aquí tienes un conjunto de reglas que adoptar al interactuar con las recomendaciones de este libro:

1. **Elige un *Paso***: Enfócate en un *Paso Clave* y uno o dos pequeños cambios que quieras intentar. Elige uno que te parezca fácil o, al menos, posible. Dale tiempo antes de agregar más.

2. **Crea rutinas**: Que estas sean simples y repetitivas. Delega la toma de decisiones, la iniciación de tareas y todas las demás funciones ejecutivas necesarias para hacer las cosas con consistencia. Fija alarmas en tu celular, identifica señales naturales para cambiar de actividad como el cambio de tarde a noche.

3. **Sé amable contigo mismo**: Recuerda que el progreso es progreso, sin importar cuán pequeño sea. Estás aquí a largo plazo, así que celebra los logros, incluso los que se vayan sumando lentamente.

Después de grabar estas tres reglas en piedra, tu regla adicional es, cuando sea posible: **Involucra a tu hijo o hija**: Encuentra alguna estrategia para que se involucre en un esfuerzo de colaboración. No siempre es posible, pero siempre que puedas obtener su "apoyo" eso ayuda.

Este libro está aquí para apoyarte, no para agregar más estrés. Úsalo como un recurso para empoderar a tu familia, pero siempre prioriza tu bienestar junto con el de tu hijo o hija. A pesar de tener un hijo o hija que no quiera o no pueda participar en estas actividades, realizarlas te ayudará para tu salud y bienestar.

De verdad, un padre y/o madre saludable es la mejor guía para un niño o niña.

Con cariño,

Alicia y Brenda

PD: En algunos aspectos, hemos traído sin reservas cada pieza de información sobre el TDAH que hemos acumulado en las últimas cuatro décadas para que se quede en estas páginas.

Sabemos que es mucha información, pero para simplificar las cosas, compilamos una lista de "*Pasos* de bienestar para esos días", de sugerencias que pueden implementarse cuando el tiempo, la energía y las limitaciones financieras lo dicten. También son útiles para el ADN de cualquier niño o niña. Si esto resuena contigo, ¡comienza con el Apéndice de Pasos Rápidos de Bienestar!

Trastorno por Déficit de Atención e Hiperactividad - ¿Qué hay en un nombre?

El TDAH significa Trastorno por Déficit de Atención e Hiperactividad, no es un nombre del que estemos particularmente contentas, ya que a menudo lleva a malentendidos como pereza, falta de inteligencia o incluso enfermedad mental.

"Déficit de atención" e "hiperactividad" fueron inicialmente elegidos para describir síntomas como dificultad para concentrarse o quedarse quieto, sin embargo, a medida que nuestra comprensión del cerebro ha evolucionado, nos hemos dado cuenta de que estos términos no capturan completamente las realidades fisiológicas o emocionales del TDAH.

Tomemos "déficit", por ejemplo. Sugiere una escasez, sin embargo, muchos expertos ahora ven el TDAH como una diferencia en la función cerebral en lugar de un déficit. El término "trastorno" implica que algo está fundamentalmente mal, pero las neurociencias han demostrado que estas diferencias a menudo son desajustes situacionales—donde el cerebro con TDAH no se ajusta a un entorno específico. Imagina un leopardo en una manada de tigres. El leopardo no es menos extraordinario que el tigre; simplemente prospera en circunstancias diferentes.

Para este libro, aunque el TDAH sigue siendo el término oficial según el DSM-5 (el manual diagnóstico de condiciones de salud mental), preferimos reinterpretar la "D" para que signifique "Diferencia" en lugar de "Déficit". Según nuestra analogía, piensa en un leopardo esbelto y rápido frente a un tigre fuerte y poderoso. Este cambio de perspectiva es vital para honrar las formas únicas en que funcionan los cerebros con TDAH mientras se proporcionan herramientas para manejar situaciones donde el comportamiento y el entorno a veces chocan entre ellos.

Desde que se describió por primera vez el comportamiento tipo TDAH, ha llevado varios nombres, como "inquietud mental", "defecto de control moral", "reacción hiperquinética de la niñez" y "deterioro mínimo del cerebro". Aunque estos términos eventualmente dieron lugar al diagnóstico actual de TDAH, a menudo cargaban estigma. Actualmente, entendemos el TDAH como una diferencia neuropsicológica de por vida influenciada tanto por la genética como por el ambiente—no, como a veces se piensa, el resultado de una mala crianza.

En este libro, exploramos los genes que la ciencia ha vinculado a los rasgos y síntomas del TDAH—los mismos que a menudo le dan más problemas al cerebro con TDAH. Estos descubrimientos nos brindan un camino para reducir esos síntomas mientras reforzamos una verdad vital: el TDAH no tiene que ver con que algo esté "mal" con tu hijo o hija.

Nuestro objetivo es ayudar a los niños y niñas con TDAH—y a sus familias— a ver el valor y la singularidad que traen al mundo. Imagina dejar a tu hijo o hija en un lugar seguro, donde no se le reciba con malentendidos ni juicios, sino con inclusión y valoración. Aquí, pueden aprender quiénes son, porqué son así y lo increíble que es ser ellos. Esta comprensión es un regalo no solo para tu hijo o hija, sino también para ti como su padre, madre o tutor.

El TDAH no significa que tu hijo o hija no sea suficiente. Significa que su cerebro está cableado de manera diferente, con fortalezas y oportunidades únicas. Con las herramientas, el apoyo y la perspectiva adecuados, tu familia puede ayudarlos a prosperar de maneras que honren quiénes son realmente.

Estadísticas de diagnóstico del TDAH

En los Estados Unidos, el CDC informa que la prevalencia del TDAH en niños y/o niñas de 4 a 17 años aumentó del 7.8% en 2003 al 11% en 2011-2012, con tasas actuales estabilizándose en torno al 10-11%. Globalmente, aunque las prácticas de diagnóstico varían, se estima que la prevalencia del TDAH es del 5-7%. Este aumento puede atribuirse en parte a los criterios diagnósticos ampliados, la mejora en los exámenes y una mayor conciencia, particularmente respecto a las presentaciones del TDAH en las niñas.

Un aumento en la educación pública, la capacitación de los proveedores de atención médica y la información disponible en medios de comunicación, han reducido el estigma y han hecho que los padres estén más inclinados a buscar diagnósticos. Más allá de estos factores, vale la pena señalar tres contribuyentes adicionales: cambios en las prácticas educativas, el énfasis social en las habilidades de funcionamiento ejecutivo (por ejemplo, concentración, autorregulación) y factores ambientales como la mayor exposición a toxinas o cambios en la dieta.

Aunque no cubriremos estos primeros dos factores con detalle, cabe señalar que los sistemas educativos han evolucionado de enfoques más flexibles en el pasado a entornos estandarizados y estructurados que a menudo favorecen comportamientos neurotípicos. Esta transición ha hecho que sea más difícil para los niños y niñas neurodivergentes, incluidos los de TDAH, prosperen en entornos que requieren una concentración sostenida, actividad física limitada y estar sentados durante períodos prolongados. De manera similar, los valores sociales modernos priorizan cada vez más el funcionamiento ejecutivo, lo que resalta aún más los retos que enfrentan las personas con TDAH.

Sin embargo, cubriremos a fondo la profunda influencia de los factores ambientales sobre la expresión génica (durante todo el libro). Específicamente, exploraremos cómo la única combinación genética de tu hijo o hija interactúa con su entorno para moldear su comportamiento emocional y físico, y cómo puedes crear un marco de apoyo para que progrese y tenga éxito en su vida diaria o tareas cotidianas.

¿Cómo se manifiesta el TDAH?

El TDAH se manifiesta de diferentes maneras. Algunos niños o niñas son predominantemente inatentos, tienen dificultades para concentrarse y a menudo parecen soñadores, mientras que otros son hiperactivos-impulsivos, siempre en movimiento y actuando sin pensar. Muchos tienen una combinación de estos rasgos, lo que hace que el TDAH sea altamente individualizado.

En '*Healing ADD*,' el Dr. Daniel Amen, un especialista en imágenes cerebrales describe el TDAH como un término paraguas que abarca siete subtipos, con otros expertos que identifican aún más variaciones. El Dr. Robert Melillo, especialista en trastornos neurológicos infantiles y autor de '*Disconnected Kids*', enfatiza el desequilibrio de los hemisferios donde un lado del cerebro está subdesarrollado en comparación con el otro. Él cree que este desequilibrio puede afectar el procesamiento sensorial, las habilidades motoras, el comportamiento y las interacciones sociales.

Esta variedad de teorías y enfoques de diferentes especialistas puede hacer que, comprender el TDAH sea abrumador. Sin embargo, en lugar de quedarnos atrapados en las etiquetas, sugerimos dar un paso atrás y pensar en cómo se manifiesta el TDAH en tu hijo o hija.

Vivir con TDAH afecta la vida diaria de muchas maneras. Los niños y niñas pueden tener dificultades para mantenerse enfocados en la escuela, seguir instrucciones o completar tareas. Las rutinas diarias, como prepararse para ir a la escuela o la hora de dormir, pueden convertirse en batallas diarias. Socialmente, los niños y niñas con TDAH pueden encontrar difícil hacer y mantener amigos y/o amigas ya que su comportamiento impulsivo a menudo lleva a malentendidos, conductas agresivas o conflictos. Y no olvidemos la procrastinación, que a menudo se confunde con pereza, pero es muy diferente.

La historia de Rachel, en la noche antes del día de la mudanza, es un pequeño ejemplo de estas luchas diarias (y una que ni siquiera incluyó gestos faciales molestos, gritos, lágrimas o lanzamientos de teléfonos). Sin embargo, estos retos pueden volverse manejables con la comprensión y las herramientas adecuadas. Diversos cambios epigenéticos, por ejemplo, nutrición, suplementos, prácticas que generen calma, medicamentos, pueden apoyar mejor el funcionamiento neurológico, y otros cambios en el entorno de rutinas, organización del hogar y enfocarse en las fortalezas de tu hijo o hija, pueden cambiar la situación. Por lo tanto, se trata más de un "ajuste" con la forma en que funciona el cerebro de tu hijo o hija.

El Enfoque Integrador para el TDAH

Un enfoque integrador es vital para fomentar el bienestar en los niños y niñas con TDAH, abarcando dos aspectos clave:

Colaboración entre Profesionales de la Salud

Consultar con terapeutas, psicólogos, nutricionistas, médicos naturistas, psiquiatras y pediatras, cada uno con una perspectiva única, puede proporcionar a los padres una variedad de sugerencias de bienestar.

Lo ideal sería que los profesionales de la salud se comuniquen entre sí para crear un plan integral para tu hijo o hija. Lamentablemente, esta no es la realidad habitual. En última instancia, tu "intuición" a menudo sabe lo que es mejor para tu hijo o hija, por lo que mantener el rol para apoyarte, no para agregar más estrés. Que tú seas la persona principal en el equipo generalmente tiene más sentido, interactuando con los profesionales de la salud y asegurando que la información crucial se comparta.

Tu hijo o hija no es solo un cuerpo, mente o emoción; es un ser completo. Este enfoque integrador, tanto entre los profesionales como en el reconocimiento del ser completo de tu hijo o hija, reconoce los diferentes aspectos de su constitución.

La Epigenética como un Lente Integrador

Comprender el TDAH desde una perspectiva epigenética resalta la interconexión de la biología de tu hijo o hija y su entorno. Si bien este libro discute genes a través de siete categorías distintas (alimentación, movimiento, sueño, detoxificación, calma, inflamación y reparación), es crucial reconocer que estos genes no operan de forma aislada.

Por ejemplo, los genes relacionados con el metabolismo se ven influenciados por los alimentos que comemos y la carga tóxica que esos alimentos pueden introducir. Igualmente, los genes del sueño se ven afectados por el estrés, creando una relación bidireccional en la que el mal sueño exacerba el estrés y afecta la calidad, el inicio y la duración del sueño. Los ciclos de sueño reducidos, a su vez, disminuyen la capacidad del cuerpo para detoxificarse y repararse durante la noche.

Un enfoque integrador de la epigenética te ayuda a ver estas conexiones y te da orientación sobre cómo realizar cambios en el estilo de vida que influyan positivamente en la expresión génica de tu hijo o hija. Al considerar cómo interactúan diversos factores—nutrición, manejo del estrés, actividad física y sueño—puedes crear un plan integral para apoyar el camino de tu hijo o hija con TDAH y su bienestar general.

Anatomía del Cerebro y el TDAH

Aunque ni Alicia ni Brenda somos neurólogas, ni especialistas de ningún tipo en lo que concierne al cerebro humano, dentro de nuestro alcance, nos gustaría proporcionar una breve explicación de algunas estructuras cerebrales vinculadas al TDAH.

Primero, es importante señalar que muchas regiones del cerebro pueden estar involucradas en el TDAH. Dependiendo de la genética y factores como lesiones o estrés, tu hijo o hija puede mostrar síntomas relacionados con la desregulación en una o más regiones.

Esta desregulación puede fomentar un retraso en el funcionamiento ejecutivo, un término que a menudo se asocia con el TDAH y que, de muchas maneras, es crucial para entenderlo e informar la mejor manera de responder a los niños y niñas con TDAH.

Expandiendo ese concepto, los niños y niñas con TDAH a menudo experimentan retrasos en las funciones ejecutivas—habilidades como el control de impulsos, la regulación emocional y el pensamiento flexible pueden rezagarse en comparación con sus compañeros o compañeras durante varios años. Por ejemplo:

- Un niño o niña de 10 años con TDAH podría reaccionar a la frustración con gritos o golpes, conductas más típicas de un niño o niña de 6 años.

- Un joven de 17 años podría esperarse de él o ella que organice, maneje y complete tareas escolares complejas de manera independiente. Sin embargo, su capacidad para iniciar tareas y mantener el enfoque podría ser similar a la de un niño o niña neurotípico de 14 años.

- Incluso un simple "no" puede sentirse abrumador a cualquier edad, ya que su cerebro lucha por evaluar soluciones alternativas o regular emociones.

Es importante recordar que no todos los niños o niñas con TDAH experimentan estos retos de la misma manera. Sin embargo, comprender esta tendencia puede cambiar la mentalidad y sentimientos de frustración de un padre y/o madre a empatía y consideración hacia su hijo o hija cuando los comportamientos aumentan.

La siguiente tabla, tomada del trabajo del Dr. Melillo, proporciona una visión general de ocho regiones clave del cerebro, algunas de las cuales son fundamentales para el funcionamiento ejecutivo que podrían afectar los síntomas del TDAH de tu hijo o hija.

Regiones Clave del Cerebro Involucradas en el TDAH

CORTEZA PREFRONTAL (CPF)	GANGLIOS BASALES	CUERPO CALLOSO	CEREBELO
En el TDAH, la CPF a menudo muestra una actividad y conectividad reducida, lo que causa dificultades para concentrarse, organizar tareas, controlar impulsos y regular el comportamiento.	Individuos con TDAH a menudo tienen anormalidades estructurales y funcionales en los ganglios basales, que pueden ocasionar hiperactividad, problemas de control motor y dificultades para procesar recompensas, contribuyendo a un comportamiento impulsivo.	Las diferencias estructurales o reducción de tamaño en el TDAH, pueden afectar la comunicación interhemisférica, dificultando la coordinación de la atención, la regulación emocional y las tareas cognitivas.	Suele ser más pequeño o funcionar de manera diferente en personas con TDAH, lo que contribuye a problemas de coordinación motora, mal manejo del tiempo y dificultades para mantener la atención

HIPOCAMPO	AMÍGDALA	TÁLAMO	TRONCO ENCEFÁLICO
Su disfunción puede contribuir a problemas de memoria, aprendizaje y procesamiento de nueva información, síntomas comunes del TDAH.	Las alteraciones en el TDAH pueden conducir a impulsividad emocional, dificultades para regular emociones y mayor sensibilidad al estrés.	Anomalías pueden afectar el procesamiento sensorial, la alerta y la capacidad para filtrar información irrelevante, lo que incrementa la falta de atención y la distracción.	La disfunción puede afectar el nivel de alerta, los patrones de sueño y la regulación autónoma, exacerbando síntomas como inatención, hiperactividad e impulsividad.

Dr. Robert Melillo 2024

Ten en cuenta, también, que los *Pasos Clave* que cubrimos en este libro pueden afectar la función cerebral independientemente del tamaño o la estructura de la región cerebral. Veamos, por ejemplo, la corteza prefrontal (CPF), una región responsable de la función ejecutiva y relacionada con el TDAH. Los factores ambientales como la inflamación y el estrés pueden provocar una baja actividad de CPF, redirigiendo la dopamina a otras regiones del cerebro. Este cambio a menudo podría resultar en impulsividad, pérdida de atención, mala toma de decisiones y la conocida exclamación: "¡Lo quiero ahora!"

Si bien la CPF no produce dopamina directamente, depende de una regulación finamente ejecutada de la dopamina para funcionar de manera óptima. La importancia de la actividad de la CPF ha llevado a la mayoría de las investigaciones sobre medicamentos para el TDAH hacia un enfoque en el equilibrio de la dopamina.

Comprender el papel crucial que desempeña la dopamina en la motivación y la recompensa, y el impulso inherente que tendrá tu hijo o hija con TDAH para buscar comportamientos y actividades que estimulan la dopamina, es una base vital en la planificación del bienestar de tu hijo o hija. Profundizaremos en las vías de la dopamina en el *Paso de Calma* y los Suplementos Esenciales de Tratamientos Médicos y Alternativos. Si bien mantendremos la discusión principal sobre la inflamación en el *Paso Seis* - Inflamación, comenzarás a leer sobre sus efectos y formas de abordarla desde el principio en el *Paso Uno* - Alimentación.

Estrés y Neurotransmisores en el TDAH

Para nuestros fines, es esencial comprender que los neurotransmisores como la dopamina, la norepinefrina y la serotonina juegan un papel crucial en el funcionamiento cerebral en general, específicamente con el TDAH. Para una discusión detallada de la mecánica de estas interacciones, recomendamos leer fuentes científicas creíbles pero fáciles de entender (por ejemplo, '*The Molecule of More*' de Daniel Z. Lieberman, MD, y la charla TED de Stephen Tonti, '*ADHD As a Difference in Cognition, Not a Disorder*').

Sin embargo, por ahora, es importante reconocer que sustancias neuroquímicas como la dopamina, la norepinefrina y la serotonina juegan un papel crítico en el TDAH al regular la atención, la impulsividad, el estado de ánimo y la hiperactividad. La dopamina es el "mensajero" del cerebro, crucial para la motivación y la recompensa. La baja dopamina o la falta de receptores puede llevar a la procrastinación, impulsividad y mala gestión del tiempo, síntomas que yo, Alicia, puedo decir que son muy reales. Hay días en los que la procrastinación se apodera de mi ser, y la gestión del tiempo puede ser un desafío.

Sin embargo, buscar elevar los niveles bajos de dopamina puede manifestarse en formas aún más desafiantes, como el abuso de sustancias, el auto daño y conductas de alto riesgo.

La norepinefrina ayuda con estar alerta y el enfoque, mientras que la serotonina regula el estado de ánimo. Los desequilibrios en estos neurotransmisores pueden hacer difícil que tu hijo o hija se mantenga en la tarea y pueden contribuir a los altibajos emocionales, tales como frustración, irritabilidad, aburrimiento o tristeza, por ejemplo.

Como se mencionó con el tamaño y la estructura de las regiones cerebrales, ten en cuenta que no solo los niveles de neurotransmisores pueden estar en juego—la alimentación, la inflamación, el estrés y el sueño también pueden afectar la actividad cerebral. Cuando estas regiones cerebrales no están sincronizadas, se muestran como dificultad para concentrarse, olvidar tareas o actuar impulsivamente. Comprender estas dinámicas cerebrales ayuda a explicar por qué las rutinas estructuradas y puntuales, ritmos específicos de actividades y horarios que conserven y protejan los ciclos neurológicos normales, así como la terapia conductual pueden ser tan efectivas.

Estos conocimientos neurológicos también tienen implicaciones prácticas para el tratamiento. Los medicamentos como los estimulantes aumentan los niveles de dopamina y norepinefrina, mejorando el enfoque y reduciendo la impulsividad. Las intervenciones conductuales, como la terapia cognitiva, pueden ayudar a tu hijo o hija a desarrollar estrategias para manejar sus síntomas de manera efectiva.

Perspectivas sobre el ADN y cómo influye en el TDAH

Primero, ten en cuenta que el TDAH es una condición poligénica y no monogénica. Esto significa que los muchos síntomas incluidos en un diagnóstico de TDAH no provienen de un solo gen (monogénico), sino que pueden surgir de una amplia variedad de genes (poligénicos). Y esos síntomas no serán el resultado del mismo código genético entre todos los niños y niñas diagnosticados con TDAH. Este es el punto en donde realmente comenzamos a ver el impacto del cuidado personalizado (el medio ambiente) sobre la naturaleza (la genética).

El hecho de que muchos genes influyen en la expresión del TDAH significa que un gran número de genes podría estar incluido en nuestro libro. Aunque cubrimos una gran cantidad de genes, el número podría haber sido mucho mayor.

Entonces, ¿qué genes son los que seleccionamos y por qué? Evaluamos los genes posibles a través de nuestro sistema de clasificación 3-R para determinar cuáles incluir en nuestro material. Después, agregamos una cuarta "R" para ti, como padre y/o madre, para usar como filtro al determinar qué sugerencias considerar.

Investigación Científica (en inglés: 'Research'): Analizamos genes con literatura científica creíble que respalde su vínculo con el TDAH, incluyendo referencias científicas en estudios en animales y humanos.

Relevancia Clínica: No únicamente porque para un gen y su variante exista una gran cantidad de investigación científica, eso asegura su inclusión en nuestro libro. Los resultados de esa investigación deben demostrar relevancia clínica para el TDAH u otras condiciones importantes como, por ejemplo: inflamación y disfunción del cortisol que podrían potencialmente fomentar los síntomas del TDAH.

Respuesta a los Cambios Ambientales: Incluso un gen con sólida investigación científica y relevancia clínica para el TDAH necesitaba cumplir con un tercer criterio para ser incluido. El gen debe responder al cambio ambiental. Por lo tanto, ya sea en la investigación o en los estudios de caso de niños y niñas con los que estamos familiarizados, alguien que haya hecho los cambios epigenéticos mencionados en nuestro libro debe haber logrado resultados positivos.

Relevancia Personal: Este punto se refiere al hecho de que, si el gen no es relevante para la historia personal del TDAH de tu hijo o hija, es decir, no hay signos de que ese gen esté desempeñando un papel en sus síntomas, puede que sea un gen al que no necesites prestarle atención.

Clasificación (4-R) de Genes

INVESTIGACIÓN CIENTÍFICA	RELEVANCIA CLÍNICA	RESPUESTA A CAMBIOS AMBIENTALES	RELEVANCIA PERSONAL
Genes investigados en estudios con animales y humanos basados en la ciencia	Respaldo de más de 20 años de estudios clínicos realizados por la Dra. Penny Kendall-Reed.	Factores ambientales, como la alimentación y los suplementos, pueden modificar la expresión de estos SNPs.	Genes relevantes para el historial personal de TDAH de tu hijo o hija.

Además de esta forma crítica de entender por qué los SNPs con los que trabajamos son relevantes, es esencial señalar que las personas suelen centrarse solo en los "genes finales". Por ejemplo, ¿tengo el gen del Alzheimer o el gen del cáncer de mama... aquellos genes que crean una propensión a desarrollar una enfermedad? Estos son genes finales en lugar de "genes desencadenantes", un concepto que aprendimos de la Dra. Kendall-Reed. Para entender la diferencia, vamos a dar una analogía.

¿Qué se necesita para encender una hoguera? Normalmente, son ramas pequeñas, leña, fósforos o algo de papel. Cuando el fuego empieza, puedes agregar troncos secos más grandes para que arda más fuerte y dure más tiempo. Imagina que ese fuego rugiente son esos genes finales.

Pero ¿qué necesitaba ese fuego para comenzar? Necesitaba genes desencadenantes. Estos genes son como la leña, el papel y los fósforos al principio del proceso. Así que, si la inflamación, por ejemplo, es una hoguera, ¿cómo la apagas? Dirige tu atención a lo que se necesitaba para encender el fuego de la inflamación, como los genes desencadenantes, tales como los genes metabólicos (por ejemplo, comer una dieta antiinflamatoria) o los genes de detoxificación (por ejemplo, minimizar las toxinas en casa y apoyar la función hepática).

Si entiendes cómo garantizar que esos genes desencadenantes funcionen de manera óptima—algo que la Dra. Kendall-Reed llama la "Posición Ricitos de Oro"—probablemente no habrá una hoguera, es decir, no se encenderán los genes finales.

Referencias científicas que normalmente encontramos en investigaciones, se enfocan generalmente en los genes finales. Sin embargo, en la mayoría de los casos, es mejor empezar desde el principio y apagar el fuego cuando aún es manejable (es decir, donde abordar los genes desencadenantes podría mantener el fuego bajo control) en lugar de dejar que arda a toda velocidad y se convierta en un incendio forestal.

Una Lección Rápida de Biología

Ahora que entiendes nuestro proceso de selección de genes para el libro, consideremos una analogía, un mosaico. Imagina el cuerpo como una enorme y hermosa colección de azulejos de mosaico. Estos azulejos son instrucciones para lo que cada pieza hace para construir y mantener tus células. Son tu ADN, el mapa de todo lo que eres. Los genes son como los colores en ese azulejo, indican a tu cuerpo cómo construirse y mantenerse.

El ADN se encuentra en el núcleo de cada célula y está compuesto por nucleótidos, que son los bloques básicos de los ácidos nucleicos. Un nucleótido consta de una molécula de azúcar (desoxirribosa para el ADN) unida a un grupo fosfato y una base nitrogenada. Las bases encontradas en una molécula de ADN son Adenina (A), Guanina (G), Citosina (C) y Timina (T).

Estas bases se emparejan para formar los peldaños de la escalera del ADN, creando un código genético único para cada individuo. Este código es lo que te hace ser quién eres. Cada gen contiene una secuencia específica que "codifica" la producción de una proteína. En otras palabras, el gen proporciona instrucciones que guían a la célula para fabricar una proteína particular, la cual podría cumplir varias funciones dentro de la misma (por ejemplo, actuando como una enzima, transportador, receptor, etc.). Esa proteína, a su vez, proporciona la información que las células necesitan para diferenciarse, reproducirse y crecer.

Dentro de cada par de bases que recibimos de nuestros padres, podemos recibir SNPs normales (también llamados SNPs de tipo silvestre, ya que se encuentran más comúnmente en la naturaleza) o SNPs variantes.

Los polimorfismos de un solo nucleótido (SNPs) ocurren de manera normal en el ADN de una persona. Cada SNP representa una variación genética dentro de un solo bloque de construcción del ADN en una secuencia de genes. Imagina estos SNPs o variaciones como cambios en una letra dentro de tu ADN, casi como un "error tipográfico". No significa que tus genes no estén haciendo su trabajo necesariamente. es decir produciendo proteínas, pero puede que tengan una capacidad reducida para expresarse o enviar mensajes diferentes.

Ser variante o normal—términos que describen la frecuencia de una codificación genética específica en la población más que indicar que uno es inherentemente mejor que el otro—puede influir en cómo respondes a situaciones particulares. Por ejemplo, podrías ser más o menos propenso a desencadenar inflamación intestinal en respuesta a la ingesta de carbohidratos, o podrías tener una predisposición genética para permanecer en un estado de lucha o huída bajo estrés. Estas diferencias genéticas configuran tus reacciones biológicas únicas.

Para hacer el concepto más fácil de entender, hemos desarrollado un "sistema de colores" en el cual los SNPs normales se representan en verde, los SNPs heterocigotos en amarillo y los SNPs variantes en rojo. Este código de colores no pretende sugerir la superioridad de una codificación sobre otra, sino que actúa como un mapa o una guía, similar a un semáforo.

- La codificación verde (SNPs normales) generalmente sugiere funcionalidad óptima o un rasgo que ofrece un beneficio en la mayoría de las situaciones. Por lo tanto, podemos "pasar por la luz verde" con poca necesidad de intervención, aparte de seguir apoyando esa expresión génica útil.

- La codificación amarilla (SNPs heterocigotos) señala una posible variación que merece atención. Al igual que desacelerar en un semáforo amarillo, esta codificación nos invita a evaluar cómo podemos apoyar o compensar mejor la variación para mantener el equilibrio.

- La codificación roja (SNPs variantes) puede indicar una mayor necesidad de intervención o apoyo, ya que esta variación puede afectar significativamente la función génica. Una "luz roja" nos anima a "detenernos por completo" y centrarnos en estrategias para influir positivamente en la expresión génica.

Nota: Ocasionalmente los SNPs variantes (código rojo) son el rasgo que ofrece más beneficios y los SNPs normales (código verde) indican la necesidad de una intervención más significativa. Para los códigos genéticos tratados en este libro, consulta el Apéndice SNP.

Ejemplo de Combinaciones de SNPs

Aquí tienes un ejemplo de las diversas combinaciones de SNPs que podrías obtener de tus padres si hay un SNP cuyo base es A para normal y C para variante:

- Si ambos padres son AA, entonces serás AA (normal o "verde")

- Si ambos padres son CC, entonces serás CC (variante o "rojo")

- Si un padre es AA y el otro es CC, entonces serás AC (heterocigoto o "amarillo")

- Si un padre es AA y el otro es AC, entonces serás AA o AC

- Si un padre es AC y el otro es CC, entonces serás CC o AC

- Y si ambos padres son AC, entonces serás AA, AC o CC

¿Por qué son importantes los SNPs?

La mayoría de los SNPs no afectan la salud, pero algunos pueden impactar los resultados del bienestar. Aunque ser "normal" puede ser más común que ser "variante", los cambios que han ocurrido a través de la evolución en la raza humana siempre han sucedido por una razón.

Piensa, por ejemplo, en los saltamontes. Algunos son verdes y otros marrones. Generalmente, cambian de color a lo largo de varias generaciones. ¿La razón de esos cambios? Esto permite que el saltamontes se esconda mejor de los depredadores. La forma más fácil de hacer esto es ser del mismo color que su entorno. ¿Cambian las condiciones ambientales? Pues sí. Puede haber más plantas verdes en la temporada de lluvias que en la temporada de sequía; por lo tanto, probablemente sea más ventajoso ser verde en la temporada de lluvias. Cuando la mayoría de los saltamontes son verdes, ese es el gen "normal" y el marrón es el "variante". Afortunadamente para los saltamontes, se reproducen rápidamente y producen miles de huevos. Esos cambios evolutivos en los insectos pueden ocurrir rápidamente. En la temporada de sequía, lo opuesto podría ser cierto. Un gen "normal" podría ser marrón y un gen "variante" podría ser verde. ¿Por qué el cambio? Todos los organismos en el planeta quieren sobrevivir, y esto tiene que ver con las condiciones ambientales.

Aunque los genes humanos no pueden evolucionar tan rápidamente como los de los saltamontes, también hemos sido increíblemente diseñados. Como nutricionistas especializadas en el análisis e interpretación de datos genéticos, estamos alineadas con la visión más amplia de que la diversidad genética contribuye a la adaptabilidad humana y que los rasgos neuro divergentes no son sólo desviaciones, sino que podrían representar adaptaciones que fueron y siguen siendo ventajosas en ciertos entornos.

En otras palabras, las diferencias entre el funcionamiento cerebral típico y el neurodivergente pueden considerarse adaptaciones creativas, formas únicas de responder a retos y oportunidades ambientales diversas.

Como padres de niños o niñas con TDAH, uno de los principales objetivos es honrar esas adaptaciones cerebrales divergentes, mientras que también les damos a nuestros hijos o hijas la mayor oportunidad de éxito en varias áreas esenciales de la vida, enseñándoles cómo manejar situaciones en las que esas diferencias (por ejemplo, un cuerpo verde) podrían ser un desajuste ambiental (por ejemplo, la temporada de sequía).

El TDAH es altamente hereditario, lo que significa que a menudo se presenta en familias. Sin embargo, cuando hablamos de TDAH y genética, es importante recordar que no hay un solo gen responsable del TDAH, y todos los estudios que han intentado identificar un gen exacto o genes que causan el TDAH han sido inconclusos. Sin embargo, varios mega-análisis genómicos que hemos encontrado en la literatura han identificado variaciones genéticas específicas que predisponen al TDAH.

Los SNPs importan porque el TDAH está influenciado por muchos genes y sus SNPs específicos, y pueden manifestarse de manera muy diferente entre individuos. Entender qué SNPs están involucrados en el TDAH permite un enfoque de tratamiento más individualizado, incluso sin pruebas de ADN.

Genes que Contribuyen al TDAH

Muchos genes pueden contribuir a los síntomas del TDAH y los discutiremos a lo largo de los siete *Pasos Clave* del libro. Actualmente, los genes más comúnmente identificados en la investigación del TDAH incluyen **MTHFR**, **DRD4** y **SL6A3** (también conocido como **DAT1**). MTHFR está involucrado en la metilación, un proceso que afecta la producción y función de neurotransmisores. DRD4 y SL6A3 están vinculados a los receptores de dopamina que desempeñan un papel crucial en el deseo, la atención y el procesamiento de recompensas.

Aunque desearíamos que fuera tan simple como examinar tres SNPs para determinar los factores que contribuyen a los síntomas del TDAH, o cualquier otra condición, esto está lejos de ser una realidad. Cuando trabajamos con clientes, analizamos alrededor de 70 genes para comprender mejor los factores que contribuyen a sus retos de salud.

Por eso, aunque MTHFR a menudo recibe atención examinarlo aisladamente, no es útil. La metilación afecta muchos otros genes como un *'post-it'* en tu ADN que resaltan instrucciones particulares. Pero centrarse solo en MTHFR también pasa por alto los numerosos otros genes que afectan las vías de neurotransmisores, la respuesta al estrés, el sueño y la detoxificación; el TDAH es una condición compleja.

A través de años de enseñar a los clientes cómo "resetear" sus genes (es decir, impactar positivamente en la expresión génica), hemos aprendido que no puedes tratar los problemas de metilación hasta que aborden la inflamación y el estrés. De lo contrario, la metilación podría ser sobreestimulada. Así que, aunque los genes por sí solos no proporcionan todas las respuestas, ofrecen pistas importantes sobre el bienestar. Su interactividad puede parecer abrumadora, pero también proporciona un importante punto de partida para apoyar a tu hijo o hija.

Comienza con un paso a la vez—por ejemplo: la alimentación, el sueño, el movimiento o la gestión del estrés—y construye sobre eso basado en lo que resulte más manejable para tu hijo o hija.

El Mundo de la Epigenética

La epigenética, un término reconocido por Conrad Waddington en la década de 1940, se refiere a cambios en la expresión génica sin alterar la secuencia del ADN en sí misma. Piensa en los genes como focos y los factores epigenéticos como apagadores, encendiéndolos, apagándolos o atenuando su expresión. Los factores ambientales—ingesta nutrimental, ejercicio y carga tóxica—activan o cambian estos apagadores, afectando cómo se expresan los genes. En el TDAH, la epigenética ayuda a explicar por qué dos personas con la misma información genética pueden tener síntomas diferentes según sus entornos.

La investigación genética que entendemos hoy tiene un enorme potencial para mejorar los tratamientos para el TDAH. En nuestro trabajo con clientes y participantes de grupos, actualmente analizamos datos genéticos para proporcionar programas de bienestar especializados, pero la investigación futura podría permitir tratamientos aún más personalizados y efectivos.

Fortalezas del TDAH

Al pensar en el TDAH, a menudo se enfoca en los retos o desafíos, pero también es importante considerar las fortalezas. Las personas con TDAH suelen mostrar una creatividad notable, un entusiasmo inagotable y una capacidad para pensar fuera de lo común. Sus mentes a menudo están en constante movimiento, llenas de ideas y haciendo conexiones que otros pasan por alto. Este tipo de pensamiento puede llevar a soluciones innovadoras y a la resolución de problemas, habilidades valiosas en muchas áreas de la vida.

Aunque los niños o niñas con TDAH pueden tener dificultades con la atención, su concentración puede agudizarse drásticamente cuando se involucran en algo que les entusiasma. Su alta energía, que a menudo se ve como hiperactividad, puede ser una gran ventaja cuando se canaliza hacia actividades que requieren pasión y determinación. La impulsividad, frecuentemente vista como un desafío, también puede ser una fortaleza; la espontaneidad puede conducir a oportunidades emocionantes y experiencias únicas.

A medida que los niños o niñas aprenden a navegar en situaciones que no se alinean con sus cerebros con TDAH, desarrollan perseverancia, adaptabilidad y habilidades para resolver problemas. Es esencial reconocer y celebrar estas fortalezas.

Piensa en personas como Albert Einstein, Walt Disney, Bill Gates, Michael Phelps y Emma Watson. Todos han sido diagnosticados con TDAH. Sus historias de éxito nos recuerdan que el TDAH se trata de diferencias y dones, no de déficits, y ofrecen una oportunidad para cambiar la narrativa al respecto.

Una vez que identifiques las fortalezas de tu hijo o hija, es importante que las estimules para transformarlas en habilidades prácticas. Fomenta la creatividad a través de actividades como dibujar, hornear, cocinar, escribir, caminar en la naturaleza, o realizar proyectos de construcción. Estas actividades desarrollan las habilidades inventivas de tu hijo o hija y les proporcionan una salida productiva. La alta energía se puede canalizar en actividades físicas que tu hijo o hija disfrute, lo que también mejora su autoestima y crea oportunidades para la interacción social a través del trabajo en equipo o clases.

Por último, ten en cuenta que el TDAH se presenta de manera diferente en cada persona, por lo que los síntomas de tu hijo o hija serán únicos. Algunos niños o niñas pueden experimentar falta de atención e hiperactividad, mientras que otros luchan con pensamientos intrusivos, pensar demasiado o darle vueltas a algo o una combinación de ambos. Mientras algunos niños o niñas se retraen, otros pueden ser expresivos físicamente o agresivos.

Enfocarse en las fortalezas de tu hijo o hija y abordar sus retos proporcionan un marco positivo para ayudarlo a prosperar y tener éxito.

ASISTENCIA AL VIAJERO

La Asistencia al Viajero de este capítulo abordará si es necesario realizarle una prueba genética a tu hijo o hija antes de utilizar las "estrategias" epigenéticas.

En resumen... ¡no!

Y podríamos añadir que inicialmente no es necesario, sin embargo, sí es muy recomendable. Acceder a la información genética de tu hijo o hija mejorará enormemente tu capacidad para utilizar nuestras recomendaciones de manera mucho más efectiva. Podrás ver claramente qué genes son variantes y sabrás mejor qué sugerencias de los *Pasos* seguirán mejor el camino de bienestar de tu hijo o hija. Siempre que sea posible, sugerimos realizar una prueba genética y usar una prueba de espectro más amplio (por ejemplo, el kit *'Ultimate Genomics'* de *DNAAllure* [https://dnaallure.com/] o el kit de *'Health and Ancestry'* de *23andMe®*) en lugar de solo una prueba genética para medicamentos.

¿Por qué? Porque con una prueba más amplia puedes acceder a muchos más datos útiles.

GeneSight vs. 23andMe: Una Comparación Simplificada

GeneSight

GeneSight es una prueba farmacogenómica diseñada para ayudar a los proveedores de atención médica a optimizar las opciones de medicamentos para condiciones de la salud mental. Analiza genes específicos relacionados con el metabolismo de medicamentos y la respuesta a estos, clasificando los medicamentos en los que se deben usar según las indicaciones, los que se deben usar con precaución y los que probablemente causen problemas. La prueba se centra en genes como CYP2D6 (metabolismo de medicamentos) y COMT (entre otras funciones, regulación de la dopamina), entre otros, y se utiliza principalmente para condiciones como depresión, ansiedad, TDAH y trastorno bipolar.

Acceso: Requiere una orden médica.

Grupo objetivo: Principalmente adultos y adolescentes de 13 años o más.

Costo: GeneSight no es barato (al momento de la publicación $330 USD), pero muchos planes de seguro en Estados Unidos cubren parcialmente el costo.

Precisión: Respaldado por investigación científica, ayuda en la toma de decisiones, pero no es una herramienta de diagnóstico.

Genes analizados: Genes específicos involucrados en el metabolismo de medicamentos y la respuesta del cuerpo a ellos. Estos incluyen genes relacionados con:

- **Enzimas del citocromo P450** (por ejemplo, CYP2D6, CYP2C19): Afectan el metabolismo de muchos medicamentos psiquiátricos.

- **Gen del transportador de serotonina (SLC6A4):** Afecta la eficacia y tolerabilidad de los inhibidores de la recaptación de serotonina.

- **Gen del receptor de serotonina (HTR2A):** Juega un papel en la respuesta a ciertos antidepresivos.

- **COMT (Catecol-O-metiltransferasa):** Involucrado en el metabolismo de la dopamina, relevante para el TDAH y otras condiciones.

- **ADRA2A (Receptor alfa-2A adrenérgico):** Asociado con la respuesta a medicamentos estimulantes para el TDAH.

Colección de muestra: Hisopo bucal.

Interpretación: El proveedor revisa los resultados y discute las implicaciones con el paciente.

Disponibilidad: Principalmente en Estados Unidos con opciones limitadas en Canadá y Europa.

23andMe

23andMe ofrece pruebas de ADN orientadas al consumidor centradas en la ascendencia, características de salud y algunas predisposiciones genéticas. Utiliza un proceso de fenotipo para analizar una selección de marcadores genéticos (SNPs), proporcionando información sobre riesgos de salud, ascendencia y rasgos seleccionados.

Acceso: Disponible directamente para consumidores en Estados Unidos, Canadá y algunos países de Europa.

Grupo objetivo: Cualquier persona interesada en su información de salud y ascendencia.

Costo: El kit de *'Health and Ancestry'* es el que más usan los profesionales de la salud. Suele costar alrededor de $229USD, pero a menudo se vende a un precio más bajo.

Precisión: 23andMe utiliza una tecnología de fenotipo robusta para analizar variantes genéticas seleccionadas. El proceso es altamente preciso para las variantes génicas que examina.

Genes analizados: Aunque 23andMe examina muchos más genes que GeneSight, aún examina sólo una pequeña fracción de tu ADN (~600,000 SNPs) de los ~3 mil millones de bases, y no proporciona información sobre variantes raras. Sin embargo, cubre los principales genes que cubre GeneSight y muchos más, incluidos genes relacionados con:

- **Genes del metabolismo:** Cómo metabolizas los alimentos, la ventana ideal para alimentarte.

- **Macronutrientes**: Informa sobre la cantidad recomendada de proteína, grasa y carbohidratos.

- **Genes de neurotransmisores:** Analiza genes relacionados con la dopamina, serotonina y respuestas al estrés.

- **Genes de ejercicio:** Mejor tipo de ejercicio. Recuperación de ejercicio.

- **Genes de sueño:** Estos cubren genes relacionados con el sueño y el ritmo circadiano.

- **Genes de detoxificación:** Analiza si tus vías de detoxificación necesitan apoyo.

- **Genes de inflamación**: Revisa tus respuestas inflamatorias y, si es necesario, cómo apoyarlas.

Colección de muestra: Prueba de saliva.

Interpretación: El material proporcionado por 23andMe es mejor para obtener información general de salud y ascendencia, no para toma de decisiones clínicas. Sin embargo, los datos genéticos crudos que se pueden descargar desde 23andMe pueden, al igual que los de DNAAllure, ser utilizados con el programa GeneRx por médicos, nutricionistas y otros profesionales de la salud capacitados para analizar e interpretar una variedad de genes para crear un plan integral de bienestar.

Accesibilidad: Disponible directamente para consumidores en Estados Unidos, Canadá y algunos países de Europa.

Si tu prioridad es la orientación sobre medicamentos para el TDAH u otras condiciones de salud mental para adultos o niños o niñas mayores de 13 años, GeneSight ofrece utilidad clínica. Para una exploración genética general o ascendencia, 23andMe ofrece una opción más accesible y rentable que proporciona los datos crudos de ADN para un análisis e interpretación más detallados. Si la privacidad y seguridad de los datos es una preocupación, ten en cuenta que, al momento de la publicación de este libro, puedes:

Optar por participar o no en investigaciones: Puedes elegir si deseas que tus datos genéticos y de encuestas sean incluidos en estudios de investigación realizados por 23andMe o socios externos.

Controlar el uso compartido de datos: Los usuarios pueden decidir si compartir sus datos con servicios específicos, como compañías farmacéuticas, o mantenerlos estrictamente dentro de 23andMe.

Solicitar anonimato: Los datos de investigación son 'desidentificados', lo que significa que se eliminan los datos personales antes de ser compartidos o analizados.

También puedes elegir eliminar tu cuenta en cualquier momento, lo que incluye la eliminación de la información genética de los sistemas de 23andMe.

Una última nota sobre DNAAllure y las diferentes opciones de pruebas genéticas: Hace algún tiempo, nuestros clientes tenían dificultades para descargar sus datos crudos desde 23andMe o acceder a 23andMe en ciertos lugares. La Dra. Kendall-Reed logró que un laboratorio privado en Canadá hiciera el estudio de ADN (que se puede enviar a todo el mundo a través de FedEx) para analizar los genes utilizados en la plataforma GeneRx específicamente. Los genes analizados en el kit *Ultimate Genomics* de este laboratorio se utilizan en la plataforma GeneRx para obtener un informe integral que aborda los genes que pueden ofrecernos información sobre el TDAH y otros retos de salud. En nuestras prácticas, utilizamos principalmente los datos crudos de DNAAllure y 23andMe.

Para muchos padres, decidir realizar una prueba genética a su hijo o hija puede ser difícil. Obtener un consentimiento completamente informado de un niño, niña o adolescente es imposible, ya que no pueden comprender completamente el concepto de ADN o las implicaciones de la prueba. Para los padres que decidan omitir la prueba, las recomendaciones en este libro implican evaluar los síntomas de su hijo o hija para coincidir con los SNPs descritos y ajustar los factores del estilo de vida en consecuencia.

Otra opción comienza con nuestras recomendaciones generales y realiza ajustes a través de prueba y error—ajustando la ingesta de proteínas, modificando los horarios de sueño, probando diferentes tipos de ejercicio e introduciendo suplementos uno a uno—para ver qué funciona mejor para tu hijo o hija.

Sin embargo, con la información de las pruebas genéticas, los SNPs específicos de cada niño o niña se identifican claramente y los padres pueden pasar directamente a implementar las soluciones más importantes. Nota: Solo los profesionales de la salud capacitados en software específico pueden utilizar los datos de los resultados de DNAAllure, y no serán tan completos como los de 23andMe. Además, si decides realizarte la prueba de DNAAllure, necesitarás la información de un profesional: por favor, contáctanos (alicia@elevatuvitalidad.com) para obtener detalles sobre nuestra clínica.

Yo, Brenda, no realicé la prueba genética de Rachel cuando era una niña con TDAH; la tecnología no existía en ese momento. Pero como trabajadora social, nutricionista y una mamá enfocada en la alimentación, el ejercicio, el sueño y la autorregulación de la familia, esto le brindó un buen apoyo, incluso sin un diagnóstico o conocer sus SNPs específicos.

La versión refinada de este enfoque se detalla en nuestras sugerencias generales. Como adulta joven, Rachel ha optado por hacerse la prueba de ADN, lo que nos ha permitido afinar las estrategias. Sin embargo, mucho de lo que hemos aprendido solo ha confirmado lo que ya estábamos haciendo.

Cualquiera de estos enfoques te ayudará a comenzar a personalizar el bienestar de tu hijo o hija, así como apoyarán las fortalezas del TDAH mientras mejoran sus respuestas en situaciones que no se adaptan bien al funcionamiento de su cerebro.

Prueba de ADN vs. Análisis de Sangre

Una última nota sobre la diferencia entre una prueba de ADN y un análisis de sangre: Obtuvimos nuestro ADN de nuestros padres en el momento en que el esperma de nuestro padre fertilizó el óvulo de nuestra madre. Este ADN nunca ha cambiado y nunca cambiará hasta nuestro último día en el planeta. La diferencia entre una prueba de ADN y un análisis de sangre es que la mayoría de las pruebas de sangre evalúan lo que está ocurriendo en el momento en el que se extrae la sangre.

Las pruebas de sangre ciertamente juegan un papel en la evaluación del bienestar, pero ten en cuenta que, dependiendo de lo que estés analizando, podrías necesitar interminables análisis de sangre a lo largo de tu vida. En contraste, sólo necesitarás una prueba de ADN.

Si el ADN no Cambia, ¿Qué es un "Reseteo"?

Para hacer la ciencia de la epigenética más accesible y enfatizar la poderosa idea de que los cambios en el estilo de vida, el entorno y el comportamiento pueden influir positivamente en la expresión génica, a veces mencionamos un "reseteo genético" o "resetear un gen".

Esto te recuerda a ti y a tu hijo o hija que tienen cierto control sobre su biología y los anima a dar pasos concretos para manejar y mejorar su bienestar físico y emocional.Sin embargo, ten en cuenta que por más fácil de recordar que sea el término "reseteo genético", no queremos simplificar la expresión génica ni sugerir un nivel de permanencia, es decir, comer, hacer ejercicio o detoxificarse de cierta manera durante un mes, y de esta manera todos los comportamientos más desafiantes del TDAH de tu hijo o hija se resolverán.

El cambio epigenético es, en general, un proceso continuo y acumulativo influenciado por múltiples factores (de ahí los *Siete Pasos* en este libro). No puedes reescribir tu ADN, sin embargo, puedes establecer patrones que mejoren la expresión génica sin necesariamente borrar todos los efectos pasados.

Así que, aunque ocasionalmente usaremos el término reseteo genético, ten en cuenta que nos referimos al proceso complejo, dinámico y matizado de la regulación epigenética—optimización genética.

PARADA DE DESCANSO

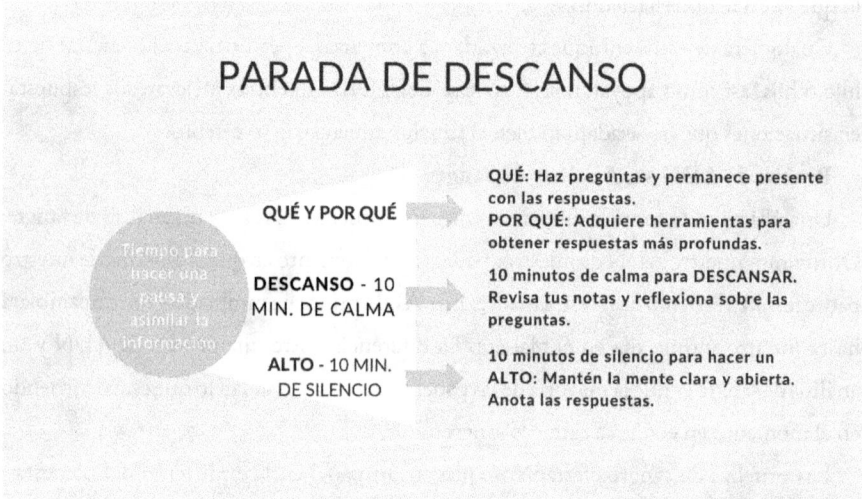

PARADA DE DESCANSO

Tiempo para hacer una pausa y asimilar la información

QUÉ Y POR QUÉ → QUÉ: Haz preguntas y permanece presente con las respuestas.
POR QUÉ: Adquiere herramientas para obtener respuestas más profundas.

DESCANSO - 10 MIN. DE CALMA → 10 minutos de calma para DESCANSAR. Revisa tus notas y reflexiona sobre las preguntas.

ALTO - 10 MIN. DE SILENCIO → 10 minutos de silencio para hacer un ALTO: Mantén la mente clara y abierta. Anota las respuestas.

Es hora de que los padres tomen un descanso y digieran esta información. Según el diagrama, tómate 10 minutos de calma para descansar con las siguientes preguntas:

1. **Fortalezas y Retos**: ¿He podido analizar las fortalezas y retos del TDAH de mi hijo o hija de manera realista?

2. **¿Dónde me encuentro?**: ¿Tiendo a enfocarme en una categoría más que en la otra? Si es así, ¿por qué?

A continuación, tómate 10 minutos en silencio (sentado o caminando lentamente). Mantén tu mente lo más clara y abierta posible y simplemente escucha. Anota tus pensamientos en la Bitácora de Viaje de los Padres o dile a Siri que "haga una nota" de cualquier respuesta que surja. Debido a que te has tomado el tiempo para reflexionar de manera tranquila y silenciosa, estas respuestas probablemente serán menos espontáneas y provendrán de un nivel más profundo. Pueden ofrecer pistas sobre los motivos detrás de tus respuestas. Esas pistas, a su vez, revelarán posibles pensamientos problemáticos y podrán ofrecer una excelente dirección para avanzar con las recomendaciones de este capítulo que serían más fáciles de implementar o que servirían mejor con tu familia.

OBRAS VIALES

Descubre tus Fortalezas

Materiales:• Una hoja grande de papel• Marcadores de colores, crayones y opcionalmente stickers

Instrucciones:

1. **Haz que tu hijo o hija dibuje un círculo grande** en el centro del papel. Pídele que escriba su nombre dentro del círculo.

2. **Alrededor del círculo** pídele que dibuje círculos más pequeños y ayúdale a etiquetarlos con diferentes fortalezas (por ejemplo, creatividad, resolución de problemas, entusiasmo).

3. **Dentro de cada pequeño círculo** escribe las actividades que pueden ayudar a desarrollar estas fortalezas (por ejemplo, dibujar, hacer proyectos de construcción, juegos de roles).

4. **Decora el dibujo** con stickers o colores para que sea visualmente atractivo y divertido para tu hijo o hija. Cuélgalo en un área común donde todos puedan verlo y agregarle detalles con el tiempo.

Esta actividad te ayuda a ti y a tu hijo o hija a visualizar las fortalezas y a pensar en formas de cultivarlas. Convierte conceptos abstractos en acciones concretas para que te recuerde las habilidades y el potencial únicos que tiene.

SOUVENIR

Después de pasar por la parte científica de este capítulo ¡es hora de celebrarlo! Tómate un vaso de agua y brinda por tu progreso.

También nos gustaría darte una lista útil para preparar consultas y aliviar el estrés al conocer a nuevos proveedores de salud.

Lista para Preparación para Consultas

- **Registros Médicos**: Lleva el historial médico de tu hijo o hija, incluidos diagnósticos pasados, tratamientos y medicamentos.

- **Lista de Síntomas**: Documenta todos los síntomas, incluso aquellos que pareciera no estar relacionados con el TDAH.

- **Preguntas**: Prepara preguntas como: "¿Cómo puede la alimentación actual que llevamos en casa, afectar el comportamiento de mi hijo o hija?" o "¿Cuáles son los efectos secundarios de este medicamento?"

- **Lista de Medicamentos**: Incluye medicamentos y suplementos.

- **Observaciones de Comportamiento**: Anota cualquier patrón, como los momentos en que los síntomas empeoran.

- **Plan de Comunicación**: Asegúrate de que todos los proveedores estén de acuerdo en colaborar en un plan de tratamiento en conjunto.

Introducción al TDAH: De los Primeros Años al Diagnóstico a Largo Plazo

"Yo fui un niño hiperactivo. Aún soy un adulto hiperactivo. Lo sé. Mi hijo es igual que yo."

- Diego, un cliente de Alicia

CENTRO DE INFORMACIÓN

Imagina que estás en un parque, observando a tu niño o niña de 3 años correr de la caja de arena a la resbaladilla con una energía que parece infinita. Mientras otros padres charlan sobre su serie de Netflix más reciente, tu mente se centra en comportamientos familiares: movimiento constante, tomar juguetes de otros niños o niñas, incapacidad para estar quieto e interrupciones continuas. Estas acciones podrían ser más que las travesuras típicas de un niño o niña pequeños, podrían ser señales tempranas de TDAH.

TDAH a lo Largo de la Vida: De los Niños o Niñas Pequeños a los Adultos

Reconocer el TDAH en los niños o niñas pequeños puede ser complicado. La Clínica Mayo señala que es difícil diagnosticar el TDAH en niños o niñas en edad preescolar porque otros factores, como pérdida auditiva o retrasos en el habla, pueden imitar los síntomas del TDAH. La inatención e impulsividad son a menudo típicas en los niños o niñas pequeños, por lo que los síntomas tempranos como la inquietud excesiva, la posesividad o la falta de control pueden confundirse con comportamientos típicos.

A medida que los niños o niñas crecen, los rasgos del TDAH como la inatención, hiperactividad e impulsividad se vuelven más claros. El desafío es distinguir a un niño o niña activo y vivaz de uno con TDAH. Por el contrario, las niñas o niños de naturaleza más tranquila a menudo no son diagnosticados. Sus síntomas pueden manifestarse como distracción o inatención en lugar de la hiperactividad más notoria que frecuentemente se ve en los niños o niñas más activos.

Para los adolescentes, los retos del TDAH cambian. La adolescencia trae presiones académicas y dinámicas sociales que pueden agudizar los síntomas del TDAH. Las dificultades organizacionales, la mala gestión del tiempo y la dificultad para concentrarse pueden llevar a un bajo rendimiento. Las condiciones que coexisten, como la depresión o la ansiedad, pueden complicar la situación. Los pensamientos intrusivos y el sobre pensar, aspectos más silenciosos del TDAH, también se hacen más evidentes, afectando la autoestima, la regulación emocional y las interacciones sociales.

La comunicación familiar puede volverse tensa durante estos años. La adolescencia trae consigo retos, pero el TDAH puede intensificarlos.

Tener un Adolescente con TDAH en la Vida Real

Yo Brenda, recuerdo las conversaciones intensas con mi hija Rachel cuando era adolescente, quien, sin que lo supiéramos en ese momento, tenía TDAH. A menudo era impaciente con mi forma de comunicarme y yo me frustraba con su falta de interés y su respuesta cortante. Nuestras discusiones a menudo escalaban, terminando en estallidos. Eventualmente, durante un momento más tranquilo, ideamos un "saludo secreto" para indicar cuando necesitábamos un breve descanso para aclararnos la mente. Este simple gesto de entrelazar nuestros dedos meñiques nos ayudaba a saber que era el momento para tomar un receso. Lo usábamos para evitar más escaladas y tomar un tiempo de descanso para después regresar y, en la mayoría de los casos, comunicarnos de manera más efectiva.

Yo Alicia estoy capacitada en la metodología de paternidad efectiva (Niños de Ahora, México), que ofrece herramientas similares para fomentar la comunicación y la confianza entre padres e hijos. En la Asistencia para Viajeros de este capítulo, te mostraremos cómo crear un Código Familiar, es decir, una carta de navegación que guíe a tu familia de acuerdo a sus valores y metas. que puede ayudar con la comunicación antes, durante y después de los años de adolescencia.

Más Allá de la Adolescencia

El TDAH a menudo persiste en la adultez, aunque sus síntomas pueden evolucionar. La hiperactividad puede disminuir, pero los problemas de concentración, impulsividad y funciones ejecutivas permanecen. Los adultos con TDAH frecuentemente tienen dificultades con tareas que requieren atención sostenida, como gestionar las finanzas o cumplir con plazos. La inquietud, el aburrimiento y la tendencia a interrumpir las conversaciones y de no escuchar atentamente a otros, pueden afectar las relaciones personales y profesionales.

La transición a la adultez trae nuevas responsabilidades y los mecanismos de afrontamiento que eran efectivos en la escuela pueden no ser aplicables en el trabajo o en una vida independiente. Aproximadamente el 50% de los niños o niñas diagnosticados con TDAH continúan experimentando síntomas en la adultez, lo que hace crucial el reconocimiento y tratamiento a lo largo de toda la vida para alcanzar el potencial y el bienestar.

El Dr. Greenblatt enfatizó en un seminario reciente que el TDAH no tratado puede afectar negativamente la carrera, la autoestima, las relaciones, el rendimiento académico y los niveles de estrés.

Un padre de nuestra comunidad confirmó los resultados reales de la declaración del Dr. Greenblatt cuando compartió su cita al principio de este capítulo: "Fui un niño hiperactivo, lo sé. Mi hijo es igual que yo. Y como adulto, batallo mucho para mantener mi trabajo y lograr concentrarme. Me aburro muy fácilmente y prefiero jugar al fútbol con mi hijo que ser el sostén de la familia". Los comentarios de Diego resaltan la importancia de monitorear y adaptar las estrategias de tratamiento desde la infancia y durante la adolescencia, hasta la adultez.

Es Hora de Estudios Universitarios, ¿Y Ahora Qué?

Como también se conoce en algunos países, existen las adaptaciones académicas especiales o programas de tutorías.

Maya, una adolescente llena de vida con TDAH, tuvo problemas de atención en sus primeros años. A medida que entró en la adolescencia, los pensamientos intrusivos y la ansiedad empeoraron. Sus padres trabajaron con proveedores de atención médica para ajustar su tratamiento, incorporando terapia cognitivo-conductual y modificando su entorno escolar para reducir distracciones. Ahora, preparándose para la universidad, Maya ha trabajado con el Centro de Aprendizaje Accesible de su escuela para asegurar tiempo adicional en los exámenes y alguien que ayude tomando notas, dándole la mejor oportunidad para el éxito.

Si tú o tu hijo o hija aún están decidiendo si deben buscar adaptaciones académicas especiales o programas de tutorías en educación superior, por favor acepten nuestra recomendación de explorar la posibilidad. Ambas hemos tenido que hacer adaptaciones en nuestros trabajos. Yo, Brenda, trabajé en un departamento universitario en el cual determinaba y administraba adaptaciones académicas y por otro lado, yo, Alicia, con frecuencia encuentro estudiantes con adaptaciones académicas en los cursos universitarios que enseño.

Estas adaptaciones para "nivelar el campo de juego" son cada vez más comunes y prácticas bien aceptadas, y pueden ser muy beneficiosas para tu hijo o hija académica, mental y emocionalmente.

Un verano, mi esposo Mark y yo, Brenda, pasamos una semana remando en los lagos Turner en el interior de la Columbia Británica. Determinar los senderos correctos, navegar por los rápidos y portar sobre terreno accidentado fue emocionante, desafiante y agotador. De muchas maneras, navegar por el TDAH a través de las diferentes etapas de la vida es muy similar a ese viaje.

La clave es mantenerse vigilante, ser adaptable y buscar los recursos y el apoyo para hacer que el viaje sea más fácil. ¿Una pequeña nota al margen? Remar con amigos que ya hayan recorrido el camino también puede ser útil.

El Rol del Entorno en la Expresión del TDAH

Cuando se trata del TDAH, el debate entre naturaleza y crianza puede sentirse como una lucha constante. Por un lado, expertos como el Dr. Gabor Maté, en *Mentes Dispersas*, enfatizan la crianza.

El Dr. Maté argumenta que, si bien puede haber una susceptibilidad genética al TDAH, se basa en el estrés multigeneracional de la familia y condiciones sociales afectadas. El TDAH, desde su punto de vista, no tiene que ser una condición fija y de por vida, sino que está influenciado por las experiencias de vida y la dinámica familiar. Esta perspectiva resalta la importancia de mejorar el entorno del niño, reducir el estrés y promover la sanación emocional por encima de etiquetar o diagnosticar.

De manera similar, el Dr. Gordon Neufeld no ve el TDAH como algo principalmente neurológico. Sugiere que muchos problemas de atención, incluido el TDAH, provienen de problemas de desarrollo emocional, apego y maduración.

Por el contrario, profesionales como el Dr. Russell Barkley enfatizan las predisposiciones genéticas por encima de factores ambientales como el estilo de crianza. Él ve el TDAH como un trastorno del neurodesarrollo con un fuerte componente genético y aboga por intervenciones estructuradas y tratamientos basados en evidencia para manejar los síntomas.

Estas perspectivas tienen puntos válidos y están respaldadas por investigaciones: la genética proporciona el plan para cómo el cerebro, las hormonas y las respuestas a estilo de vida como la alimentación, la actividad o los suplementos funcionan; el entorno juega un papel decisivo en exacerbar o mitigar los síntomas.

¿Dónde nos Encontramos en la Lucha Naturaleza vs. Crianza?

Estamos en algún punto intermedio, reconociendo que el TDAH es tanto una condición genética como ambiental. Tendemos a alinearnos más con la perspectiva del Dr. Neufeld, con nuestra adaptación, logrando agregar la genética como base. Creemos que muchos de los síntomas del TDAH no son permanentes. Abordar las causas emocionales y de desarrollo puede ayudar a los niños o niñas a desarrollar una mejor atención con el tiempo.

Sin embargo, también enfatizamos la genética más que el Dr. Maté o el Dr. Neufeld, viendo los retos genéticos como co-contribuyentes a los síntomas del TDAH. Se necesita un enfoque holístico, ya que centrarse únicamente en los factores emocionales o genéticos no abordará completamente los comportamientos del TDAH. Creemos que comprender cómo los genes influyen en los síntomas del TDAH junto con el rol del entorno, ofrece un enfoque más equilibrado para manejar el TDAH.

Al abordar ambos conjuntos de factores, permites que tu hijo o hija crezca y evolucione hacia convertirse en la mejor versión de sí mismo. No le quitas aspectos verdaderos de su neurodiversidad, sino que le proporcionas las herramientas para tener una mejor adaptación a las situaciones desafiantes en las que debe estar presente con éxito.

Los retos ambientales que discutimos en este libro pueden influir significativamente en cómo se manifiestan los síntomas del TDAH. Por ejemplo, la alimentación puede calmar o empeorar el comportamiento. Una alimentación alta en alimentos ultra procesados con azúcar y aditivos puede aumentar la hiperactividad, mientras que una rica en omega-3 y alimentos integrales puede mejorar la función cerebral.

El estrés es otro factor crítico. Los entornos de alto estrés en casa o en la escuela, pueden exacerbar, incrementar o exagerar los síntomas. La exposición a toxinas como el plomo o productos químicos y la falta de actividad física también afectan los síntomas del TDAH.

Estos factores ambientales interactúan con las predisposiciones genéticas, creando una red compleja de influencias que hacen que la experiencia del TDAH de cada niño o niña sea única.

Apego y Autenticidad

Crear un entorno de apoyo puede aliviar muchos de los retos del TDAH. El trabajo del Dr. Maté enfatiza la importancia del apego y la autenticidad en casa y la escuela. Un niño o niña con apego seguro que se siente comprendido, tiene más probabilidades de prosperar. Esto significa fomentar un entorno en casa donde tu hijo o hija pueda expresar sus emociones libremente y una escuela que satisfaga sus necesidades únicas. El refuerzo positivo, las rutinas estructuradas y la comunicación abierta son esenciales para crear estabilidad, reducir la ansiedad y mejorar el comportamiento.

Cuando llegamos a uno de nuestros *Suplementos Esenciales*—Dinámica Familiar con TDAH—y vemos cómo completar el Ciclo del Estrés, podemos ver que muchas de las recomendaciones son mejor implementadas con una conexión parental fuerte y saludable.

Un Enfoque Personalizado para el TDAH

Las elecciones de estilo de vida son cruciales para manejar el TDAH. Una dieta personalizada, patrones regulares de sueño y ejercicio constante son fundamentales.

- La alimentación afecta la función de los neurotransmisores, influyendo en la atención y el comportamiento.

- El sueño es crítico para la salud cerebral y los patrones irregulares pueden empeorar los síntomas.

- El ejercicio ayuda a regular la dopamina y la norepinefrina, mejorando el enfoque y reduciendo la impulsividad.

- Detoxificar tu hogar reduciendo los químicos dañinos puede tener un impacto notable en el bienestar general.

Estas elecciones de estilo de vida minimizan los desajustes mientras honran la singularidad de tu hijo o hija, permitiendo que surja su mejor versión de sí mismo.

Diagnóstico del TDAH: Señales, Síntomas y Evaluaciones

Diagnosticar el TDAH implica más que notar que tu hijo o hija tiene problemas para mantenerse quieto o prestar atención. El DSM-5 (Manual Diagnóstico y Estadístico de los Trastornos Mentales, Quinta Edición) detalla los criterios cuyos detalles pueden encontrarse en nuestro Apéndice de Diagnóstico del TDAH.

De los criterios que se utilizan para diagnosticar el TDAH, donde los adultos necesitan cinco síntomas de falta de atención y/o hiperactividad-impulsividad, aunque no estén diagnosticados, yo Alicia, tengo diez.

Cuando el TDAH Podría no Ser TDAH

Ten en cuenta también que otras condiciones y situaciones pueden generar síntomas similares al TDAH. Estas incluyen trastornos del aprendizaje, discapacidades intelectuales, Trastorno de Procesamiento Sensorial, Trastorno del Espectro Autista y problemas de salud mental y emocional como ansiedad, depresión, trastorno bipolar o Trastorno de Desafío Oposicional.

Problemas de salud como trastornos del sueño, disfunción tiroidea, epilepsia, PANDAS/PANS (Trastornos Neuropsiquiátricos Autoinmunes Pediátricos Asociados con Infecciones de Estreptococos), Trastorno de Procesamiento Auditivo, exposición a metales pesados y problemas de visión o audición, pueden causar síntomas similares al TDAH.

Tu hijo o hija puede estar experimentando problemas alimenticios como alergias o deficiencias de nutrientes o tener efectos secundarios debido a ciertos medicamentos y presentar síntomas del TDAH.

También, es importante considerar que problemas de estrés y trauma, ya sean físicos o emocionales, pueden provocar síntomas que se asemejan a los del TDAH. Estos factores pueden tener un impacto significativo en el desarrollo de un niño o niña y no deben pasarse por alto.

Dado el amplio rango de condiciones que pueden presentarse con síntomas similares al TDAH, es importante realizar una evaluación exhaustiva y multifacética por parte de varios profesionales de la salud. Este enfoque asegura que se descarten otras posibilidades proporcionando una sensación de seguridad y un diagnóstico preciso.

Finalmente, dado el enfoque de este libro en la genética, tiene mucho sentido obtener un mapa del ADN de tu hijo o hija, al igual que un conjunto completo de evaluaciones. Esto nos va a brindar una gran cantidad de información para guiarnos a saber dónde podrían estar surgiendo los síntomas del TDAH en los diversos sistemas del cuerpo.

Diagnóstico Temprano

Un diagnóstico temprano y preciso del TDAH—entre los 4 y 7 años—puede beneficiar significativamente, tanto a un niño o niña, como a su familia. En mi caso, como mamá de Rachel, definitivamente hubiera deseado que se le hubiera diagnosticado a una edad mucho más temprana. Aun así, estoy muy contenta de que antes de que Rachel fuera diagnosticada, muchas de las sugerencias epigenéticas que recomendamos en este libro, ya eran estrategias que practicábamos regularmente en nuestro hogar para todos nuestros hijos y/o hijas.

Entender lo que tu hijo o hija está enfrentando te permite implementar estrategias efectivas, reduciendo la frustración y la impotencia. El diagnóstico temprano abre puertas a intervenciones que pueden mejorar los resultados, como terapias conductuales, adaptaciones educativas, cambios en la alimentación, apoyo en el sueño, suplementos y medicamentos si son necesarios y apropiados. No se trata solo de manejar los síntomas, sino de estimular la capacidad de tu hijo o hija para navegar por el mundo de una manera que funcione para él o ella.

Imagina que sospechas que tu hijo o hija tiene TDAH y vas y consultas a un proveedor de atención médica para una evaluación que incluye escalas de calificación, pruebas de comportamiento e información de los maestros. El diagnóstico se confirma y las cosas comienzan a tener sentido. Los retos están enraizados en una diferencia neurocognitiva y los cambios en el enfoque de la crianza pueden ayudar significativamente a tu hijo o hija. También empiezas a ver claro que la forma como lo has educado no es lo que ha causado el TDAH. Con esta comprensión, puedes implementar estrategias personalizadas como rutinas estructuradas, apoyo educativo especializado y posiblemente tratamiento médico o alópata. El diagnóstico se convierte en una herramienta para una mejor gestión, no en una etiqueta limitante.

Entre los 3 y los 12 años, el cerebro es especialmente receptivo para formar nuevas conexiones y reorganizar sinapsis—un proceso conocido como neuroplasticidad. Durante este período de alta neuroplasticidad, el cerebro puede adaptarse y desarrollar nuevas vías en respuesta a intervenciones, lo que lo convierte en el momento ideal para un apoyo personalizado e integrado. Sin embargo, para que este potencial se realice por completo, la precisión del diagnóstico es crucial. Diagnosticar erróneamente o medicar innecesariamente a un niño o niña podría causar efectos secundarios no deseados, lo que podría obstaculizar su desarrollo en lugar de apoyarlo. De manera similar, si un medicamento pudiera resultar beneficioso y no se prescribe, el progreso conductual y emocional podría verse afectado. (Más sobre esto en Tratamientos Médicos y Alternativos para el TDAH).

El diagnóstico temprano también ayuda a establecer metas y expectativas realistas. Una comprensión más clara de las fortalezas y los retos de tu hijo o hija te permite trabajar con educadores y proveedores de atención médica para desarrollar planes de educación individualizados (IEP) u otras adaptaciones. Este enfoque proactivo puede prevenir las consecuencias negativas del TDAH no tratado como el bajo rendimiento académico, la baja autoestima y las dificultades sociales. También permite un seguimiento continuo y ajustes en el plan de tratamiento a medida que tu hijo o hija crece. El diagnóstico temprano y preciso puede conducir a mejores resultados a largo plazo.

Ser diagnosticado con TDAH también puede tener sus propios beneficios. Saber con qué está lidiando tu hijo o hija te permite adaptar estrategias que funcionen específicamente para él o ella. Abre puertas a recursos y adaptaciones que pueden tener un impacto significativo en su vida académica y social. Comprender el TDAH también puede ayudarte a apreciar las fortalezas únicas de tu hijo o hija, como la creatividad y los enfoques variados para un tema o situación. Estas cualidades pueden ser cultivadas y celebradas. Aunque en el pasado, y aún hoy en día, obtener un diagnóstico de TDAH podría sentirse como un factor limitante en el potencial o una "etiqueta" que podría fomentar la exclusión o el acoso; nos gusta pensar en el diagnóstico como un primer paso a la comprensión del problema y un avance positivo hacia el éxito en el desarrollo de tu hijo o hija.

ASISTENCIA AL VIAJERO

Un código familiar o conjunto de valores que unan y fomenten el crecimiento de la familia hacia un mismo objetivo, puede ayudar a crear un marco para las reglas del hogar, el tiempo en familia, el juego, las tareas y las interacciones generales. Aquí tienes una actividad para Crear un Código Familiar que yo, Alicia, aprendí como Coach de Paternidad Efectiva:

Crear un Código Familiar (de la metodología Paternidad Efectiva, Niños de Ahora, México). Cuatro cosas que recordar antes de crear tu Código Familiar:

1. El objetivo es apoyarse mutuamente, no herir los sentimientos de nadie.

2. Trata a todos como iguales; para este ejercicio, ser un padre o madre no te hace diferente o mejor que nadie en la familia.

3. Los momentos difíciles y los problemas nos ayudan a crecer y a aprender juntos.

4. El razonamiento y muchas otras habilidades cognitivas se desarrollan significativamente con la edad, lo que influye en la capacidad de pensar lógicamente, tomar decisiones y evaluar las consecuencias. Este desarrollo puede impactar la regulación emocional, el uso de razón y el comportamiento, particularmente durante las reuniones familiares y sesiones de planificación. Para buenas pistas sobre qué esperar, consulta los *Developmental Milestones* del CDC (*Center for Disease*

Control') (https://www.cdc.gov/ncbddd/actearly/milestones/index.html)

Deja que todos contribuyan y sé un buen espectador, observando y escuchando detenidamente.

- **Paso 1**: Enumera los objetivos que deseas lograr como familia, por ejemplo, "Nos apoyamos mutuamente", "Nos sentimos seguros en casa", "En esta casa no se grita", "En esta casa no olvidamos la tarea y hacemos ejercicio".

- **Paso 2:** Enumera las actividades diarias para lograr estos objetivos, por ejemplo, "Estaré presente para motivar y animar", "Brindaré muchos abrazos y besos".

- **Paso 3:** Enumera los valores con los que quieres vivir, por ejemplo, "Mantengo la calma antes de responder", "El tiempo en familia es mi prioridad".

- **Paso 4:** Crea tu código familiar juntos. Para los niños o niñas pequeños, deja que dibujen o expresen sus ideas. Abre un canal de comunicación en lugar de rechazar sugerencias.

Haz visible tu código, por ejemplo, ponlo en el refrigerador o nevera o enmárcalo. Utilízalo como guía cuando las cosas no sigan el código. Si no está funcionando revisa las prioridades y los objetivos y actualízalo junto con tu familia.

Ejemplo de Código Familiar:

- Nos respetamos mutuamente sin discutir, gritar ni insultar.

- Somos buenos oyentes.

- Nos damos abrazos con frecuencia para estar presentes con los demás.

- Mamá y papá escuchan tranquilamente y no tienen discusiones a gritos.

- Trabajamos para ser felices y apoyarnos mutuamente.

- Cuidamos nuestros hábitos saludables diarios, por ejemplo, alimentación, sueño, ejercicio.

PARADA DE DESCANSO

Es hora de que los padres tomen un descanso y procesen la información. Toma 10 minutos de calma para descansar con las siguientes preguntas:

1. **Naturaleza vs. Crianza**: ¿Dónde he estado en la escala de entender lo que causa

el TDAH, con un extremo principalmente genético y el otro principalmente ambiental?

2. **Cambios en el Pensamiento**: ¿Me he movido en esa escala en algún momento? Si es así, ¿en qué dirección y por qué? Si no, ¿por qué no?

A continuación, detente por 10 minutos de quietud (sentado o caminando lentamente). Mantén tu mente lo más clara y abierta posible y solo escucha. Anota o dile a Siri que "haga una nota" de cualquier respuesta que pueda surgir. Porque has tomado tiempo para reflexionar tranquilamente, estas respuestas probablemente serán menos impulsivas y vendrán de un nivel más profundo. Esas pistas, a su vez, revelarán posibles pensamientos problemáticos y pueden dar una excelente dirección sobre cómo avanzar con las recomendaciones en este capítulo que serían más fáciles de implementar o las que mejor funcionen con tu familia.

OBRAS VIALES

Para tus Obras Viales en este capítulo, te sugerimos que monitorees los comportamientos y síntomas de tu hijo o hija, observando si puedes discernir cuáles serían los que desencadenan comportamientos desafiantes y cuales son las prácticas que apoyan su capacidad para expresar su diversidad y fortalezas; mientras que éstas le brindan herramientas para manejar los desajustes. También abordaremos el tema del 'Agotamiento por el TDAH' como una condición para tener en cuenta en el registro.

Diario de Síntomas
Materiales:
- Un cuaderno o dispositivo digital, bolígrafo o lápiz

Instrucciones:

1. **Crear Secciones:** Divide la página en secciones para diferentes momentos del día (mañana, tarde, noche).

2. **Anota Síntomas:** Escribe cualquier síntoma de TDAH que observes en tu hijo o hija durante estos momentos. Sé específico: anota los síntomas y la actividad que estaba realizando.

3. **Identifica Momentos Desencadenantes:** Busca patrones o momentos desencadenantes. ¿Tu hijo o hija se muestra más inquieto antes del almuerzo o después de comer ciertos alimentos? ¿Es difícil concentrarse después del tiempo frente a

las pantallas?

4. **Reflexiona:** Al final de la semana, revisa tus notas. Discute los patrones con tu hijo o hija y el proveedor de atención médica para ajustar las estrategias o tratamientos según sea necesario.

Esta actividad sencilla te ayuda a llevar un diario de los síntomas, detectar patrones, e identificar lo que funciona mejor.

Agotamiento por TDAH

Ten en cuenta que diversos elementos pueden contribuir a un cambio en el comportamiento de tu hijo o hija, muchos de los cuales discutiremos en este libro. Sin embargo, debes estar alerta a un concepto llamado 'agotamiento por el TDAH'. Aunque no es un diagnóstico médico, el agotamiento por el TDAH se refiere a la fatiga física, emocional y mental que pueden experimentar aquellos diagnosticados con TDAH al intentar gestionar los retos de situaciones donde su funcionamiento cerebral no se ajusta a su entorno.

Los factores que contribuyen al agotamiento por TDAH pueden ser:

- **Perfeccionismo:** Muchas veces, los niños o niñas con TDAH están predispuestos a luchar por la perfección y tienen una gran dificultad para aceptar algo menos que eso en sus esfuerzos o algún error. Este rasgo puede generar una presión psicológica significativa.

- **Sobrecarga de Compromisos:** Los niños y las niñas con TDAH pueden asumir una cantidad excesiva de tareas, lo que lleva a una sobrecarga igualmente excesiva.

- **Enmascarar el TDAH:** Ocultar o minimizar los comportamientos de TDAH en un intento de "encajar" en un entorno puede generar ansiedad y fatiga.

Al registrar los desencadenantes y comportamientos de respuesta de tu hijo o hija considera si el perfeccionismo, la sobrecarga de compromisos o el enmascaramiento están influyendo. Si es así, abordar algunas de estas características fundamentales puede ayudarte a ti y a tu hijo o hija a minimizar o transformar las respuestas no útiles, por ejemplo, los patrones constantes de búsqueda de dopamina.

SOUVENIR

Para este Souvenir, haremos referencia a la Asistencia al Viajero anterior y cubriremos algunas formas en que mi familia (Brenda) ha enmarcado nuestro código familiar.

- Hemos compartido genealogías familiares y valores transmitidos a través de las generaciones.

- Hice un árbol genealógico para mi esposo en nuestro aniversario.

- Durante unas vacaciones familiares, visitamos Ellis Island y creamos una historia del nombre familiar para el apellido de soltera de mi madre, Sloan.

Pero quizás lo más significativo es nuestra pared de valores familiares, creada con los bloques de memoria de Sid Dickens. Elegimos los azulejos que representan nuestros valores, y más tarde uno de nuestros hijos o hijas adultos y su esposa añadieron un azulejo. Esos azulejos cuelgan en nuestra sala recordándonos nuestros valores y motivándonos a vivir en base a ellos.

Alicia y yo te animamos a crear tu propio Código Familiar y exhibirlo como una inspiración diaria para tu familia.

Ahora, pasemos a cómo puedes optimizar la nutrición de tu hijo o hija para apoyar el manejo del TDAH.

Paso Clave Uno – Alimentación

"En términos de 'salud personal', la nutrigenómica puede recomendar una dieta que minimice los riesgos derivados del genotipo individual de una persona."

- Dra. Penny Kendall-Reed

RESUMEN – **Versión Corta**

Son las 7 AM, estás tratando de preparar el desayuno mientras tu hijo o hija, que ya ha pasado por tres áreas diferentes de juego dejando una montaña de juguetes para "limpiar", pide hotcakes con miel. Sabes que lo que comen puede hacer una diferencia, pero tratar de navegar a través de la enorme cantidad de consejos nutrimentales que encuentras en línea o en las estanterías de las grandes librerías locales parece como caminar por la jungla... ¡con una cuchara de plástico! Este capítulo es tu camino claro para moverte hacia adelante.

Consejos Sobre Cómo Entender Nuestras Referencias Genéticas

Antes de explorar los genes que afectan el metabolismo de tu hijo o hija y su respuesta a los macronutrientes (proteínas, grasas y carbohidratos), te brindaremos una visión general de cómo nos referimos a los genes.

El Papel De La Nutrición En El Manejo Del TDAH

Te ayudaremos a entender cómo los alimentos pueden tener un impacto en las tormentas de retos de tu hijo o hija o ayudarlos a calmarse. Cubriremos los genes que determinan el plan de alimentación óptimo para él o ella y la mejor ventana de alimentación. Después, explicaremos cómo interpretar esta información con o sin pruebas de ADN.

Dado que muchos padres reportan que sus hijos o hijas son comedores exigentes, comenzaremos explorando por qué ocurre esto y qué hacer al respecto.

La Enorme Importancia de los Micronutrientes

A continuación, analizaremos el papel crucial de las vitaminas y minerales en el manejo de los síntomas del TDAH. Si los macronutrientes son el combustible del cerebro, los micronutrientes como los ácidos grasos omega-3, el magnesio y el zinc son el equipo de mantenimiento, asegurándose de que todo funcione sin problemas.

Pirámide Alimenticia BALANCE

Esta pirámide, que Brenda creó hace más de una década, sirve como un plano para una nutrición equilibrada. En su base, encontrarás BALANCE: Tipo de Cuerpo, Actitud, Risa y Juego, Actividad, Buena Noche de Sueño, Agua Clara y Limpia y Comer para la Salud.

Planes de Alimentación

Existen diversos planes de alimentación que ayudan a manejar los síntomas del TDAH. Discutiremos las ventanas de alimentación, la sincronización de las comidas y las dietas de eliminación, que pueden ayudar a reducir la hiperactividad y mejorar la concentración.

Las dietas de eliminación implican eliminar posibles alérgenos para ver si los síntomas mejoran. Este trabajo de detective ayuda a encontrar lo que funciona mejor para tu hijo o hija, especialmente si están involucrados los genes de detoxificación (más sobre estos en el *Paso Cuatro*).

Planificación de Alimentos

Saber qué nutrientes necesita tu hijo o hija es una cosa; hacer comidas saludables y sabrosas es a menudo algo completamente diferente. Te ofreceremos consejos sobre planificación de comidas para asegurarte de que todos obtengan el equilibrio adecuado de nutrientes, evitar los berrinches durante las comidas y crear comidas familiares agradables.

Alimentos a Veces o de Repente

Ninguna discusión sobre nutrición está completa sin los "alimentos a veces", que quizás no sean los más saludables, pero agregan alegría y celebración. Te ayudaremos a entender cómo la genética, la inflamación y el metabolismo afectan cuán a menudo se pueden disfrutar los "alimentos a veces" o "de repente" con menos impacto negativo.

Suplementos

Los suplementos pueden ayudar con deficiencias nutricionales. Explicaremos cómo elegir suplementos de alta calidad que complementen su bienestar. Ten en cuenta que éstos no reemplazan una dieta balanceada.

CENTRO DE INFORMACIÓN

Conoce a Kiran, un niño de siete años con TDAH. Su padre notó que Kiran estaba más enfocado y menos hiperactivo cuando desayunaba huevos, pan integral y una fruta. También vio mejoras cuando introdujeron un suplemento diario de aceite de pescado. Kiran disfrutaba de un par de galletas caseras los fines de semana, pero sus padres limitaban la ingesta de azúcar a una vez a la semana, equilibrando con opciones que se adaptaban mejor a sus necesidades alimenticias el resto del tiempo. Al observar las respuestas de Kiran a diferentes alimentos y ajustar su dieta, sus padres encontraron un plan nutricional que apoyaba su genética.

Consejos Sobre Cómo Entender Nuestras Referencias y Énfasis Genéticos

En este capítulo, encontrarás algunos de los primeros genes que destacamos como potencialmente influyentes en el TDAH. Estos genes en particular pueden ayudar a explicar si una nutrición que no es óptima contribuye a los síntomas del TDAH en tu hijo o hija. Mientras organizamos los factores genéticos potenciales por *Paso Clave*, es importante recordar que estos genes no funcionan de manera aislada, sino que interactúan de formas complejas.

Además, es crucial recordar el profundo impacto del estrés y la inflamación en la expresión génica. Independientemente del *Paso Clave* que se esté discutiendo, y aunque tu hijo o hija tenga una modificación genética normal para los genes en cuestión, el estrés y la inflamación pueden alterar significativamente la expresión génica, haciendo que hasta el 90% de los genes se comporten como si fueran variantes. Esto subraya la importancia de manejar el estrés y la inflamación para apoyar el bienestar general de tu hijo o hija.

Finalmente, ten en cuenta que no incluiremos números de genes o SNP (polimorfismo de nucleótido único) en el texto. Si tienes resultados de pruebas de ADN para tu hijo o hija y deseas explorar información genética específica (incluida la codificación), consulta el Apéndice de SNPs.

Si tu hijo o hija no se ha hecho pruebas de ADN, revisa la información genética y anota sus síntomas, después aplica las sugerencias que parezcan más relevantes y manejables para implementar. Después de 7 a 10 días probando un conjunto de recomendaciones (por ejemplo, para comer o dormir), evalúa la respuesta de tu hijo o hija. Ajusta si es necesario, y si las cosas están mejorando, pasa al siguiente conjunto de sugerencias apropiadas (por ejemplo, *Pasos de Calma* ó *Movimiento*). Nuevamente, permite 7 a 10 días antes de reevaluar.

Alimentación Selectiva y Trastornos Alimenticios

El comportamiento selectivo (niños o niñas quisquillosos) en la comida se caracteriza generalmente por el rechazo constante, o inconsistente de ciertos alimentos o grupos de alimentos, una fuerte preferencia por una variedad limitada (¡hola salsa catsup!) y la renuencia a probar nuevos alimentos. Con el tiempo, esta dieta restringida puede llevar a deficiencias de nutrientes e impactar el crecimiento y la fisiología.

Las sensibilidades sensoriales, el temperamento, la genética y los factores ambientales pueden influir en este comportamiento. Según una revisión sistemática, el comportamiento selectivo en la comida se encuentra con frecuencia en niños y/o niñas cuyos padres los describen como "tercos", "melancólicos", "nerviosos" y "fácilmente distraídos".

Hmmm.

¿Has escuchado alguna vez esas características mencionadas y a veces relacionadas con niños o niñas con TDAH? ¿Es posible que haya una superposición entre los muchos genes que contribuyen a los comportamientos del TDAH y los factores biológicos que pueden contribuir a los comportamientos selectivos en la comida o incluso, eventualmente, a trastornos alimenticios?

Los expertos ciertamente así lo piensan.

El TDAH es cada vez más reconocido como un factor de riesgo para los trastornos alimenticios relacionados con rasgos neurobiológicos y de comportamiento únicos. Los retos en el control de impulsos en el TDAH pueden hacer que sea más difícil resistirse a la gratificación inmediata, como comer lo que está disponible, incluso cuando no se tiene hambre ("ver comida, comerse la comida").

Además, el sistema de recompensa del cerebro, particularmente la bioquímica de la dopamina juega un papel significativo. La disfunción de la dopamina en el TDAH puede llevar a los individuos a buscar alimentos altamente sabrosos, azucarados o grasosos que proporcionan rápidas liberaciones de dopamina, lo que podría fomentar comportamientos como ocultar alimentos y patrones adictivos de alimentación.

Las investigaciones también han demostrado que los rasgos del TDAH, como la disfunción emocional y las dificultades para planificar, pueden contribuir a la alimentación compulsiva, la ingesta emocional e incluso los patrones de alimentación restrictiva. El Dr. Roberto Olivardia, psicólogo clínico y experto en TDAH, enfatiza la conexión entre el

TDAH y los trastornos alimenticios, señalando que las personas con TDAH tienen un mayor riesgo de desarrollar conductas como la ingesta compulsiva y el síndrome de comer por la noche debido a estas vulnerabilidades neurobiológicas. Abordar estas tendencias a menudo requiere un enfoque multifacético, que incluye estrategias conductuales, educación nutricional y técnicas de regulación emocional.

Estamos de acuerdo con estos expertos, por lo que cubrimos cada uno de esos enfoques a lo largo de nuestros *Pasos*. Debido a que el entorno impacta la expresión génica, con las herramientas adecuadas de Alimentación, Sueño y Calma, el comportamiento selectivo hacia los alimentos puede disminuir con el tiempo, y los trastornos alimenticios pueden minimizarse. Sin embargo, para comenzar aquí tienes un par de sugerencias para fomentar una selección más amplia de alimentos.

Primero, nos gusta el modelo de Responsabilidad Dividida en la Alimentación de Ellyn Satter (siglas en inglés sDOR: *"Satter's Division of Responsibility in Feeding"*). El sDOR es un enfoque muy reconocido que establece roles claros para los padres y los niños y niñas durante las comidas para fomentar una relación positiva y equilibrada con la alimentación. Según este modelo, los padres son responsables de decidir qué, cuándo y dónde se ofrece la comida, asegurando que las opciones nutritivas estén disponibles y sean consistentes. Los niños y niñas, por su parte, son responsables de decidir si comer y cuánto comer de las opciones ofrecidas. Esta división les permite desarrollar una relación saludable con la comida, promueve la autorregulación y reduce las luchas durante las comidas al respetar las señales naturales de hambre y saciedad de los niños y las niñas. El sitio web de Satter tiene valiosos consejos sobre cómo llevar este enfoque a la vida real.

En segundo lugar, valoramos mucho el modelo a enseñar de los comportamientos que nos gustaría que los niños y niñas adopten. Este valor no es simplemente porque el modelar sea una palabra de moda en la crianza desde la década de 1960, sino que va mucho más allá del proceso instintivo de un niño pequeño cuando ve un objeto en movimiento.

A diferencia de la impronta (un proceso biológicamente preprogramado y limitado en el tiempo), el modelado es un proceso dinámico y continuo de aprendizaje que permite un enorme crecimiento, flexibilidad y adaptabilidad a lo largo de la vida de una persona. Y aunque a veces podemos mirar las "palabras de moda" con desdén y sospecha, a veces se discuten porque provienen de trabajos innovadores, son simples y ¡eficaces! El modelado tiene un respaldo sólido como una estrategia de crianza efectiva por al menos tres razones:

1. **Teoría del Aprendizaje Social:** La Teoría del Aprendizaje Social de Albert Bandura explica que los niños o niñas aprenden comportamientos observando e

imitando a otros. Los padres y tutores son los modelos principales, y sus acciones sirven como un plano para el comportamiento de los niños o niñas.

2. **Base Neurológica:** Las neuronas espejo en el cerebro permiten que los niños o niñas imiten comportamientos observados. Este mecanismo biológico hace que el modelado sea una de las formas más naturales y efectivas para que los niños o niñas aprendan.

3. **Consistencia y Confianza:** El modelado establece consistencia entre las palabras y las acciones de los padres. Esta alineación fomenta la confianza y la credibilidad, aumentando la probabilidad de que los niños o niñas adopten los comportamientos deseados.

Sin embargo, volviendo al tema de la comida selectiva, a menudo escucho a mamás decir que sus hijos o hijas no comen verduras o solo quieren alimentos ricos en almidón. Como es de esperar, una sugerencia para fomentar que los niños o niñas coman verduras o proteínas es modelar este comportamiento uno mismo. Una familia con la que trabajé, Alicia, vio cómo su hija pasó de negarse a comer verduras a comer brócoli porque vio a su mamá hacerlo.

Más adelante, en el capítulo sobre Dinámica Familiar con TDAH, hablamos sobre el modelado conductual en términos de que los padres "modelen" la finalización del ciclo del estrés. Sin embargo, el concepto de modelado se aplica a prácticamente todos los *Pasos* que cubrimos. Tu hijo o hija es a menudo un reflejo de ti, especialmente cuando son pequeños. Hay una gran probabilidad de que lo que hagas ellos lo imiten. Junto con la implementación de nuestras otras sugerencias para los comedores selectivos o quisquillosos, podrías hacerte algunas preguntas como:

- ¿Estoy modelando no comer ciertas verduras, proteínas o grasas saludables?

- ¿Estoy modelando el consumo de una variedad de colores, sabores y texturas?

- ¿Estoy modelando el consumo de alimentos ultra procesados?

Yo Alicia, una vez escuché a la experta en comedores selectivos o quisquillosos, Becky Miksic, explicar que aprender a comer y tragar es más complicado que aprender a nadar, porque los cinco sentidos están involucrados. Si el brócoli huele a azufre o se ve cocido y marrón, no es de extrañar que los niños o niñas lo eviten. Intenta cocinarlo al vapor brevemente para que quede verde brillante, espera que el olor se disipe, añade un aderezo sabroso y cuenta una historia divertida sobre el "brócoli" para atraer su atención.

En nuestra casa, Brenda, abordamos la selectividad en tres formas:

- Nuestros hijos e hijas nos ayudaban a cocinar, hornear o preparar la cena. Cuando picaban champiñones o ponían la mesa, eran más propensos a probar lo que hacíamos.

- Les dejábamos expresar sus opiniones sobre la comida—de forma educada, con un pulgar arriba o abajo, o con una calificación de 5 estrellas.

- Implementamos una regla familiar de "un bocado". Nuestra justificación era que, si nuestros hijos o hijas no volvían a probar calabacitas, podrían pasar décadas sin comerlas, cuando en realidad les habrían llegado a gustar. Si después de probarlo seguía siendo un no, podían dejarlo al lado de su plato. Para cada comida, dos tipos de alimentos (como cebollas y pimientos) podían dejarse en el plato—sin causar ningún daño.

Eso significaba que Mark y yo pasamos muchos años comiendo muchas cebollas, pimientos, calabacitas y champiñones, pero les dio a nuestros hijos e hijas algo de poder sobre lo que querían comer mientras los motivábamos a probar nuevos sabores.

Por varias razones, que pronto señalaremos, tanto en la casa de Alicia como en la de Brenda, nos centramos en la ingesta de alimentos naturales. También nos alegra haberlo hecho porque varios estudios vinculan patrones de alimentación como "alimentos chatarra", "procesados", "dulces" y "dieta occidental" con un mayor riesgo de TDAH.

El Papel de la Nutrición en la Gestión de los Síntomas del TDAH

Antes de hablar sobre la ciencia de la nutrición y el TDAH, repasemos algunos conceptos básicos de nuestra experiencia de décadas en consultoría nutrimental. Si has seguido nuestro trabajo, ya estás familiarizado con nuestros 3 Fundamentos de la Alimentación y 5 Claves de los Alimentos.

Disculpas de antemano si esperabas que cambiáramos nuestra postura sobre la ingesta de alimentos saludables para tu cuerpo y tu cerebro y que ahora nos enfoquemos en alimentos ultra procesados y cafeína. Eso no va a suceder.

Si ha pasado tiempo desde que pensaste en proteínas, grasas y carbohidratos, no te preocupes, los cubriremos cuando hablemos sobre los genes de los macronutrientes.

TRES FUNDAMENTOS DE LA ALIMENTACIÓN

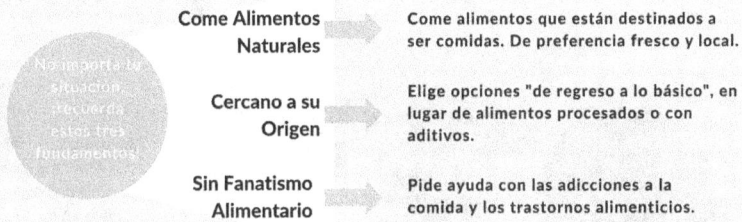

Come Alimentos Naturales	Come alimentos que están destinados a ser comidas. De preferencia fresco y local.
Cercano a su Origen	Elige opciones "de regreso a lo básico", en lugar de alimentos procesados o con aditivos.
Sin Fanatismo Alimentario	Pide ayuda con las adicciones a la comida y los trastornos alimenticios.

No importa tu situación, recuerda estos tres fundamentos.

CINCO CLAVES DE LOS ALIMENTOS

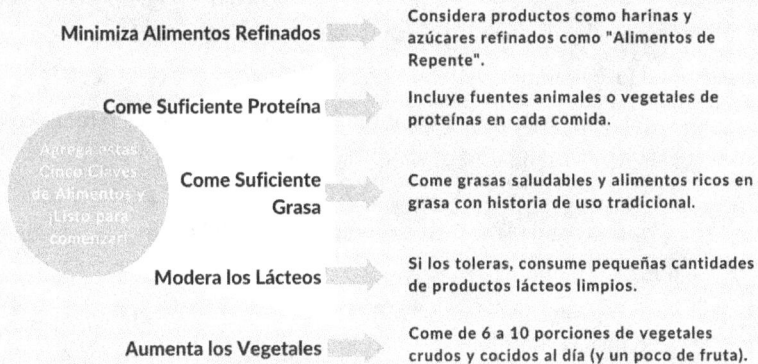

Minimiza Alimentos Refinados	Considera productos como harinas y azúcares refinados como "Alimentos de Repente".
Come Suficiente Proteína	Incluye fuentes animales o vegetales de proteínas en cada comida.
Come Suficiente Grasa	Come grasas saludables y alimentos ricos en grasa con historia de uso tradicional.
Modera los Lácteos	Si los toleras, consume pequeñas cantidades de productos lácteos limpios.
Aumenta los Vegetales	Come de 6 a 10 porciones de vegetales crudos y cocidos al día (y un poco de fruta).

Agrega estas Cinco Claves de Alimentos y ¡Listo para comenzar!

Genes Metabólicos

El gen **MC4R** juega un papel central en la saciedad y el control de la ingesta de alimentos. Influye en el hambre, el deseo de comer colaciones y el peso corporal. Aunque no nos centramos en la pérdida de peso aquí, entender cómo los alimentos interactúan con la genética de tu hijo o hija puede impactar la salud general y los síntomas del TDAH. El gen MC4R puede afectar las vías metabólicas de dopamina, la regulación del apetito y la impulsividad y puede aumentar el riesgo de TDAH, aunque el vínculo exacto aún se está estudiando. Los genes metabólicos como MC4R también interactúan con los genes del ritmo circadiano (tratados en el *Paso Tres – Sueño*), complicando aún más estas interacciones.

SNP - Genes Metabólicos

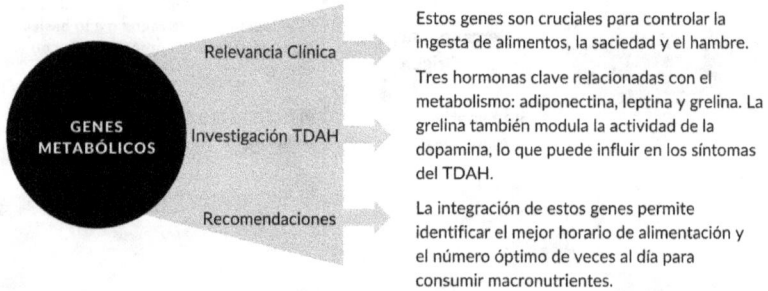

GENES METABÓLICOS

Relevancia Clínica

Estos genes son cruciales para controlar la ingesta de alimentos, la saciedad y el hambre.

Investigación TDAH

Tres hormonas clave relacionadas con el metabolismo: adiponectina, leptina y grelina. La grelina también modula la actividad de la dopamina, lo que puede influir en los síntomas del TDAH.

Recomendaciones

La integración de estos genes permite identificar el mejor horario de alimentación y el número óptimo de veces al día para consumir macronutrientes.

Otros genes metabólicos, como **ADIPOQ**, **ADRB2**, **PPARg** y **FTO**, impactan a tres hormonas—adiponectina, leptina y grelina—que regulan el apetito, el equilibrio energético y el metabolismo.

- La adiponectina tiene efectos antiinflamatorios e influye en la función cognitiva, el estado de ánimo y los síntomas del TDAH.

- La leptina regula la saciedad e impacta el procesamiento de recompensas y el control de impulsos, retos centrales en el TDAH.

- La grelina, la "hormona del hambre", estimula el apetito y puede contribuir a comer compulsivamente, al neurodesarrollo y la neuroprotección.

La integración de estos genes puede dar pistas sobre la ventana de alimentación de tu hijo o hija, es decir, los momentos del día para comenzar y terminar de comer y el número óptimo de veces al día para comer—alimentos en general—y específicamente carbohidratos con almidón. Aunque a todos los niños o niñas les va bien comer al menos tres veces al día, con un tercio de cada uno de sus nutrientes de proteínas, carbohidratos y grasas en cada comida, algunos pueden sentirse mejor comiendo una hora después de levantarse. Otros pueden sentir hambre y estar listos para comer de 90 a 120 minutos después de despertarse.

Debido a que los estómagos de los niños o niñas son más pequeños que los de los adultos, pueden necesitar una colación después de la escuela o después de la cena. Sin embargo, generalmente, si los niños o niñas están consumiendo suficiente de los tipos correctos de nutrientes en sus comidas principales, cuatro o cinco períodos diarios de recarga, dejando al menos dos horas entre cada comida o bocadillo, deberían ser suficientes.

Si tu hijo o hija dice constantemente que tiene hambre o esconde dulces en su habitación para picar, puede que necesite comer más o añadir proteínas o grasas a su ingesta alimenticia. En lugar de depender de estos combustibles que queman lentamente, su cuerpo está buscando azúcar de acción rápida o alimentos ultra procesados para obtener energía.

Si bien los carbohidratos son cruciales para alimentar a un niño o niña, obtener la cantidad adecuada ayuda mucho a equilibrar los niveles de azúcar en la sangre y ayudar a tu hijo o hija a lidiar mejor con situaciones desafiantes.

Mirando hacia el *Paso Seis – Inflamación*, donde discutimos los muchos factores contribuyentes a la inflamación, incluido lo que comemos, ten en cuenta que la adiponectina, la leptina y la grelina también juegan un papel en la inflamación.

SNP - Genes Macronutrientes

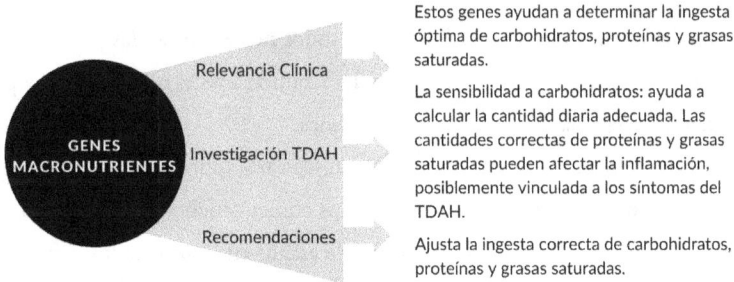

Relevancia Clínica

GENES
MACRONUTRIENTES

Investigación TDAH

Recomendaciones

Estos genes ayudan a determinar la ingesta óptima de carbohidratos, proteínas y grasas saturadas.

La sensibilidad a carbohidratos: ayuda a calcular la cantidad diaria adecuada. Las cantidades correctas de proteínas y grasas saturadas pueden afectar la inflamación, posiblemente vinculada a los síntomas del TDAH.

Ajusta la ingesta correcta de carbohidratos, proteínas y grasas saturadas.

Macronutrientes

La mayoría de nosotros somos conscientes de la importancia de los macronutrientes: carbohidratos, proteínas y grasas, especialmente al manejar el TDAH. Vamos a desglosar la genética detrás de ellos.

Carbohidratos

Primero, diferenciemos entre carbohidratos simples y complejos. Los carbohidratos simples incluyen azúcares y almidones en vegetales ricos en almidón como las papas y granos como el trigo y el arroz. Los carbohidratos complejos, como los que se encuentran en las frutas y verduras, tardan más en romperse y proporcionan fibra para apoyar la salud intestinal.

A todos nos encantan los carbohidratos: papas fritas, pan, pasta. Sin embargo, las variaciones genéticas en genes como **GIPR, TCF7L2** e **IRS1** pueden influir en la cantidad que tu hijo o hija puede tolerar. Estos SNPs proporcionan información sobre factores como la respuesta del cuerpo a la insulina frente a los carbohidratos, la estabilidad del azúcar en la sangre y la posibilidad de respuestas inflamatorias en el tracto gastrointestinal después del consumo de carbohidratos.

Yo Alicia recuerdo que, en algún momento, en las tienditas de las escuelas de México, se disminuyó el tamaño de las bolsas de papas fritas con la idea de reducir el consumo de estas por parte de los estudiantes, vendiendo solo bolsas más pequeñas. No solo fracasó este experimento (los estudiantes simplemente compraron varias bolsas pequeñas), sino que la parte más cara de una bolsa de papas es el envoltorio, por lo que la nueva práctica benefició enormemente a la industria alimenticia. Los estudiantes comieron más papas, el aumento de bolsas contribuyó a más basura y las compañías de papas fritas obtuvieron más ganancias.

¿Por qué les cuento esta historia? Porque a todos nos encantan las papas fritas. Más adelante, se les presentará nuestro concepto de "Comida a veces o de repente" y por qué quizás quieran agregar las papas fritas a esa categoría.

Si notas que la relación de tu hijo o hija con los carbohidratos simples parece problemática, por ejemplo, hiperactividad después de comer mucho azúcar o carbohidratos con almidón, una obsesión o adicción aparente a alimentos azucarados o ricos en carbohidratos, ten en cuenta que los carbohidratos simples se convierten rápidamente en azúcares simples, y podría ser que su ingesta de carbohidratos simples sea excesiva para él o ella.

Varios estudios sugieren que la alimentación, particularmente la ingesta de azúcar podría desempeñar un papel en el desarrollo o la exacerbación de los síntomas del TDAH. Una razón es que el azúcar desencadena una liberación de dopamina en el cerebro. La dopamina es parte del sistema de recompensa natural del cerebro, porque comer, especialmente alimentos con una liberación rápida de energía, se considera beneficioso para la supervivencia.

Debido a que el azúcar provoca una liberación rápida y sustanciosa de dopamina, puede generar antojos y un consumo excesivo a medida que el cuerpo se adapta a la respuesta de dopamina, como si se "apagaran" los receptores de dopamina, y necesita una mayor ingesta de azúcar para obtener una reacción similar. El comportamiento de búsqueda de azúcar casi se asegura, con posibles reacciones volátiles, cuando se le retira al principio.

Considera cómo reacciona tu hijo o hija después de comer una gran porción de carbohidratos simples. Si es particularmente sensible a los carbohidratos (heterocigoto u homocigoto para variantes en los genes de carbohidratos mencionados), es posible que sus niveles de azúcar en la sangre aumenten con rapidez y después bajen rápidamente. Cuando el azúcar en la sangre es alto, puedes notar algo de hiperactividad, mientras que cuando baja podrían aparecer rabietas, berrinches, o respuestas de frustración.

Estos genes ofrecen pistas sobre la ingesta de carbohidratos: todos necesitan una ingesta diaria de vegetales de bajo almidón (carbohidratos complejos), pero, dependiendo de la genética, los alimentos con almidón, como el arroz, los granos, las frutas, las legumbres y las papas, deberían consumirse en una, dos o las tres comidas al día. Además, es importante señalar que la cantidad de ese carbohidrato simple variará entre la mitad y dos tercios del tamaño físico de la proteína que se consume en ese alimento.

En Norteamérica, es común que los carbohidratos simples representen la mitad o más del contenido de una comida. Esto significa que, sin importar la composición genética de tu hijo o hija, es probable que nuestras recomendaciones sean menos pan, pasta, cereales y muffins, y más pepinos con mezcla de frutos secos, huevos revueltos con pimientos, mantequilla de nuez con apio y zanahorias con albóndigas de carne, en comparación de lo que están acostumbrados a comer.

Los carbohidratos complejos incluyen sustancias como celulosa, hemicelulosa y pectina. Están presentes en las células vegetales y se encuentran en frutas y verduras. Los carbohidratos complejos tardan más en romperse y algunos nunca se rompen. Sin embargo, proporcionan alimento para nuestra flora intestinal y juegan un papel en una microbiota intestinal saludable. También les dan mucho color natural a nuestros platos.

En términos simples, llamamos a estos carbohidratos complejos "fibra" y los consideramos materiales que pueden beneficiar nuestros intestinos. Los movimientos intestinales regulares son esenciales para todos, especialmente para tu hijo o hija con TDAH. Sin suficiente fibra, los movimientos intestinales pueden ser esporádicos, lo que solo promueve más toxicidad en el cuerpo (más sobre esto en el *Paso Cuatro — Detoxificación*).

Como ya se mencionó, recuerda modelar la ingesta de vegetales para tu hijo o hija. Esta es una razón principal—junto con desarrollar una buena comunicación y unión—por la que abogamos por las comidas familiares. Muestra a tu hijo o hija el hermoso y colorido plato que tienes frente a ti y luego haz que te vea masticando todas esas sabrosas verduras.

Un punto final aquí sobre comer verduras y un niño que no está interesado en ellas. Ten en cuenta que tu hijo o hija comerá cuando tenga hambre, y siguiendo la división de responsabilidades de Ellyn Satter, tu papel es:

- Elegir y preparar la comida, lo que sugerimos es que siempre incluya algún tipo de vegetales.

- Proveer comidas y colaciones regulares, lo que sugerimos es que consista en alimentos naturales.

- No dar comida ni bebidas a tu hijo o hija, excepto agua, entre comidas y colaciones.

Yo Alicia, recuerdo una conversación telefónica con una mamá. Ella me dijo que su hijo no había comido ninguna verdura en semanas. Simplemente le dije que comería algo cuando tuviera hambre, especialmente cuando no hubiera nada más para picar. Después de unos 15 minutos, escuché la voz del niño diciendo: "¿Me lo puedo terminar?" La mamá le dio pepino mientras conversábamos y él felizmente terminó la colación. Se sorprendió de que un cambio tan sencillo pudiera ser tan efectivo.

Otra sugerencia es evitar tener alimentos ultra procesados en casa. Así, tu hijo o hija será más probable que encuentre algo nutritivo para disfrutar. Haz que los alimentos que mejor apoyen la salud estén fácilmente disponibles (por ejemplo, si abren el refrigerador en una hora designada para colaciones, tendrán verduras lavadas y cortadas que sean fáciles de tomar y comer).

Cuando mis hijos eran pequeños, para mi, Alicia, la forma más fácil de darles verduras era antes de la comida. Ellos entraban a la cocina y me decían que tenían hambre. Como lo único que había en la mesa eran verduras, les decía que podían empezar con lo que estaba allí. Generalmente, una vez que nos sentábamos para la cena, ya habían terminado la ingesta de verduras para la comida.

También recuerda que, para tu presupuesto, la forma más económica de comer una comida o colación es comenzar con verduras de bajo almidón que casi todos, independientemente de su genética, pueden tolerar.

Proteína

La mayoría de nosotros sabemos que los alimentos ricos en proteínas incluyen fuentes vegetales como frijoles, nueces y semillas o fuentes animales como carne de res, cerdo, pollo, cordero, bisonte, pescado, huevos o productos lácteos. Sin embargo, el papel de los bloques constructivos de las proteínas, los aminoácidos, no siempre se entiende completamente. Los aminoácidos tienen muchas funciones en el cuerpo, pero en particular, juegan un papel en la producción de hormonas. La ingesta de proteínas, por lo tanto, es esencial para cualquiera, pero especialmente para alguien con TDAH.

Miramos el gen **FTO** para obtener pistas sobre la cantidad óptima de proteínas que necesitamos diariamente (por ejemplo, dependiendo de si uno es verde, amarillo o rojo en su codificación, de 0.6 a 1.2 g por kg de peso corporal).

El gen FTO también es conocido por regular el peso y la grasa corporal y está fuertemente asociado con la obesidad. Las investigaciones emergentes sugieren que este gen también podría estar vinculado al TDAH, principalmente a través de su influencia en las vías neuronales que regulan el procesamiento de recompensas, el apetito y la impulsividad.

Algunos estudios han encontrado que genotipos específicos del FTO están asociados con una menor disponibilidad de los receptores de dopamina D2 (más sobre este gen en el *Paso Cinco – Calma*), lo que a su vez, está relacionado con la función cognitiva y el procesamiento de recompensas. Esto sugiere que el FTO puede influir en comportamientos relacionados con la señalización de dopamina, como la impulsividad y la sensibilidad a las recompensas que son relevantes para condiciones como la obesidad y posiblemente el TDAH.

A continuación, señalaremos los aminoácidos encontrados en las proteínas como L-tirosina y triptófano. Estos sirven como bloques de construcción para neurotransmisores como la dopamina y la serotonina, que desempeñan roles cruciales en la atención y la regulación del estado de ánimo. El gen FTO ofrece una excelente visión sobre la cantidad diaria de proteína que tu hijo o hija debe consumir. Aquellos que son homocigotos para el SNP normal necesitan la menor cantidad de proteína, aproximadamente 0.6 a 0.8 g por kg de peso corporal al día. Aquellos que son homocigotos para el SNP variante necesitan la mayor cantidad de proteína al día, aproximadamente 1 a 1.2 g por kg de peso corporal al día. Aquellos que son heterocigotos requieren una cantidad intermedia, de 0.8 a 1 g por kg de peso corporal al día.

Hasta 5 gramos más de proteína pueden ser necesarios en cada una de las tres comidas durante los picos de crecimiento o cuando los niños o niñas están particularmente activos en deportes u otras actividades físicas intensas.

Si tu hijo o hija no está consumiendo suficiente proteína a lo largo del día para obtener los aminoácidos que su cuerpo necesita, los retos con la autorregulación o el enfoque pueden intensificarse.

Grasas

Nuestro sistema nervioso—y el 60% del cerebro—está compuesto por grasa. Así que prestar atención a la ingesta de grasas es esencial para una función cerebral óptima.

Empecemos revisando varios genes que brindan pistas sobre la cantidad de grasa saturada—típicamente sólida a temperatura ambiente como la mantequilla, el aceite de coco, la piel de pollo y los productos lácteos—que debemos consumir diariamente. Estos genes son **FABP2**, nuestro ya mencionado FTO y **APOA2.**

Si pensamos en APOA2 como un marcador de grasa saturada, no hay estudios contundentes sobre su relación con el TDAH. APOA2 es un indicador del metabolismo de los lípidos, y como se mencionó antes, los lípidos o grasas son esenciales para que el cerebro funcione correctamente. Sin embargo, existe evidencia de que las dietas altas en grasas saturadas están asociadas con déficits cognitivos y problemas de comportamiento, incluidos mayor inatención e hiperactividad, que son síntomas clave del TDAH.

Por un lado, necesitamos suficiente grasa saturada para proporcionar los materiales básicos para el funcionamiento óptimo del cerebro y las neuronas. Por otro lado, queremos asegurarnos de que la ingesta de grasa saturada no sea tan alta como para contribuir, a través de factores como el aumento de la inflamación a los problemas que buscamos resolver. En nuestras prácticas, hemos notado una disminución de la inflamación general cuando se optimiza la ingesta de grasa saturada en función de la genética.

¿Tu hijo o hija consume la cantidad ideal de grasa saturada? ¿Podrían nuestros genes darnos pistas sobre cómo optimizar la ingesta diaria de grasa saturada? La respuesta es sí.

Las pistas que el gen APOA2 proporciona sobre cuánta grasa saturada diaria debe consumir alguien son muy útiles. Usamos principalmente el gen APOA2 para determinar la cantidad diaria de grasa saturada con un rango de ingesta diaria entre 22 g y 40 g, dependiendo del genotipo, como norma. Para aquellos homocigotos para la variante, 22 g diarios sería una cantidad útil de grasa saturada para ingerir; para aquellos heterocigotos (un alelo normal y uno variante), 28 g diarios sería una buena cantidad; y para aquellos homocigotos para el SNP normal, 30-40 g diarios sería más apropiado.

Recuerda que necesitarás dividir la ingesta diaria de grasa saturada de tu hijo o hija entre sus tres comidas (o tres comidas y una o dos colaciones); no los hagas intentar comer esa cantidad de una sola vez.

Un punto final sobre la grasa saturada, y para muchos es una buena noticia, es que el chocolate oscuro contiene grasa saturada. Si eres tolerante al azúcar, puedes consumir un poco de azúcar sin que eso desencadene un atracón o tendencias adictivas y puedes manejar un poco de cafeína, si no lograste tu ingesta diaria de grasa saturada, un cuadrito de chocolate oscuro puede completar el déficit. Yo, Alicia, me como un cuadrito de chocolate oscuro después del almuerzo y la comida. Cuando crecí, parecía que no se terminaba una comida sin postre, así que un cuadrito de chocolate oscuro ha tomado ese rol. Una vez que lo como no siento la necesidad de comer nada más hasta la siguiente comida. ¡Si eso te parece que podría funcionar para ti, pruébalo!

Junto con la ingesta de grasa saturada, también debemos considerar la ingesta de grasas insaturadas que se encuentran en las aceitunas, el aguacate, el aceite de oliva y el aceite de aguacate, así como los ácidos grasos omega-3 y omega-6 por ejemplo, que desempeñan un papel crucial en la salud cerebral y la función cognitiva. Los estudios han mostrado que las deficiencias de estos ácidos grasos esenciales—lo que significa que nuestra dieta debe suministrarlos ya que nuestro cuerpo no puede sintetizarlos—pueden contribuir al desarrollo o la exacerbación de los síntomas del TDAH. Los ácidos grasos omega-3, que se encuentran en altas concentraciones en el cerebro, son esenciales para mantener la función neuronal y reducir la inflamación. Varios estudios sugieren que la suplementación con omega-3 puede mejorar la atención, reducir la hiperactividad y apoyar la función cognitiva en personas con TDAH. Por el contrario, las dietas deficientes en estas grasas saludables pueden llevar a empeorar los síntomas de TDAH.

Micronutrientes

Este libro no cubrirá los micronutrientes en profundidad, pero es importante señalar que a menudo actúan como cofactores junto con los aminoácidos en las proteínas, ayudando a que estas funcionen de manera óptima.

Aunque los micronutrientes (vitaminas y minerales necesarios en pequeñas cantidades) son cruciales para la salud en general, normalmente no recomendamos comenzar con un multivitamínico. La mayoría de los multivitamínicos de alta calidad—principalmente debido a que contienen vitamina B2, B6, B12 y folato—apoyan un proceso celular llamado metilación, lo que puede generar inflamación, especialmente si la detoxificación no está funcionando de manera óptima. Para muchos niños o niñas, reducir la inflamación es vital para aliviar algunos de los síntomas del TDAH.

Por eso, sugerimos reducir la inflamación y mejorar las vías de detoxificación (más sobre esto en el *Paso Cuatro – Detoxificación*) antes de introducir un multivitamínico de alta calidad donde las vitaminas y minerales están en formas que se absorben mejor en el cuerpo (por ejemplo, quelados).

A continuación, algunos micronutrientes clave que deben considerarse.

El Zinc es esencial para el funcionamiento cerebral, y las deficiencias están vinculadas a un aumento de los síntomas del TDAH. El Dr. Greenblatt ha destacado la importancia del zinc, señalando que las tuberías de cobre en las casas suelen resultar en un desequilibrio zinc-cobre, lo que interrumpe el equilibrio de los neurotransmisores. Añadir zinc a la dieta o a través de un suplemento altamente absorbible (por ejemplo glicinato de zinc) puede ayudar a reducir los síntomas del TDAH.

El Dr. Greenblatt compartió una historia sobre un huerto de naranjas donde los árboles comenzaron a producir fruta después de que usaron clavos que contenían zinc para colocar carteles de "Se Vende", lo que ilustra el impacto del zinc en el crecimiento y la productividad y podría haber significado que el huerto ya no necesitaba ser vendido.

El Magnesio, el "mineral de la relajación", es un micronutriente que a menudo recomendamos para los niños o niñas con TDAH. Al elegir la mejor forma de magnesio para tu hijo o hija, es importante considerar los beneficios específicos que espera lograr. Cada forma de magnesio ofrece ventajas únicas, por lo que comprender estas opciones puede ayudarte a tomar una decisión informada.

- **Funcionamiento Cognitivo:** El Treonato de Magnesio es una forma particularmente efectiva de suplemento de magnesio para el TDAH. Su habilidad única para cruzar la barrera hematoencefálica aumenta los niveles de magnesio en el cerebro, lo cual es crucial para funciones cognitivas como la atención, la memoria y el aprendizaje—áreas que a menudo se ven afectadas en individuos con TDAH.

- **Digestión/Estreñimiento:** El Citrato de Magnesio es otra forma con alta biodisponibilidad, lo que significa que es bien absorbido por el cuerpo. Se usa comúnmente para apoyar la función muscular y nerviosa así como para aliviar el estreñimiento. Si bien su papel en la salud del sistema nervioso puede ofrecer algunos beneficios para el TDAH, sus aplicaciones principales están relacionadas con el apoyo digestivo y la función muscular.

- **Calmante/Estado de Ánimo:** El Glicinato de Magnesio es conocido por sus efectos calmantes y se recomienda con frecuencia para apoyar el estado de ánimo y la relajación. Si bien puede reducir la ansiedad y mejorar la calidad del sueño, lo cual puede ser beneficioso para individuos con TDAH, no se enfoca específicamente en las funciones cognitivas tan eficazmente como el treonato de magnesio.

Mientras que el zinc y el magnesio son buenos ejemplos, también recomendamos asegurar una ingesta adecuada de otros micronutrientes esenciales, como las vitaminas B6, B12, D y el folato. La vitamina D apoya el estado de ánimo y el funcionamiento cognitivo, mientras que la B6 es crucial para la producción de neurotransmisores.

La Metilación es un proceso bioquímico en el que se agrega un grupo metilo (un átomo de carbono y tres átomos de hidrógeno) a las moléculas. Juega un papel crítico en la reparación del ADN, la detoxificación y la producción de neurotransmisores, algo positivo. Sin embargo, si la inflamación no se resuelve; introducir apoyo para la metilación demasiado temprano puede sobreestimular las células, lo que podría empeorar los síntomas en lugar de restaurar el equilibrio, y eso no es bueno.

Si bien nutrientes como el zinc, el magnesio y la vitamina D influyen en la metilación de manera indirecta, no donan un grupo metilo. Estos nutrientes tienen un riesgo mínimo de sobrecargar la metilación y ofrecen beneficios adicionales, por lo que generalmente son seguros para comenzar en cualquier momento.

En cambio, algunas vitaminas B (B2, B6, B12) y el folato afectan directamente las vías de metilación, por lo que es importante abordar y reducir la inflamación antes de introducir estos suplementos.

Por último, los probióticos, bacterias beneficiosas para la salud intestinal, también son una consideración importante. La investigación sugiere que un microbioma intestinal saludable puede afectar positivamente la función cerebral y el comportamiento.

Comienza incorporando alimentos fermentados ricos en probióticos, como la col agria, pepinillos, kimchi y yogur de calidad con bajo contenido de azúcar en la dieta de tu familia. Al elegir un probiótico, si es necesario, asegúrate que sea de cepas humanas y que haya sido ampliamente investigado y probado y contenga la cantidad necesaria para que tu hijo o hija vea un impacto en su salud. La línea HMF de Genestra sigue esos criterios y contiene cepas específicas para apoyar la función cognitiva y abordar problemas de intestino-cerebro.

Nutrición Personalizada según la Genética

Imagina alimentar un automóvil de carreras con gasolina regular, puede funcionar, pero no a su mejor nivel. De manera similar, el cerebro de tu hijo o hija necesita el equilibrio adecuado de macronutrientes para funcionar de manera óptima. La nutrición personalizada, o el tipo metabólico, es una ciencia fascinante que hemos utilizado en nuestras prácticas durante décadas.

En conclusión, cada cuerpo es diferente y, por lo tanto, requieren diferentes cantidades de proteínas, grasas y carbohidratos, debido a las variaciones genéticas. Por ejemplo, las variaciones en el gen FTO afectan cómo el cuerpo procesa las grasas y los azúcares y, como se mencionó, este gen también da pistas sobre las necesidades de proteínas. Estas variaciones genéticas pueden influir en cómo un individuo responde a su alimentación afectando el comportamiento y los resultados de salud. Comprender estas diferencias es crucial para adaptar los enfoques nutrimentales a las necesidades únicas de tu hijo o hija.

Los macronutrientes—proteínas, grasas y carbohidratos—desempeñan un papel único en el apoyo de la función cerebral y la salud en general. La proteína ayuda a producir neurotransmisores como la dopamina y la serotonina, esenciales para la regulación del estado de ánimo y la concentración.

Las fuentes saludables incluyen carnes, pescado, aves, frijoles y tofu. Los carbohidratos proporcionan energía, pero los carbohidratos complejos (cereales integrales, verduras, frutas) ofrecen un suministro constante sin los bajones causados por los azúcares simples y los almidones.

Las grasas, especialmente los omega-3 encontrados en el salmón, las nueces y las semillas de linaza, son vitales para la salud cerebral.

Observa las señales para determinar si tu hijo o hija están recibiendo demasiado o no suficiente de un macronutriente. El hambre constante o los bajones de energía podrían indicar demasiados carbohidratos, mientras que la fatiga frecuente podría señalar que tu hijo o hija necesita más proteína o grasa.

El objetivo es encontrar la mezcla de combustible adecuada para la composición genética de tu hijo o hija. Experimenta con prueba y error hasta encontrar la proporción correcta o accede a nuestra Evaluación de Necesidades Dietéticas para Niños o Niñas, "¿Qué Vegetal Eres Tú?". Esta herramienta, que se encuentra en nuestro *Libro de Actividades para Niños o Niñas* (descargable de forma gratuita aquí: https://www.elevativit

alidad.com/Libro_Ninos_y_Bitacora), ayuda a determinar si tu hijo o hija es un tipo de cuerpo Proteína (Chicharín), Carbohidrato (Señorita Zanahoria), o Mixto (Buddy). Una vez que hayas identificado el tipo de cuerpo de tu hijo o hija, el libro de actividades ofrece recomendaciones alimenticias y de estilo de vida personalizadas.

ASISTENCIA AL VIAJERO

Pasos **Fáciles para Comenzar con un Plan Alimenticio.** Si decides no realizar pruebas genéticas en este momento, comienza con lo que hemos hecho con los clientes durante décadas.

Comienza con los Principios de In BALANCE

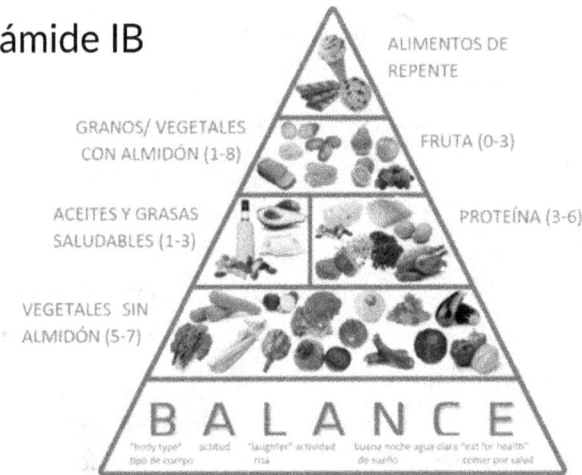

Pirámide IB

ALIMENTOS DE REPENTE

GRANOS/ VEGETALES CON ALMIDÓN (1-8)

FRUTA (0-3)

ACEITES Y GRASAS SALUDABLES (1-3)

PROTEÍNA (3-6)

VEGETALES SIN ALMIDÓN (5-7)

BALANCE

"body type" tipo de cuerpo   actitud   "laughter" actividad risa   buena noche agua clara "eat for health" de sueño   comer por salud

La pirámide de In BALANCE (IB) fue creada para simplificar la planificación nutrimental y de estilo de vida. En su base, encontrarás el acróstico BALANCE: B para Tipo de Cuerpo (del inglés *'Body Type'*), A para Actitud, L para Risa y Juego (del inglés *'Laughter and Play'*), A para Actividad, N para un Buena Noche de Sueño, C para Agua Clara y Limpia, y E para Comer para la Salud (del inglés *'Eat for Health'*). Esa base proporciona los elementos esenciales para el bienestar general.

Planes de Alimentación

La dieta mediterránea se recomienda a menudo por sus beneficios para la salud cerebral. Rica en frutas, verduras, cereales integrales y grasas saludables, esta dieta apoya la salud cerebral y puede ayudar a reducir los síntomas del TDAH. Comer una dieta baja en alimentos procesados y alta en opciones densas en nutrientes es ideal. Los períodos de alimentación, con horarios establecidos para las comidas y las colaciones, también pueden ayudar a regular el azúcar en sangre y reducir la impulsividad, lo que es otra estrategia útil para el TDAH.

Dietas de Eliminación

Las dietas de eliminación también pueden ser efectivas. Puedes observar si los síntomas mejoran al eliminar posibles alérgenos como los colorantes artificiales, conservadores y ciertos grupos de alimentos. Hasta el 30% de los niños o niñas con TDAH pueden beneficiarse de las dietas de eliminación, especialmente eliminando colorantes, gluten o lácteos. El éxito de estas dietas depende a menudo de los genes de detoxificación de tu hijo o hija, los cuales afectan la eficiencia con la que su cuerpo procesa y elimina sustancias.

Planificación de Comidas

Planificar comidas amigables y sabrosas para el TDAH puede parecer abrumador, pero no necesitas complicarlo demasiado. Comienza con un plan semanal que incluya una variedad de alimentos frescos: frutas, verduras, proteínas magras y cereales integrales. Preparar las comidas, por ejemplo, cocinando en grandes cantidades o picando verduras antes de tiempo y delegar tareas a todos los miembros de la familia, puede ser una gran ayuda para las familias ocupadas. Prepara los ingredientes antes de tiempo para hacer las comidas más rápidas y fáciles. Recuerda que los diferentes miembros de la familia pueden necesitar porciones específicas según sus necesidades individuales de macronutrientes.

Alimentos "A Veces o de Repente"

A veces, los alimentos pueden ser menos nutritivos o más costosos, pero aportan alegría y celebración. Dependiendo de la genética de tu hijo o hija, su tolerancia a estos alimentos puede variar. Por ejemplo, los niños o niñas predispuestos a una mayor inflamación pueden necesitar limitar más estrictamente el azúcar y los granos refinados. En su lugar, sus "Alimentos a Veces o de Repente" pueden ser una fruta fuera de temporada o una proteína divertida (más cara, por lo tanto, el "a veces"), como una chuleta de cordero o un filete de res.

Suplementos

Los suplementos pueden ayudar a llenar las deficiencias nutrimentales, pero siempre deben complementar una dieta saludable. Mientras que cubriremos suplementos específicos en los *Pasos Clave*, considera opciones de alta calidad y basadas en alimentos enteros como gomitas a base de plantas o polvo de moringa para este *Paso*. Los suplementos pueden apoyar la salud general, especialmente cuando ciertos nutrientes son difíciles de obtener sólo a través de los alimentos.

PARADA DE DESCANSO

Es momento de que los padres tomen un descanso y procesen la información. Dedica 10 minutos de calma para descansar con las siguientes preguntas:

1. **Tu Relación con la Comida:** Como los padres generalmente son los principales encargados de hacer las compras y preparar las comidas en el hogar, ¿Cómo ha impactado tu relación con la comida en los tipos y variedades de alimentos disponibles en tu casa? ¿Puedes ver cómo examinar algunas de las razones de ciertas elecciones, por ejemplo, la cantidad de alimentos ultra procesados, o los productos frescos que no están disponibles, podría ser vital para avanzar en el proceso?

2. **Avanzando hacia el Bienestar:** ¿Considerarías cambiar algunas de tus compras actuales que ya no te funcionan como deberían para ti o a tu hijo o hija, por opciones que apoyen mejor el bienestar general del hogar?

A continuación, detente por 10 minutos de tranquilidad, sentado o caminando lentamente. Mantén tu mente lo más clara y abierta posible, solo escucha. Anota o dile a Siri que "haga una nota" de cualquier respuesta que surja. Debido a que has dedicado tiempo a reflexionar con calma, es probable que estas respuestas provengan de un nivel más profundo y no solo de un pensamiento impulsivo. Estos indicios pueden revelar posibles formas de pensar problemáticas y ofrecer una excelente dirección sobre cómo avanzar con las recomendaciones de este *Paso* que podrían ser más fáciles de poner en práctica o que mejor se ajusten a tu familia.

OBRAS VIALES

Registro de Alimento/Estado de Ánimo

Materiales:

- Un cuaderno o dispositivo digital

- Lápiz o pluma

Instrucciones:

1. **Divide tu Página:** Crea secciones para las diferentes comidas y colaciones a lo largo del día.

2. **Registra tus Comidas:** Escribe lo que tu hijo o hija come en cada comida o colación.

3. **Observa el Estado de Ánimo:** Observa y anota cualquier cambio en el com-

portamiento o estado de ánimo de tu hijo o hija antes y después de comer.

4. **Identifica Patrones:** Al final de cada semana, revisa el registro para identificar patrones o correlaciones entre la comida y el estado de ánimo.

Cuando hagas el registro de Alimento/Estado de Ánimo con tu hijo o hija, podrás notar los cambios que ocurren al incorporar nuevos alimentos, ajustar la ventana de alimentación y optimizar su ingesta de macronutrientes. Tengan conversaciones sobre los cambios realizados y los resultados experimentados para que puedan aprender a escuchar a su cuerpo.

Cambios potenciales para observar:

- ¿Está tu hijo o hija hinchado o inflamado?

- ¿Tiene más o menos energía física?

- ¿Está más o menos alerta mentalmente?

- ¿Cuál es su estado de ánimo después de una comida o ingesta específica de alimentos?

Esta simple actividad te ayudará a entender cómo los diferentes alimentos afectan el comportamiento y el estado de ánimo de tu hijo o hija, facilitando la personalización de su dieta según sus necesidades.

Como nota final sobre esta actividad, ¿por qué no completar un registro de Alimento y Estado de Ánimo para ti también? No solo estarás modelando el uso de una herramienta útil para tu hijo o hija, sino que también podrías descubrir algunos vínculos muy interesantes para ti mismo.

SOUVENIR

Para los souvenirs de este *Paso*, queremos que asegures que tu hijo o hija esté bebiendo suficiente agua y que se te ocurran excelentes ideas para la lonchera de la escuela.

No existe un "gen de ingesta de agua", pero la hidratación es clave para todos. Así que te invitamos a ti y a tu hijo o hija a llevar un registro de esto y notar cualquier cambio en el comportamiento durante el día al mantenerse hidratados.

Constantemente nos preguntan sobre la planificación de menús. Yo Alicia, soy el tipo de persona que entra a la cocina, abre el refrigerador y mezcla cosas al azar cuando cocino. Brenda, por otro lado, prefiere un enfoque en la cocina más estructurado con planificación de comidas y recetas.

Por eso, creamos *"Lunches Rápidos y Sabrosos"* y los incluimos en el Libro de Actividades para niños y niñas. Con esta información gráfica y fácil, de la cual encontrarás los aspectos más destacados aquí, tu hijo o hija entenderá la proporción de macronutrientes que su cuerpo necesita, según la encuesta *¿Qué Vegetal Eres Tú?* y cómo combinarlos dependiendo de su tipo de cuerpo.

BUDDY (CALABACÍN)
Tipo de Cuerpo Mixto

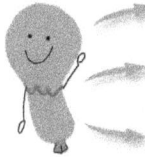

Puede tener más variedad para elegir alimentos, puede combinar las opciones de combustibles de los carbohidratos (Señorita Zanahoria) y proteínas (Chicharin).

Debe consumir porciones iguales de proteínas/grasas y de granos/vegetales. Eso significa una mezcla de combustible de 40-50% en alimentos ricos en proteínas y grasas, y 50-60% vegetales, almidones sanos y frutas.

Para sentirse con más energía y mantener un peso ideal, es posible que sea necesario ajustar ya sea el porcentaje de alimentos ricos en carbohidratos o las porciones de grasa.

2 porciones de proteína
1-2 porciones de carbohidratos
3-4 porciones de vegetales
1/2 - 1 porción de grasa
1-2 porciones de fruta

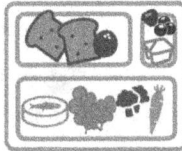

CHICHARÍN
Tipo de Cuerpo Proteína

Necesita alimentarse regularmente de proteínas que se encuentran en carnes rojas y pescados grasos como el salmón

Tiene que limitar el consumo de granos enteros y de vegetales con almidón como las papas.

Consume muchos alimentos de la categoría de vegetales sin almidón como espinacas, pimientos y espárragos.

Limita el consumo de frutas a un máximo de 1 pieza al día, eligiendo opciones bajas en azúcar como manzanas, moras y toronjas.

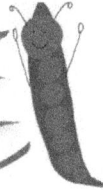

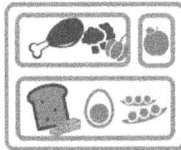

2 porciones de proteína
1 porción de carbohidratos
3 porciones de vegetales
1-2 porciones de grasa
1 porción de fruta

SEÑORITA ZANAHORIA
Tipo de Cuerpo Carbohidrato

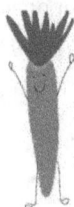

Se enfoca en consumir proteínas con opciones ligeras como carnes blancas, legumbres, nueces y semillas.

Come porciones moderadas de pan integral de grano entero germinado, arroz y otros granos integrales, y vegetales con almidón.

Puede consumir 2-3 porciones de fruta al día; ¡elige frutas enteras y no jugos!

2 porciones de proteína
2 porciones de carbohidratos
4 porciones de vegetales
1/2 porción de grasa
1-2 porciones de fruta

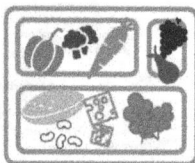

Trabajar juntos para preparar las comidas (especialmente la lonchera) es una excelente manera de involucrar a tu hijo o hija en la preparación de alimentos, y podrás pasar un gran momento interactuando con ellos en el mejor lugar de la casa, la cocina.

Y si tu hijo o hija con TDAH es un preadolescente o adolescente, entonces, en su lugar, haz la siguiente actividad con ellos.

Scrabble de Alimentos

Este simple juego puede ayudar a los miembros de la familia a pensar en nuevos alimentos para probar en los grupos alimenticios de la pirámide EN BALANCE.

Materiales:

- Plumas o lápices

- Papel

- Un dado

- Fichas del juego 'Scrabble' o todas las letras del alfabeto, impresas individualmente en tarjetas o trozos de papel del mismo tamaño

- Una pizarra o un trozo grande de papel pegado a una pared, puerta o ventana

Instrucciones:

- En una pizarra o trozo grande de papel, escribe: 1=Verduras Sin Almidón; 2=Proteínas; 3=Grasas y Aceites Saludables; 4=Frutas; 5=Cereales y Verduras con Almidón; 6=Alimentos de Repente.

- Tomen turnos para tirar el dado y elegir una letra al azar.

- Los participantes luego tendrán 30 segundos para escribir tantos nombres como sea posible de alimentos que comiencen con la letra que eligieron, según la categoría correspondiente al número de su tirada de dados.

- Quien escriba más palabras en cada ronda, gana un punto.

- Continúa jugando hasta llegar a un número determinado de puntos (5 o 10).

Consejos:

- Puede ser necesario ajustar el límite de tiempo dependiendo de las edades y niveles de habilidad para escribir de los participantes (por ejemplo, permitir a los miembros más jóvenes de la familia de 30 a 60 segundos más por turno).

- Para un grupo más grande, separa a los participantes en dos equipos y haz que los miembros de cada uno se encarguen de buscar las respuestas juntos.

- Omitir letras como X y Q o permitir que se utilicen en el nombre de un artículo en lugar de tener que empezar con una letra.

Ahora, exploremos cómo el movimiento y el ejercicio juegan un papel en el manejo de los síntomas del TDAH.

PASO CLAVE DOS — MOVIMIENTO

"El ejercicio activa el sistema de atención, las funciones ejecutivas: secuencias, memoria de trabajo, priorización, inhibición y sostenimiento de la atención. En términos prácticos, hace que los niños o niñas sean menos impulsivos lo que los prepara mejor para aprender."

- Dr. John Ratey, autor de 'Spark: The Revolutionary New Science of Exercise and the Brain'

RESUMEN – Versión Corta

Es una tarde lluviosa de sábado y estás en un gimnasio observando a tu hijo o hija correr por el área de juegos. Se balancea en el aparato de escalar, persigue a sus amigos y de repente se detiene para examinar un juego de bloques abandonado. Sentado en el banco, te preguntas cómo se puede canalizar toda esta energía para ayudar a manejar los síntomas del TDAH. Al menos, parte de la respuesta radica en comprender cómo la actividad física puede apoyar de manera natural los comportamientos desafiantes del TDAH.

El Rol del Movimiento en el Manejo del TDAH

Comenzaremos con algo de ciencia sobre cómo la actividad física mejora el desarrollo cerebral y el funcionamiento neuroconductual, centrándonos en tres genes clave. La actividad física ayuda a regular las sustancias químicas en el cerebro como la dopamina y la norepinefrina, que son esenciales para la concentración y el autocontrol.

Movimiento Alegre

Entender los beneficios de la actividad física para el TDAH es una cosa, pero también es crucial que tu hijo o hija encuentre un movimiento que disfrute. Piensa en lo que les gusta... comenzaremos desde allí.

Formas Simples de Incorporar el Movimiento en Tu Familia

Saber por qué el movimiento es esencial y qué disfruta tu hijo o hija es excelente, pero poner ese plan en acción puede ser desafiante. Aquí seremos creativos con formas de incorporar más movimiento en tu horario diario.

Suplementos que Apoyan un Movimiento Saludable

También analizaremos suplementos que podrían apoyar los hábitos de ejercicio de tu hijo o hija, dependiendo de su genética.

Como dice Nike, "Hazlo"

Para hacer que el movimiento sea más atractivo, proporcionaremos instrucciones para crear una tabla de movimiento para que tu hijo o hija registre sus actividades.

CENTRO DE INFORMACIÓN

La Actividad Física como Terapia Natural para el TDAH

Hay evidencia convincente de que el ejercicio físico mejora el desarrollo cerebral y el funcionamiento neuroconductual en áreas de posible deterioro en niños o niñas con TDAH. Esa es una de las razones por las cuales una madre que conocemos, cuyo hijo tiene TDAH, se asegura que él realice mucha actividad física durante el día para ayudarlo a calmarse por la noche. ¿La solución de su familia? Su hijo juega muchas horas de fútbol todos los días de la semana.

Ahora, ¿cuál es el vínculo entre los diferentes tipos de ejercicio, desde el sprint hasta los de resistencia, y su relación con el TDAH? ¿Y cómo nuestros genes pueden determinar qué tipo de ejercicio es mejor para nosotros en términos de los tipos de fibras que tenemos en nuestros músculos?

Tres genes pueden darnos pistas sobre qué tipo de ejercicio es mejor para tu hijo o hija. Son **ACTN3**, **ADRB2** y **ACE**. Las combinaciones de estos genes ofrecen información sobre sí tenemos muchas fibras de contracción rápida para el sprint o una abundancia de fibras de contracción lenta que son eficaces para ejercicios prolongados, diseñados para ejercicios de resistencia.

Esos genes también nos ayudan a determinar si nos sentimos mejor con entrenamientos cardiovasculares más largos, a un ritmo moderado o más lento, o con un entrenamiento de alta intensidad e intervalos (HIIT por sus siglas en inglés "*High-Intensity Interval*

Training"), en el que el ritmo varía entre actividad rápida y actividad de recuperación más lenta.

Algunos de los beneficios del ejercicio de resistencia como correr, nadar, andar en bicicleta o caminar, son que aumentan los niveles de dopamina y norepinefrina. La actividad aeróbica (con oxígeno) regular puede ayudar al aumentar estos neurotransmisores en el cerebro, mejorando la atención, la concentración y el estado de ánimo. Los ejercicios de resistencia también pueden reducir el estrés y la ansiedad (más sobre esto en el *Paso Cinco – Calma*).

El entrenamiento de alta intensidad en deportes como el baloncesto, el fútbol y el hockey, por ejemplo, donde un jugador usa incrementos rápidos de velocidad, también puede generar un aumento rápido de los niveles de dopamina y norepinefrina que, como se mencionó antes, pueden mejorar el estado de ánimo y la motivación.

Así que, aunque ambos tipos de actividad pueden aumentar la producción de dopamina y norepinefrina, comparar el sprint con la resistencia ha encontrado que el sprint proporciona beneficios inmediatos y a corto plazo para la concentración y los niveles de energía, mientras que el ejercicio de resistencia resulta en beneficios a largo plazo.

SNP - Genes Movimiento

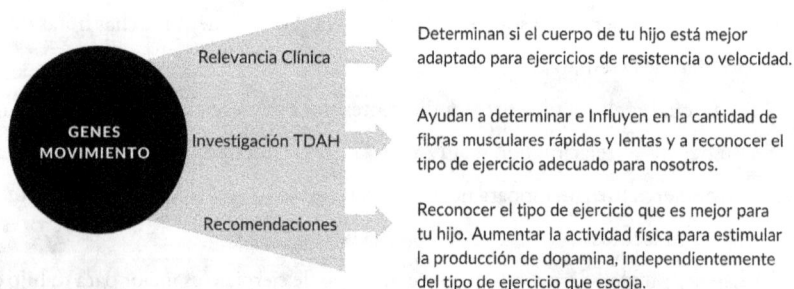

	Relevancia Clínica	Determinan si el cuerpo de tu hijo está mejor adaptado para ejercicios de resistencia o velocidad.
GENES MOVIMIENTO	Investigación TDAH	Ayudan a determinar e Influyen en la cantidad de fibras musculares rápidas y lentas y a reconocer el tipo de ejercicio adecuado para nosotros.
	Recomendaciones	Reconocer el tipo de ejercicio que es mejor para tu hijo. Aumentar la actividad física para estimular la producción de dopamina, independientemente del tipo de ejercicio que escoja.

Encontrando Alegría en el Movimiento

Además del aspecto de los neurotransmisores, diferentes tipos de ejercicio pueden ofrecer una amplia variedad de beneficios para un niño con TDAH. Sin embargo, es fundamental encontrar actividades que resuenen con los intereses y las predisposiciones genéticas de tu hijo o hija.

Yo, Alicia, crecí en una familia altamente académica donde el ejercicio no era el enfoque. No fue hasta recientemente que encontré el amor por caminar. El día que no lo hago, realmente lo extraño. Te animamos a encontrar ese tipo de ejercicio, incluso si eso significa un poco de prueba y error, donde tu hijo o hija lo disfrute tanto que lo extrañará y querrá más.

Si tu hijo o hija está dispuesto a probar y practicar deportes en equipo, por ejemplo, proporcionan una excelente oportunidad para que los niños o niñas con TDAH desarrollen habilidades sociales, aprendan a trabajar en equipo y liberen el exceso de energía. Deportes como el fútbol americano, el lacrosse o el voleibol pueden ser excelentes opciones.

Las artes marciales como el karate o el taekwondo, también son muy beneficiosas. Requieren concentración, disciplina y coordinación, lo que puede ayudar a mejorar la atención y el control de los impulsos. Además, actividades no grupales como la natación, el atletismo, la esgrima y la danza pueden ser más adecuadas para algunos niños o niñas. Ofrecen una manera estructurada y agradable de mantenerse activos sin la presión de la competencia en equipo.

Cualquiera que sea el tipo de ejercicio que tu hijo o hija con TDAH escoja y haga, puedes estar seguro de que le ayudará a estar más tranquilo y feliz. Así que, el mejor plan es hacer que descubran un movimiento que les brinde alegría.

Para eso, querrás:

Exponerlo a una variedad de actividades a una edad razonablemente temprana. En las salidas familiares, intenta hacer senderismo, nadar, andar en bicicleta o escalar diferentes tipos de aparatos. Tal vez podrías hacer lo que hicimos en mi familia (Brenda), permitiendo que prueben una actividad diferente de vez en cuando.

A lo largo de los años, cubrimos el espectro desde el fútbol hasta el rugby pasando por el baloncesto, el esquí, el béisbol, el waterpolo, el ballet, el voleibol, el snowboard, el hockey, el fútbol, la natación, el buceo, el breakdancing, el skateboarding. A veces, la actividad no era particularmente agradable, por ejemplo, el béisbol, el ballet, y nuestro hijo o hija solo la practicó una vez. Algunas actividades se convirtieron en ejercicios favoritos y continuaron hasta la edad adulta, por ejemplo, el fútbol, el snowboard, el ciclismo de montaña, y el voleibol.

Reconoce la afinidad emocional y física única de tu hijo o hija para una actividad. Hemos hablado sobre las fibras musculares como una pista. Si bien otros genes pueden influir en el dolor muscular o la susceptibilidad a lesiones, afectando qué actividades le convienen más a tu hijo o hija (y, por cierto, la frecuencia con la que debes reemplazar sus zapatos deportivos y la cantidad de cinta kinesiológica que compras), aquí nos centramos en las preferencias emocionales por diferentes tipos de actividades.

Algunos niños o niñas con TDAH disfrutan jugar y hacer actividades con otros. Pueden hacerlo bastante bien con la interacción social una vez que coman, se muevan, duerman y complementen para minimizar los desajustes situacionales. Les gustan los deportes en equipo y la camaradería que puede ocurrir en ese ambiente

Otros niños o niñas prefieren hacer actividades que involucren menos interacción con otros. Encuentran que nadar largas distancias es agradable y calmante. Correr solos o correr con un compañero con quien no necesitan hablar, les va mejor. Tómate el tiempo para observar y dialogar con tu hijo o hija sobre los diferentes tipos de actividades en las que están involucrados.

Pregunta cómo se siente una actividad en su "cerebro" o parte analítica de sí mismos. Después, pregunta cómo se siente la actividad en su "corazón" o parte emocional. Pueden sentirse nerviosos al principio y un poco asustados, desde el punto de vista cerebral, para probar o mantenerse con una actividad, pero cuando revisan su corazón, se dan cuenta de que una parte de ellos quiere probarla, al menos un poco más.

Maneras Simples de Incorporar Movimiento

Incorporar más actividad física en la rutina diaria de tu hijo o hija no tiene que ser una tarea titánica. Si el tomar la decisión de inscribirlo en un deporte de temporada te parece abrumador, comienza con cambios pequeños y manejables, como sesiones en el gimnasio por horas, que se adapten al horario de tu familia.

La clave es encontrar actividades que todos disfruten, lo que facilitará el mantenimiento de una rutina. Por ejemplo, podrías dar un paseo rápido después de la comida, convertir los mandados del fin de semana en un paseo en bicicleta en familia o jugar un juego rápido de "las traes" en el jardín.

Yo Alicia, recuerdo cuando mis hijos eran más pequeños y salíamos a caminar después de la cena; ese tiempo incluía muchas pláticas. Un día, cuando caminábamos alrededor de una manzana larga, les dije a mis dos hijas que era hora de regresar a casa. La más pequeña dijo: "¡Pero yo no he hablado aún!" Su hermana mayor había sido la principal que platicaba conmigo. Así que, felizmente dimos una vuelta completa a la manzana para darle a la más pequeña la oportunidad de compartir lo que tenía también en mente.

En ese momento me di cuenta de que caminar es una de las mejores actividades cuando quieres hablar con tu hijo o hija, especialmente si no está muy dispuesto a participar en esa conversación. Algo acerca de no mirarlo directamente a los ojos, pero caminar a su lado, parece fomentar la charla. ¿La conclusión? Camina con tus hijos o hijas. Toda la familia puede beneficiarse del movimiento de todos modos, y puede que tengas una excelente comunicación durante el trayecto.

Para esos días cuando el tiempo es ajustado, tal vez incluso demasiado apretado para un paseo corto, algo tan simple como saltar durante un minuto puede aumentar la producción de dopamina y proporcionar un impulso rápido de energía. El objetivo es hacer de la actividad física una parte regular de la vida de tu hijo o hija y ofrecerles una herramienta para ayudarlos a regular algunos de los síntomas más desafiantes del TDAH de manera natural y eficaz.

Max, un niño de diez años diagnosticado con TDAH, tiene dificultades para mantenerse enfocado en la escuela y a menudo actuaba de manera impulsiva en clase. Sus padres decidieron inscribirlo en una liga local de baloncesto, con la esperanza de que la actividad física ayudará a canalizar su energía. Después de unos meses, los maestros de Max notaron mejoras significativas en su comportamiento y enfoque. El entorno estructurado del equipo de baloncesto, combinado con el esfuerzo físico, ayudó a Max a manejar mejor sus síntomas.

Por otro lado, Lily es una niña de ocho años que encontró una alegría absoluta en desarrollar un arte marcial. La disciplina y el enfoque requeridos en sus clases de karate le ayudaron a aprender a controlar sus impulsos y mejorar su concentración.

El movimiento definitivamente debería ser una parte esencial del día de tu hijo o hija para ayudarlos a ver cambios útiles en sus niveles de dopamina. También puede ayudarlos a lograr resultados positivos como la calma y una mejor gestión de situaciones desafiantes. Depende de ti y de tu hijo o hija determinar cómo será ese movimiento.

Un Par de Notas Adicionales sobre el Movimiento

Primero, sugerimos mantener el movimiento más temprano en el día o, al menos, no realizar ejercicio intenso justo antes de la hora de dormir, ya que puede afectar negativamente el sueño de algunos niños o niñas. En segundo lugar, nuestro énfasis en el tipo de músculos y las diferentes formas de movimiento a las que tu hijo o hija podría estar mejor adaptado, no se trata de convertirlo en un atleta olímpico—aunque parece que la prevalencia del TDAH entre los atletas profesionales es mayor que en la población general—sino de encontrar maneras agradables, que fomenten el éxito y que apoyen el tipo de músculos para incorporar el movimiento en su rutina diaria.

Si tú y tu hijo o hija pueden determinar qué tipo de actividad cubre todas esas bases, estará bien encaminado para cosechar muchas recompensas del movimiento.

Mi esposo Mark y yo, Brenda, fuimos atletas cuando éramos jóvenes y adultos, y pasamos ese amor por el deporte a nuestros hijos e hijas. Rachel no fue diagnosticada con TDAH hasta que su infancia y adolescencia habían pasado, pero con el tiempo podemos ver cuánto beneficio experimentó al estar constantemente involucrada en el deporte. Aunque el presupuesto familiar significaba que nuestros hijos e hijas solo podían estar involucrados en un deporte a la vez, los cinco estaban involucrados en algún deporte u otro durante todo el año. Rachel no fue una excepción.

Ella jugó fútbol, baloncesto, voleibol y tomó clases de natación, perfeccionando sus habilidades de concentración (ya que estaba en deportes que disfrutaba) y desarrollando trabajo en equipo y liderazgo. Las actividades deportivas de Rachel ayudaron con la inquietud, la hicieron que se sintiera cansada al final del día y le ayudaron a dormir mejor, así como también, incrementaron su confianza en sí misma. Con la clásica visión 20/20 que da la retrospectiva, vemos cómo el ejercicio regular ayudó significativamente a manejar sus síntomas de TDAH. Ella continúa con sus entrenamientos en el gimnasio y deportes en equipo, e incluso ha agregado nuevas actividades como el surf a su rutina.

Suplementos que Apoyan un Movimiento Saludable

Los suplementos que apoyan la actividad física también pueden jugar un papel en el manejo de los síntomas del TDAH. Por ejemplo, los suplementos de colágeno pueden ayudar a apoyar la salud articular y la recuperación muscular, facilitando que tu hijo o hija se mantenga activo sin experimentar molestias. Aunque no cubrimos los genes relacionados con lesiones en este libro, si encuentras que tu hijo o hija sufre de varias lesiones deportivas, por ejemplo, esguinces en las articulaciones, ligamentos estirados, músculos adoloridos, tal vez quieras considerar incluir un caldo de huesos casero o comprado de calidad en su dieta, ya que contiene una buena cantidad de colágeno.

Los suplementos de electrolitos pueden asegurar que tu hijo o hija se mantenga hidratado y mantenga el funcionamiento adecuado de los músculos, especialmente durante actividades físicas intensas. Estos suplementos pueden proporcionar el apoyo adicional necesario para mantener a tu hijo o hija involucrado en el ejercicio regular, ayudando a manejar sus síntomas de TDAH de manera más efectiva.

Sin embargo, sugerimos que leas cuidadosamente las etiquetas de las "bebidas deportivas", ya que muchas contienen altas cantidades de azúcar. Asegúrate de que la bebida de electrolitos que elijas no tenga colorantes, químicos y azúcar mínima, o haz que tu hijo o hija prepare su propia bebida deportiva poniendo alrededor de ½ taza de su jugo de fruta favorita, sin azúcar, en su botella de agua (para un suministro rápido de azúcar), junto con un poco de sal de mar (para cubrir algunos de los requerimientos minerales necesarios), y luego llenar la botella con agua. Su versión casera de una bebida deportiva hará el trabajo al apoyar sus esfuerzos físicos, sin los ingredientes que pueden generar retos en algunos niños o niñas con TDAH.

La actividad física regular no solo se trata de manejar los síntomas del TDAH; se trata de crear una base para el bienestar general. Al comprender que el ejercicio impacta factores como neurotransmisores y el sueño y considerar la genética única de tu hijo o hija, puedes personalizar las actividades físicas para satisfacer sus necesidades. Los beneficios del ejercicio van más allá de solo manejar los síntomas del TDAH; contribuyen a una vida más saludable, feliz y equilibrada para tu hijo o hija.

ASISTENCIA AL VIAJERO

Para esta sección de Asistencia al Viajero, destacaremos el potencial oculto de cómo funciona el cerebro con TDAH en relación con la actividad física. Los niños o niñas con TDAH a menudo tienen mucha energía y una curiosidad natural que los hace querer explorar y estar en constante movimiento. Esto puede ser una gran ventaja cuando se trata de mantenerse activos. Su inclinación natural por estar en movimiento puede ser aprovechada para ayudarlos a concentrarse mejor y gestionar sus síntomas. El movimiento activo ayuda a quemar energía y proporciona una forma estructurada de canalizar sus impulsos de manera positiva.

Piénsalo de esta manera: cuando tu hijo o hija está involucrado en una actividad física, no solo está quemando calorías o fortaleciendo músculos; también está aprendiendo habilidades esenciales como disciplina, paciencia y trabajo en equipo. Estas habilidades pueden aplicarse a otras áreas de su vida, ayudándolos a tener éxito en la escuela y en situaciones sociales. Así que, aunque pueda parecer un desafío seguir el ritmo de sus niveles de energía, recuerda que esta energía—canalizada en una forma útil—puede ser una herramienta poderosa para ayudarlos a prosperar.

PARADA DE DESCANSO

Es hora de que las madres y/o los padres tomen un descanso y digieran la información. Tómate 10 minutos de calma para descansar con las siguientes preguntas:

1. **Tu relación con la actividad física**: ¿De qué forma, tus experiencias con la actividad física en tu infancia, influenciaron o moldearon tu actitud actual hacia el ejercicio y el movimiento? ó ¿Hay creencias o hábitos de tu pasado que puedan

influir en qué tan activa es tu familia hoy en día, y cómo podrían estos afectar la experiencia de tu hijo o hija con la actividad física?

2. **Fomentar vs. Forzar el movimiento**: Toma en cuenta el equilibrio entre fomentar que tu hijo o hija sea activo y respetar sus niveles de energía o preferencias naturales. ¿Consideras que hay áreas donde puedas estar siendo demasiado exigente o flexible sobre la incorporación de actividad física? ¿Cómo cambiaría la dinámica de la actividad física en tu familia al encontrar un punto medio que honre las necesidades de tu hijo o hija y los beneficios del movimiento?

A continuación, tómate 10 minutos de silencio (sentado o caminando lentamente). Mantén tu mente lo más clara y abierta posible, y simplemente escucha. Anota o dile a Siri que "haga una nota" de cualquier respuesta que pueda surgir. Dado que has tomado tiempo para reflexionar de manera tranquila y en silencio, estas respuestas probablemente serán menos impulsivas y provendrán de un nivel más profundo. Estas pistas te darán indicios sobre las razones detrás de tus respuestas. A su vez, estas pistas pueden revelar pensamientos problemáticos y ofrecer una excelente dirección sobre cómo avanzar con las recomendaciones de este *Paso* que sean más fáciles de implementar o que mejor se adapten a tu familia.

OBRAS VIALES

Registro de Movimiento/Estado de Ánimo Divertido

Materiales:

- Una hoja grande de papel o una pizarra

- Marcadores o stickers de colores

Instrucciones:

1. **Crear una tabla**: Crea filas horizontales para cada día de la semana y columnas verticales para "Estado de ánimo antes", "Tipo de actividad", "Estado de ánimo después" y "Conclusión".

2. **Listar actividades**: Escribe las actividades físicas de tu hijo o hija cada día e incluye su estado de ánimo antes y después del ejercicio.

3. **Seguir conclusiones**: Ten una conversación con tu hijo o hija sobre cómo el ejercicio impacta en su estado de ánimo.

4. **Celebrar**: Al final de la semana, celebra su nueva comprensión con una pequeña recompensa o una salida familiar divertida.

Esta actividad ayuda a tu hijo o hija a ver su progreso, incluyendo el movimiento regular y los vínculos entre el ejercicio y el estado de ánimo. Además, agrega un elemento de diversión y celebración a sus esfuerzos.

SOUVENIR

Sugerimos que cada miembro de la familia reciba algo nuevo como souvenir o recuerdo para el *Paso Dos – Movimiento*, para motivarlos a ser activos. Dado que cada hogar tiene una asignación diferente de presupuesto, ¡te daremos varias opciones de compra!

- Un par de agujetas divertidas, es decir, de colores brillantes para revitalizar un par de zapatos para hacer deporte.

- Botellas de agua reutilizables para que todos se mantengan hidratados mientras están activos.

- Un juego al aire libre que la familia pueda disfrutar, por ejemplo, bádminton.

- Pases para nadar en una alberca local.

- Una salida para probar una nueva actividad, por ejemplo, raquetas de nieve, snowboard, pickleball.

- Una prueba de clase de bajo costo, por ejemplo, yoga, danza.

- Nuevo equipo de ejercicio para el hogar, por ejemplo, canasta de baloncesto, bicicletas, mochilas de senderismo.

Elige algo agradable que funcione para tu familia, o selecciona otra opción que se adapte mejor a tu casa.

A continuación, exploraremos cómo el sueño es crucial para manejar el TDAH y ofreceremos más estrategias para apoyar el bienestar de tu hijo o hija.

PASO CLAVE TRES — SUEÑO

"El sueño es la cadena de oro que une la salud y nuestro cuerpo."

-Thomas Dekker, autor de 'The Gull's Hornbook'

RESUMEN – Versión Corta

Son las 10 PM, y has terminado la rutina de acostar a tu hijo o hija hace horas. Le leíste un cuento, le diste un vaso de agua y lo arropaste, solo para escuchar minutos después el golpeteo de pequeños pies andando por la casa. A pesar de todos tus esfuerzos, tu hijo o hija no puede quedarse dormido. Si esto te suena familiar, no estás solo. Muchos padres de niños o niñas con TDAH enfrentan batallas nocturnas para lograr un sueño reparador. Pero ¿y si te dijéramos que entender la ciencia detrás del sueño y su impacto en el TDAH podría ser la clave para un mejor descanso para todos?

La Relación entre el Sueño y el TDAH

Comenzaremos este *Paso* explorando dos genes, que impactan el sueño.

El sueño y el TDAH están estrechamente relacionados, y los niños o niñas con TDAH a menudo tienen problemas para conciliar el sueño, se despiertan frecuentemente o se levantan demasiado temprano. Además, la mala calidad del sueño puede empeorar los síntomas del TDAH. Sin embargo, al hacer cambios para mejorar la cantidad y la calidad del sueño de tu hijo o hija con TDAH, puedes lograr un cambio positivo que beneficiará a todos los miembros de la familia.

Ritmos Circadianos e Insomnio

Un *Paso* sobre el sueño no estaría completo sin hablar de los efectos de los ritmos circadianos en el estado de alerta y el sueño.

Y, dado que hay una variedad de formas en que el sueño de tu hijo o hija con TDAH puede verse interrumpido, analizaremos varios tipos diferentes de insomnio... y qué hacer al respecto.

Higiene del Sueño

Un aspecto clave en el que debes enfocarte con tu hijo o hija es establecer una rutina de sueño consistente. Esto significa tener una hora fija para acostarse y despertarse, incluso los fines de semana. La consistencia ayuda a regular el reloj interno de tu hijo o hija, haciendo que sea más fácil quedarse dormido y despertar renovado. Piensa cómo establecer una alarma diaria para su cuerpo.

Suplementos para apoyar un sueño reparador

Cerramos este *Paso* explorando suplementos que podrías considerar para apoyar el sueño de tu hijo o hija.

CENTRO DE INFORMACIÓN

La Relación entre el Sueño, el TDAH y la Expresión Génica

En los diferentes grupos de Facebook de padres de niños o niñas con TDAH a los que pertenecemos, el mal sueño—de estos y, por ende, de los padres—es un tema constante. No se trata solo del sueño de los niños o niñas, sino también de la interrupción que causa para los padres y otros miembros de la familia. Los niños o niñas que tienen problemas con las tareas previas al sueño cuando su medicación deja de hacer efecto o tienen demasiada dopamina en su sistema para relajarse, hasta aquellos que se despiertan durante la noche o demasiado temprano así como los berrinches, las explosiones de ira y la disrupción del hogar son una parte significativa de la vida de muchas familias con niños o niñas con TDAH.

Muchos de los trastornos del sueño que se observan con el TDAH pueden estar vinculados a la compleja relación entre el sueño, la genética y los ritmos circadianos. El gen **CLOCK**, a menudo llamado el regulador maestro de los ritmos circadianos, ha sido estudiado de cerca por su papel en el TDAH. Los ritmos circadianos son el reloj biológico natural del cuerpo, que regula los ciclos de sueño y vigilia, además de muchas otras funciones fisiológicas.

Los ritmos circadianos operan en ciclos de aproximadamente 24 horas y están influenciados principalmente por señales externas como la luz. Cuando los ojos detectan luz, desencadenan una cascada de señales hacia el núcleo supraquiasmático (NSQ) del cerebro, el reloj maestro del cuerpo. Este reloj promueve el estado de alerta y suprime el sueño.

¿Cómo puedes saber si tu ritmo circadiano está funcionando de manera óptima? Experimentarás un aumento saludable del cortisol por la mañana, despertándote con energía y alerta. Los niveles de cortisol deberían disminuir gradualmente durante el día, alcanzando su punto más bajo por la noche, lo que facilita quedarse dormido y permanecer dormido.

Cuando los ritmos circadianos están desalineados—debido a horarios irregulares, exposición a la luz en momentos inadecuados o factores genéticos—pueden retrasar el inicio del sueño, fragmentar los ciclos del mismo o causar despertares tempranos, todos problemas comunes en niños o niñas con TDAH. La exposición a la luz, especialmente a la luz natural, desencadena el reinicio del ciclo cada mañana, reforzando el reloj interno del cuerpo.

Cuando el reloj maestro de los ritmos circadianos está bien alineado, respalda la sincronización de los relojes periféricos del cuerpo, que se encuentran en órganos como el páncreas, el hígado, los músculos y el tejido adiposo. Esta sincronización asegura que procesos como la regulación del azúcar en sangre, la detoxificación y la producción de hormonas funcionen de manera eficiente.

Sin embargo, debido a que el estrés y el sueño comparten vías fisiológicas sobrepuestas, el estrés crónico puede interrumpir los ritmos circadianos, llevando a patrones de sueño irregulares (otro de esos vínculos entre nuestros *Pasos Clave*).

La investigación indica que los niños o niñas con TDAH a menudo experimentan interrupciones en los ritmos circadianos, lo que contribuye a trastornos del sueño y una preferencia por un cronotipo vespertino—una tendencia a estar más alerta y activo por la noche que por la mañana. Esta desalineación puede llevar a una mala calidad y cantidad de sueño, exacerbando los síntomas del TDAH. Factores genéticos, como las variantes en el gen CLOCK, juegan un papel importante en estas interrupciones. Cambios en este gen se han asociado con patrones circadianos alterados, inicio del sueño retrasado y mayores retos relacionados con el TDAH.

Otro gen crítico implicado en la conexión sueño-TDAH es **CRY1**. Las variantes en este gen están vinculadas al Trastorno de la Fase del Sueño Retrasada (*"Delayed Sleep Phase Disorder"*, DSPD por sus siglas en inglés), una condición en la que conciliar el sueño y despertarse en horarios socialmente convencionales se vuelve difícil.

SNP - Genes Sueño

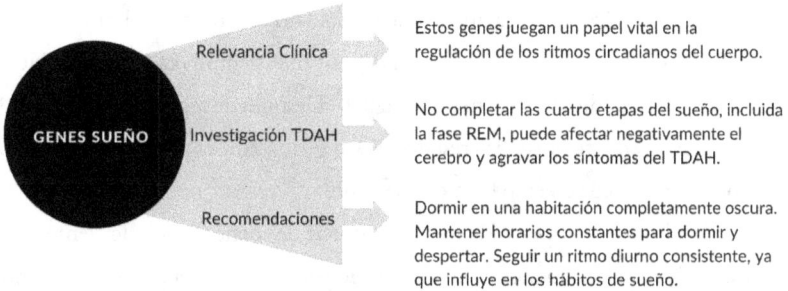

GENES SUEÑO

Relevancia Clínica → Estos genes juegan un papel vital en la regulación de los ritmos circadianos del cuerpo.

Investigación TDAH → No completar las cuatro etapas del sueño, incluida la fase REM, puede afectar negativamente el cerebro y agravar los síntomas del TDAH.

Recomendaciones → Dormir en una habitación completamente oscura. Mantener horarios constantes para dormir y despertar. Seguir un ritmo diurno consistente, ya que influye en los hábitos de sueño.

Los niños o niñas con TDAH a menudo experimentan insomnio, falta de sueño suficiente y somnolencia diurna. Los efectos combinados de las variantes de los genes CLOCK y CRY1 pueden retrasar significativamente el inicio del sueño, a veces por varias horas, dificultando lograr suficientes ciclos de sueño reparador.

Tradicionalmente, el sueño incluye cuatro etapas principales: despierto, sueño ligero, sueño profundo y sueño de movimientos oculares rápidos (REM *"Rapid Eye Movement"* por sus siglas en inglés). Cada etapa cumple funciones vitales para la salud mental y física. Por ejemplo:

- **El sueño profundo** respalda el crecimiento y la reparación de tejidos, la regeneración celular y la liberación de la hormona del crecimiento.

- **El sueño REM** es crucial para la consolidación de la memoria, el aprendizaje, la resolución de problemas y la eliminación de desechos del cerebro a través del sistema linfático.

Para beneficiarse plenamente del sueño, el cuerpo idealmente pasa por cuatro o cinco ciclos de sueño de 90 minutos cada noche. Cuando el inicio del sueño se retrasa, tu hijo o hija puede tener dificultades para completar estos ciclos, perdiendo especialmente las etapas críticas del sueño REM. Esto puede sentirse como si te despertaras con una alarma, pero presionaras constantemente la alarma de repetición de tu reloj, lo que resulta en somnolencia y una función cognitiva reducida a la mañana siguiente.

Enfocarse en la calidad y cantidad del sueño es esencial para los niños o niñas con TDAH. Un sueño profundo y sostenido es necesario para que el cuerpo realice funciones críticas, y la falta de sueño priva al cerebro y al cuerpo del tiempo necesario para estos procesos. Abordar los retos genéticos y de comportamiento relacionados con el sueño puede mejorar significativamente el bienestar general de tu hijo o hija.

Siempre que pensamos en "sueño," nos viene a la mente una mujer en uno de nuestros programas epigenéticos en línea que sentía que sólo necesitaba cuatro horas de sueño cada noche. Ella creía que su incapacidad para dormir más tiempo era genética. "He sido así desde que era niña," decía, "y mi mamá es igual." Después de seguir principios similares a los encontrados en este libro, ha "reseteado" sus genes. Ahora puede dormir ocho horas cada noche y no puede creer lo bien que se siente.

Recordando que el impacto de una mala noche de sueño no solo lo sienten los niños o niñas, también puedo mencionar que cuando yo, Alicia, no tengo una buena noche de sueño, me despierto de mal humor, ni siquiera quiero estar conmigo misma. Ahora que entiendo la epigenética, puedo ver por qué estaba irritable cada mañana antes de cambiar mi estilo de vida y patrones de sueño.

Aunque el mal sueño tiene muchos efectos fisiológicos, la interacción bidireccional entre el sueño y la expresión génica —cada uno influyendo en el otro— juega un papel importante en la neuroplasticidad y la regulación de las vías de los neurotransmisores.

La neuroplasticidad se refiere a la capacidad del cerebro para reorganizarse formando nuevas conexiones neuronales. Esto es crucial para el aprendizaje y la memoria, áreas que ya enfrentan retos en los cerebros con TDAH. Durante el sueño, especialmente el sueño profundo, el cerebro consolida recuerdos, elimina toxinas y apoya tanto la neuroplasticidad como una expresión génica positiva. Estos procesos restauradores son esenciales para mantener la salud cognitiva y emocional.

Los neurotransmisores como la dopamina y la serotonina, que son críticos en el TDAH, también se regulan durante el sueño. Esto implica mantener niveles adecuados, reponer reservas y modular su liberación para apoyar el funcionamiento equilibrado del cerebro. La interrupción del sueño interfiere con estas vías, reduciendo la eficiencia de la regulación de los neurotransmisores y alterando los sistemas de recompensa y regulación emocional del cerebro.

Cuando los ciclos de sueño son cortos o están interrumpidos, los procesos dependientes de la dopamina y la serotonina se ven afectados, exacerbando los síntomas del TDAH y haciendo más difícil el manejo del comportamiento. Esto crea un círculo vicioso, ya que los síntomas del TDAH como la inquietud y la impulsividad pueden interrumpir aún más el sueño, perpetuando el problema.

Ritmos Circadianos e Insomnio

Como se mencionó, los ritmos circadianos desempeñan un papel significativo en la regulación de los procesos de sueño. Estos ritmos, gobernados por el reloj interno de nuestro cuerpo, influyen en el momento de diversas actividades como la liberación de hormonas, la temperatura corporal y los ciclos de sueño-vigilia (estar despiertos).

Los genes CLOCK y CRY1 son fundamentales para mantener estos ritmos. Ya sea que tengamos estas variantes genéticas en su forma variante o normal, pueden verse afectadas por el estrés o la inflamación, lo que puede interrumpir el ritmo circadiano. Por ejemplo, los niños o niñas con TDAH a menudo experimentan una producción más lenta de melatonina, la hormona que señala al cuerpo que debe prepararse para dormir. Este retraso puede hacer difícil conciliar el sueño a una hora típica y puede generar problemas adicionales como un sueño fragmentado o despertarse antes de lo deseado.

Ritmo Circadiano

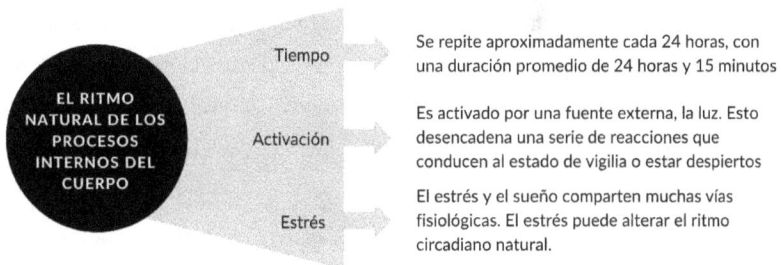

EL RITMO NATURAL DE LOS PROCESOS INTERNOS DEL CUERPO	Tiempo	Se repite aproximadamente cada 24 horas, con una duración promedio de 24 horas y 15 minutos
	Activación	Es activado por una fuente externa, la luz. Esto desencadena una serie de reacciones que conducen al estado de vigilia o estar despiertos
	Estrés	El estrés y el sueño comparten muchas vías fisiológicas. El estrés puede alterar el ritmo circadiano natural.

Hay tres retos comunes relacionados con el sueño, y los niños o niñas con TDAH pueden presentar uno, dos o los tres tipos de insomnio:

1. Retos para Conciliar el Sueño

Estos retos suelen estar relacionados con niveles elevados de ansiedad y mentes hiperactivas, ambos influenciados por la producción de serotonina y su conversión a melatonina. La serotonina sirve como precursor de la melatonina, la hormona que señala al cerebro que debe prepararse para dormir. Las variaciones genéticas en enzimas como la hidroxilasa del triptófano (TPH2, mencionada en el *Paso Cinco – Calma*) o en los genes receptores de melatonina pueden interrumpir o retrasar esta conversión, complicando el proceso de sueño.

Las actividades previas a la hora de dormir también juegan un papel significativo. Evaluar las rutinas de tu hijo o hija o hija durante la hora previa a acostarse puede proporcionar información valiosa. Si bien es ampliamente reconocido que el tiempo frente a pantallas antes de dormir puede ser particularmente perjudicial para los niños o niñas con TDAH, existen excepciones (consulta nuestra discusión sobre esto más adelante en este *Paso*). También entendemos que limitar el tiempo frente a pantallas al final de un día largo puede no ser viable para todas las familias.

Sin embargo, dado que muchos cerebros con TDAH ya tienen dificultades para regular el ritmo circadiano, la luz azul emitida por las pantallas puede afectar aún más estos problemas. Por lo tanto, considera si los programas de televisión especialmente de acción o los videojuegos estimulantes benefician a tu hijo o hija al prepararse para un sueño reparador.

2. Retos para Mantener el Sueño

Estos problemas pueden estar relacionados con interrupciones en la capacidad del cuerpo para regular la excitación y la relajación, algo que a menudo se observa en niños o niñas con TDAH. El equilibrio entre la excitación y la relajación del cuerpo está regulado por el sistema nervioso autónomo, donde el sistema nervioso simpático (SNS) maneja la excitación (lucha o huida) y el sistema nervioso parasimpático (SNP) promueve la relajación (descanso y digestión).

En el TDAH, puede haber una mayor actividad del SNS o dificultades para activar el SNP, lo que lleva a la incapacidad de permanecer en un estado de descanso durante toda la noche.

Los padres pueden necesitar actuar como detectives para explorar posibles desencadenantes. Por ejemplo, ¿tu hijo o hija se despierta debido a estímulos externos como ruidos, luz, o factores internos, pesadillas, caídas de azúcar en sangre o fluctuaciones hormonales relacionadas con el estrés? Herramientas como un diario de sueño u observar patrones en su alimentación o rutina a la hora de acostarse pueden ofrecer información valiosa.

3. Despertarse Temprano

Despertarse 30 minutos o más antes de la hora deseada puede deberse a la incapacidad de mantener el sueño. Esto puede ocasionarse por factores genéticos más allá de los genes relacionados con el sueño, como los involucrados en el metabolismo de la serotonina o la regulación del cortisol. Por ejemplo, los niveles elevados de cortisol en la madrugada pueden despertar a un niño o niña prematuramente.

Para evaluar si el despertar temprano es problemático, puedes valorar la calidad y cantidad del sueño de tu hijo o hija a través de sus comportamientos matutinos. ¿Se despiertan descansados y listos para comenzar el día, o quieren volver a la cama o colapsarse en el sofá? Si ocurre esto último, la cantidad y calidad de su sueño probablemente sean insuficientes.

En general, la calidad del sueño puede ser un desafío, y aunque el sueño sea "suficiente," los cerebros con TDAH pueden tener dificultades para sentirse descansados. Un diario de sueño es una excelente manera de evaluar estos retos comunes con tu hijo o hija.

Tres Retos Comunes de Sueño en el TDAH

1	**2**	**3**	¡Ten en cuenta tanto la cantidad como la calidad del sueño!
Dificultad para conciliar el sueño	**Mantenimiento del sueño**	**Despertar temprano**	
Problemas para quedarse dormido.	Dificultades para permanecer dormido.	Despertarse más de 30 minutos antes de lo deseado.	

Reseteando el Ritmo Circadiano

Establecer buenas prácticas de higiene del sueño es crucial para mitigar los problemas de sueño; estas prácticas no comienzan únicamente a la hora de acostarse. Una de las estrategias más efectivas es la exposición a la luz solar por la mañana.

La luz natural ayuda a restablecer o resetear el ritmo circadiano, enviando señales al cerebro que es hora de despertar. La exposición a la luz de la mañana suprime la producción de melatonina y fomenta la liberación de cortisol, preparando el cuerpo y la mente para el día. Para ayudar a regular el reloj interno de tu hijo o hija, intenta realizar entre 10 y 30 minutos de actividad al aire libre en la mañana. Desayuna en tu terraza o en el patio, o comienza el día con una caminata rápida juntos.

Si vives en una latitud donde la luz de la mañana aparece después de que tu hijo o hija ya se dirige a la escuela, considera usar una lámpara para el trastorno afectivo estacional

(SAD, por sus siglas en inglés). Estas lámparas emiten luz, imitando a la luz solar natural y proporcionan longitudes de onda azul, verde y púrpura, particularmente efectivas para regular los ritmos circadianos. Coloca la lámpara SAD al nivel de los ojos, a unos 30-60 cm de distancia, y úsala durante 20-30 minutos mientras tu hijo o hija desayuna o se prepara para la escuela. Evita mirar directamente a la luz, ya que la exposición indirecta es suficiente para sus beneficios. Esto puede ser especialmente útil durante los meses oscuros de invierno, cuando la luz natural es limitada.

Reducir la exposición a la luz artificial, especialmente la luz azul de las pantallas es esencial por las noches, particularmente para los cerebros con TDAH. El beneficio matutino de la luz azul que interfiere con la producción de melatonina, no es útil por la noche cuando se dificulta conciliar el sueño. Considera implementar una regla de "no pantallas" al menos una hora antes de acostarse (consulta las excepciones a continuación) y utiliza iluminación cálida y tenue en la noche.

Resetear el Ritmo Circadiano

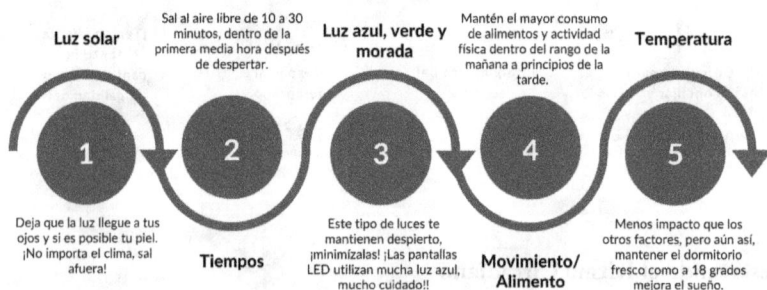

Luz solar

Deja que la luz llegue a tus ojos y si es posible tu piel. ¡No importa el clima, sal afuera!

1

Sal al aire libre de 10 a 30 minutos, dentro de la primera media hora después de despertar.

2 — **Tiempos**

Luz azul, verde y morada

Este tipo de luces te mantienen despierto, ¡minimízalas! ¡Las pantallas LED utilizan mucha luz azul, mucho cuidado!!

3

Mantén el mayor consumo de alimentos y actividad física dentro del rango de la mañana a principios de la tarde.

4 — **Movimiento/Alimento**

Temperatura

Menos impacto que los otros factores, pero aún así, mantener el dormitorio fresco como a 18 grados mejora el sueño.

5

Ten en cuenta que restablecer el ritmo circadiano de tu hijo o hija no solo afectará su sueño. Este ritmo, junto con otros factores del estilo de vida como horarios de alimentación consistentes, impacta una gran cantidad de procesos fisiológicos y funciones en el cuerpo, que incluyen:

- Producción y liberación de hormonas.

- Metabolismo y digestión.

- Función del sistema inmunológico.

- Regulación de la temperatura corporal.

- Reparación celular y del ADN.

- Detoxificación e inflamación.

- Función cardiovascular.

- Estado de ánimo y función cognitiva.

Por lo tanto, aunque tu objetivo principal al restablecer el ritmo circadiano de tu hijo o hija pueda ser promover un sueño más profundo, de mayor calidad y más consistente, debes saber que estás ayudando a su cuerpo en muchas áreas importantes.

Ambiente para Dormir

Crear un ambiente propicio para dormir también puede afectar significativamente la calidad del sueño. El dormitorio debe ser oscuro (si es posible, evita las luces nocturnas), fresco y silencioso, convirtiéndose en un santuario para el descanso. Utiliza cortinas opacas para bloquear la luz externa y una máquina de ruido blanco para enmascarar ruidos de fondo. Configura la temperatura de la habitación a aproximadamente 18 °C (65 °F), lo que puede ayudar a facilitar la caída natural de la temperatura corporal que favorece el sueño.

Además, establecer una rutina consistente para acostarse puede señalar al cuerpo de tu hijo o hija que es hora de relajarse. Para comenzar, intenta mantener los horarios de despertar y acostarse consistentes. Incluso los fines de semana, es de suma importancia que seas constante con sus horarios, probablemente encuentres útil este hábito para la rutina de sueño de tu hijo o hija.

Notarás que hay excepciones durante la adolescencia. Debido a los cambios biológicos y de desarrollo en sus cuerpos, los adolescentes necesitan más sueño que los adultos o los niños o niñas más pequeños. Si están en un sistema escolar convencional, deben levantarse temprano para llegar a clase a tiempo. Esto significa que podrían necesitar algo de tiempo de recuperación de sueño los fines de semana. Sin embargo, evita que se vayan a la cama demasiado tarde y limita el tiempo extra de sueño matutino a un par de horas como máximo.

Actividades como leer un libro, practicar una meditación que lo/la calme, realizar ejercicios de tapping (más sobre tapping en el *Paso Cinco – Calma*) o tomar un baño tibio pueden ayudar a facilitar la transición al sueño.

Diversas herramientas y técnicas pueden mejorar aún más la calidad y cantidad del sueño. Los ejercicios de relajación, como la respiración profunda o la relajación muscular progresiva, pueden ayudar a calmar la mente y el cuerpo antes de acostarse. Las historias o los cuentos para dormir también pueden proporcionar una transición reconfortante al sueño.

Recuerda modelar los comportamientos que deseas ver en tu hijo o hija. Relájate por la noche, evita tus dispositivos electrónicos y establece una rutina de sueño que funcione para ti.

Cuando mi hijo e hijas eran más pequeños yo, Alicia, a la hora de dormir, los acostábamos, apagábamos las luces y comenzaba a inventar una historia con mis hijos o hijas como los personajes principales. Las historias siempre incluían aspectos de cómo había sido el día de cada niño o niña. No solo era un momento divertido y tranquilo, sino que también abría la puerta para un excelente diálogo antes de que se durmieran.

Otra técnica que utilicé a la hora de acostarlos es la relajación progresiva, en la que alternábamos, entre contraer y relajar diferentes partes del cuerpo. Comenzábamos contrayendo y relajando los dedos de los pies y subíamos por el cuerpo hasta la cara. A veces, todavía hago esto antes de irme a dormir, y lo sigo encontrando divertido y relajante.

Como se mencionó en las pautas para restablecer el ritmo circadiano, es esencial monitorear el uso de tecnología antes de acostarse. Fomenta actividades sin pantallas, como dibujar, jugar con juguetes no electrónicos o escuchar música relajante.

La Dra. Kendall-Reed también recomienda muchísimo escuchar sonidos binaurales y, tras usarlos personalmente, nosotros también lo recomendamos. Los sonidos binaurales no son música propiamente dicha, sino una experiencia de escuchar dos frecuencias de sonido diferentes simultáneamente. Este fenómeno auditivo viene en varias combinaciones, frecuencias que ayudan a la relajación o concentración y cuando se sostienen durante un período de tiempo, pueden alterar la actividad de las ondas cerebrales. Puedes encontrar fácilmente música relajante, meditativa o que reduce la ansiedad con sonidos binaurales en YouTube o Spotify. Asegúrate de escucharla con audífonos o earbuds, de modo que cada lado de tu cerebro escuche una frecuencia específica.

Muchas técnicas pueden utilizarse con tu hijo o hija para apoyar la hora de dormir. Te animamos a usar tu imaginación y a involucrar a tu hijo o hija en la creación de una rutina nocturna que sea atractiva y relajante. Esto puede tener un impacto significativo en su disposición para ir a la cama y en la calidad de su sueño una vez que esté allí.

Fomentar buenos hábitos de sueño es un regalo invaluable que puedes darle a tu hijo o hija y que tendrá beneficios a largo plazo para su salud y bienestar.

¿Por qué el Tiempo Frente a la Pantalla antes de Dormir Podría Ser Útil para Algunos Niños o Niñas con TDAH?

Puede parecer contradictorio, pero hay varias razones por las cuales algunos niños o niñas con TDAH podrían encontrar más fácil conciliar el sueño después de jugar videojuegos o ver televisión, aunque estas actividades generalmente no se aconsejan antes de acostarse. Aquí hay algunos factores clave que podrían explicar este escenario:

1. Enfocarse como Mecanismo de Calma

- Los niños o niñas con TDAH a menudo experimentan pensamientos acelerados o dificultad para relajarse al final del día. Los videojuegos o programas de televisión pueden ayudarles a enfocarse, silenciando temporalmente el "ruido" del cerebro y proporcionando un punto de enfoque singular. Esto puede imitar un efecto calmante, facilitando que el niño o niña se relaje.

2. Regulación de Dopamina

- Como hemos mencionado, el TDAH a menudo se asocia con niveles bajos de dopamina, un neurotransmisor involucrado en la motivación, la atención y la recompensa. Los videojuegos y el contenido de la tele pueden desencadenar una liberación temporal de dopamina, proporcionando una sensación momentánea de placer o satisfacción. Para algunos niños o niñas, este aumento podría regular el sistema de recompensa del cerebro lo suficiente como para ayudarlos a pasar a un estado más relajado y propicio para dormir.

- Sin embargo, los efectos de la dopamina son altamente individuales y dependen del contexto. Mientras que aumentar la dopamina puede ayudar en ciertas circunstancias —como mejorar el enfoque o reducir la impulsividad— un exceso de dopamina, especialmente cerca de la hora de dormir, puede dificultar que el cerebro se relaje y puede interferir con el inicio del sueño. Esto resalta la importancia de un equilibrio delicado: más o menos dopamina puede ser beneficioso dependiendo de la situación, pero encontrar la cantidad "casi exacta" para tu hijo o hija es clave.

- Fomenta un uso consciente de las actividades que desencadenan la liberación de dopamina, siempre asegurándote de que respalden rutinas saludables sin crear dependencias, ni que se dificulte, sin darte cuenta, que tu hijo o hija se relaje al final del día.

3. Regulación Inducida por Estimulación

- De manera un tanto contradictoria, algunos niños o niñas con TDAH necesitan un cierto nivel de estimulación para sentirse tranquilos. Conocido como la "paradoja de la estimulación", la naturaleza atractiva de los videojuegos o la televisión podría ayudar a regular su cerebro hipoactivo. Al captar su atención, estas actividades pueden prevenir que el niño o niña se sienta inquieto o abrumado por sus pensamientos antes de acostarse.

4. Reducción de la Sobrecarga Sensorial

- Para los niños o niñas que tienen dificultades con sensibilidades sensoriales o un sistema nervioso sobreestimulado, el aporte sensorial consistente y predecible de un programa de televisión o videojuego puede resultar reconfortante. El sonido repetitivo, las imágenes y la trama crean un entorno estructurado que puede ayudarlos a relajarse.

5. Asociación y Rutina

- Si un niño o niña ha desarrollado el hábito de ver televisión o jugar videojuegos antes de acostarse, es posible que esto se haya convertido en una parte condicionada de su rutina nocturna. Su cerebro podría asociar estas actividades con relajarse, independientemente del contenido.

Advertencias y Preocupaciones

Aunque pueda parecer que algunos niños se benefician de la exposición a pantallas antes de dormir, hay cosas que nos preocupan.

Disrupción por Luz Azul

- La luz azul emitida por las pantallas suprime la producción de melatonina, que señala al cuerpo que es hora de dormir. Aunque los videojuegos o la televisión podrían ayudar inicialmente al niño o niña a relajarse, la supresión de melatonina puede retrasar el ciclo natural del sueño y llevar a una peor calidad de sueño a largo plazo.

Riesgo de Sobreestimulación

- Mientras que algunos niños o niñas se sienten más tranquilos después de jugar o ver televisión, otros pueden volverse sobre estimulados. El contenido que pasa rápidamente a través de los ojos, las luces brillantes y el juego inmersivo pueden dificultar que sus cerebros se relajen.

Dependencia y 'Muletas' para Dormir

- Depender de la televisión o los videojuegos como ayuda para dormir puede crear una dependencia. Con el tiempo, esto podría impedir que el niño o niña aprenda otras técnicas de relajación más sostenibles, como la atención plena, la lectura o la música relajante.

Estrategias Alternativas. Para los padres cuyos hijo o hijas dependen de la televisión o los videojuegos para conciliar el sueño, consideren ofrecer otras herramientas que podrían lograr efectos similares sin los inconvenientes:

- **Ruido blanco o sonidos relajantes:** Existen aplicaciones o máquinas con sonido de fondo consistente que pueden imitar a la televisión sin la luz azul.

- **Audiolibros o meditaciones guiadas:** Ofrecen un punto de enfoque único, como la televisión, pero son menos estimulantes.

- **Tiempo de transición:** Reduce gradualmente el tiempo frente a pantallas antes de acostarse estableciendo un límite de tiempo específico, anticipa el cambio o el límite y después haz la transición a actividades menos estimulantes.

Es fundamental comprender las necesidades y respuestas individuales de tu hijo o hija. Si los videojuegos o la televisión realmente ayudan a tu hijo o hija a conciliar el sueño, monitorea su calidad general de sueño e intenta equilibrar este hábito con estrategias más saludables a largo plazo.

Suplementos para Apoyar un Sueño Reparador

Una vez que se hayan probado la higiene del sueño y otros cambios en el estilo de vida, los suplementos pueden considerarse si el sueño aún no es óptimo. Siempre que un suplemento potencial no esté contraindicado con ningún medicamento que tu hijo o hija pueda estar tomando (consulta con tu médico o farmacéutico para estar seguro), los suplementos pueden utilizarse para mejorar el sueño en niños o niñas con TDAH.

La melatonina es un suplemento popular que puede ayudar a regular los ciclos de sueño-vigilia, especialmente para aquellos con trastorno de la fase del sueño retrasada. Preferimos las versiones de liberación prolongada o lenta. Habla con un proveedor de atención médica para determinar la dosis y el momento adecuados.

Lactium®: Un hidrolizado de proteína de leche que puede ayudar a reducir el estrés y la ansiedad al calmar el sistema nervioso, lo que lleva a un mejor sueño. L-teanina: Un aminoácido presente en el té verde que puede mejorar la relajación y la calidad del sueño.

GABA (Ácido gamma-aminobutírico): Es un neurotransmisor que ayuda a reducir la excitabilidad neuronal, promoviendo una sensación de calma y ayudando al sueño. Suplementos seguros para niños o niñas, tradicionalmente utilizados, como la pasiflora, la manzanilla, la melisa y la raíz de valeriana, también pueden ser beneficiosos.

Con cualquier suplemento para apoyar el sueño, observa si se presentan somnolencia diurna o irritabilidad, y ajusta o suspende el uso del suplemento si es necesario.

ASISTENCIA AL VIAJERO

Generalmente recomendamos que la cafeína, presente en el café, el té, el chocolate y algunas bebidas energéticas, sea evitada en los niños o niñas para proteger su sueño. Sin embargo, algunos padres encuentran que es útil para el TDAH. Aquí hay una breve descripción de por qué podría funcionar, las advertencias y algunos consejos prácticos:

Por qué la cafeína podría funcionar para el TDAH

- **Efecto estimulante:** Al igual que los medicamentos para el TDAH, la cafeína aumenta la disponibilidad de dopamina y norepinefrina, mejorando el enfoque y el control de los impulsos.

- **Normalización de los niveles de activación:** Los cerebros con TDAH a menudo buscan estimulación. Dosis pequeñas de cafeína pueden ayudar a satisfacer esta necesidad, mejorando la atención y calmando la hiperactividad.

- **Alternativa a los medicamentos:** Para las familias que dudan en usar estimulantes, dosis bajas de cafeína por ejemplo, una pequeña cantidad de té o café pueden proporcionar beneficios leves.

Advertencias y preocupaciones

- **Sobreestimulación:** Demasiada cafeína puede causar nerviosismo, ansiedad y empeorar el sueño, un desafío ya existente para muchos niños o niñas con TDAH.

- **Retos de detoxificación:** La cafeína puede ralentizar la detoxificación de la Fase 1 del hígado, potencialmente exacerbando problemas para personas con una Fase 1 genéticamente más lenta. Esto puede dificultar el procesamiento de toxinas y aumentar la sensibilidad a los efectos de la cafeína.

- **Efectos a corto plazo:** La cafeína solo dura unas pocas horas y puede llevar a una "caída", reduciendo el enfoque más tarde.

- **Tolerancia y dependencia:** El uso regular puede requerir dosis más altas y generar síntomas de abstinencia si se suspende.

- **Aditivos azucarados:** Evita los refrescos y las bebidas energéticas con alto contenido de azúcar, que pueden anular los beneficios de la cafeína.

Consejos prácticos

- **Comienza poco a poco:** Empieza con media taza de café o un pequeño trozo de chocolate oscuro y observa los efectos.

- **La hora importa:** Ofrece cafeína en la mañana o al principio de la tarde para evitar interrupciones en el sueño.

- **Elige fuentes naturales:** Opta por opciones naturales como el té verde, que contiene L-teanina calmante.

- **Consulta a tu proveedor:** Habla sobre el uso de cafeína con el médico de tu hijo o hija, especialmente si se combina con medicamentos para el TDAH.

- **Lleva un registro:** Si pruebas la cafeína con tu hijo o hija, lleva un registro de las conexiones entre sueño y estado de ánimo. Por ejemplo, yo Alicia, soy altamente sensible a la cafeína. Si tomo cafeína en la mañana, podría estar despierta las dos noches siguientes.

Reflexiones Finales:

Aunque la cafeína puede imitar algunos de los efectos de los medicamentos para el TDAH y podría ser útil para ciertos niños o niñas, no es una solución universal. La variabilidad en cómo los niños o niñas responden a la cafeína—al menos en parte, una función de sus genes de neurotransmisores y detoxificación—demuestra la importancia de enfoques individualizados para el manejo del TDAH. Para la mayoría de los niños o niñas, una estrategia holística que incluya dieta, sueño, actividad física e intervenciones conductuales ofrecerá beneficios más sostenibles que la cafeína.

PARADA DE DESCANSO. Tómate 10 minutos de calma para reflexionar sobre estas preguntas:

1. **El entorno de sueño de tu hijo o hija:** Considera los aspectos sensoriales del espacio de sueño de tu hijo o hija como luz, ruido, comodidad. ¿Hay ajustes que puedas hacer para crear un entorno más propicio para el descanso?

2. **Dificultades y soluciones para el sueño:** ¿Existen problemas recurrentes como ansiedad a la hora de dormir o dificultad para relajarse? Reflexiona sobre cómo respondes a estos problemas: ¿Son efectivas las estrategias actuales o nuevas ideas facilitar la transición al sueño?

A continuación, tómate 10 minutos en silencio, ya sea sentado o caminando lentamente. Libera tu mente y escucha. Toma nota de cualquier pensamiento que surja, puedes pedirle a "Siri" que haga una nota. Estas ideas podrían proporcionar pistas sobre las razones detrás de tus respuestas y revelar pensamientos problemáticos que puedan guiarte hacia adelante. Esas pistas, a su vez, pueden proporcionar gran dirección para implementar las recomendaciones de este *Paso* de manera más sencilla o adecuada para tu familia.

OBRAS VIALES

Crea el Santuario de Sueño de tu Hijo o Hija

Materiales:

- Cuaderno o dispositivo digital

- Bolígrafo o lápiz

- Alarma o temporizador para ayudar a programar las rutinas

Instrucciones:

1. **Rutina de Luz Matutina:** Programa de 10 a 30 minutos de actividad al aire libre en la mañana para reiniciar el ritmo circadiano. Anota la hora y la actividad en tu cuaderno.

2. **Gestión de la Luz en la Noche:** Para la mayoría de los niños o niñas, aplica una regla de "sin pantallas" al menos una hora antes de acostarse. Usa iluminación cálida y tenue.

3. **Entorno del Dormitorio:** Asegúrate de que la habitación esté oscura, fresca y silenciosa. Considera cortinas opacas o ruido blanco. Anota cualquier cambio.

4. **Rutina para Dormir:** Establece una rutina consistente con actividades relajantes como leer o tomar un baño tibio. Escríbela.

5. **Suplementos:** Consulta a un proveedor de salud sobre suplementos para apoyar

el sueño. Anota cualquier recomendación.

Crear un plan de sueño personalizado te ayuda a mejorar sistemáticamente la calidad del sueño de tu hijo o hija y a realizar un seguimiento de lo que funciona.

SOUVENIR

Después de evaluar las rutinas de sueño de tu familia, elige un souvenir del *"Paso Tres – Sueño"* que te funcione a ti:

- Máscara para dormir

- Funda de almohada calientita de franela

- Cortinas opacas

- Máquina de ruido blanco

- Sonidos binaurales antes de dormir

- Remodelación total del dormitorio

- Un nuevo libro de cuentos para dormir

Encuentra lo que mejor funcione para tu familia y comienza a mejorar el sueño de inmediato.

Próximamente exploraremos la detoxificación, un proceso vital del cuerpo, y su papel crucial en el manejo del TDAH.

PASO CLAVE 4 - DETOX

"La fuerza sanadora natural dentro de cada uno de nosotros es la mayor fuerza para sanar".

- Hipócrates

RESUMEN – **Versión Corta**

Yo, Brenda, recordando... muy atrás. Me encontraba preparando la cena cuando nuestros hijos e hijas irrumpieron desde el lote baldío detrás de nuestro vecindario, con las manos cubiertas de tierra y remolcando nuestras herramientas de jardinería, todo esto, mientras llegaban con grandes sonrisas. Me alegro que se hayan divertido afuera y estaba contenta de que nadie se hubiera golpeado un dedo con el martillo o torcido un tobillo en una raíz. Sin embargo, no pude evitar preocuparme por las toxinas invisibles a las que podrían haberse expuesto.

Las toxinas ambientales están en todas partes—en el aire, suelo, agua y alimentos—desde los químicos que el municipio roció para mantener a raya a los mosquitos y zarzamoras, hasta los vapores de la tintorería que está más arriba de la casa. Estas toxinas pueden impactar significativamente a cualquiera, especialmente a los niños o niñas con TDAH. Entender cómo minimizar estas exposiciones y apoyar los procesos naturales de detoxificación de tu hijo o hija puede marcar una gran diferencia.

Genes de Detoxificación

Como de costumbre, comenzaremos con algo de ciencia. Examinaremos dos genes que asisten en la fase 1 de detoxificación y tres que están involucrados en la fase 2. Piensa en esta sección como una guía rápida para reducir la exposición de tu hijo o hija a sustancias dañinas y mejorar su capacidad natural de detoxificación.

Detoxificación, ¿Qué Quieres Decir?

A continuación, aclararemos qué significa la detoxificación. Imagina el cuerpo de tu hijo o hija como una casa que necesita una limpieza regular. La detoxificación es el proceso de barrer el polvo y sacar la basura. Algunos niños o niñas, sin embargo, son como casas con rincones complicados donde la suciedad tiende a quedarse atrapada, lo que hace que la limpieza regular sea un poco más difícil. Los factores genéticos pueden hacer difícil la capacidad del cuerpo de tu hijo o hija para detoxificarse, por lo que necesitamos proporcionarle apoyo adicional.

Creando un Entorno Libre de Toxinas

Crear un entorno libre de toxinas puede parecer abrumador, pero se vuelve manejable cuando se divide en pasos. Discutiremos formas de apoyar la detoxificación minimizando la exposición a toxinas comunes que se encuentran en artículos de todos los días y daremos consejos sobre cómo ayudar al cuerpo de tu hijo o hija a mejorar la detoxificación en general.

CENTRO DE INFORMACIÓN

El Impacto de la Detoxificación en el TDAH y la Expresión Génica

La ciencia de la detoxificación es fascinante y crucial, especialmente para los niños o niñas con TDAH. La detoxificación es la manera natural del cuerpo de eliminar sustancias dañinas, pero los cambios genéticos, el estilo de vida y la alimentación pueden afectar qué tan bien funciona este proceso.

El Centro para el Control y la Prevención de Enfermedades (CDC, por sus siglas en inglés) ha identificado un promedio de 212 químicos en la sangre u orina de las personas, y la Agencia de Protección Ambiental (EPA) afirma que una persona común, alguien que no está expuesto a químicos en su trabajo puede encontrarse con hasta 84,000 químicos fabricados diariamente.

Antes de profundizar en los genes de detoxificación, hablemos del hígado, un órgano poderoso responsable de metabolizar medicamentos y contaminantes. El hígado puede regenerarse, almacenar vitaminas y regular los niveles de azúcar en la sangre. Es crucial apoyarlo con una dieta saludable, actividad física e hidratación. Cuando el hígado no filtra adecuadamente las toxinas, estas pueden acumularse en el cuerpo, lo que podría llevar a una neuroinflamación o alteraciones en la función cerebral, afectando la atención, el control de los impulsos y las funciones ejecutivas en niños o niñas con TDAH.

Aunque se necesita más investigación, apoyar la detoxificación a través de la alimentación, la hidratación y la reducción de la exposición a toxinas puede aliviar los síntomas del TDAH en algunos individuos. Este *Paso* explora la epigenética de las vías de detoxificación hepática, ofreciendo ideas sobre cómo el hígado de tu hijo o hija procesa toxinas y por qué un sistema de detoxificación funcional puede ayudar a manejar los síntomas del TDAH.

SNP - Genes de Detoxificación

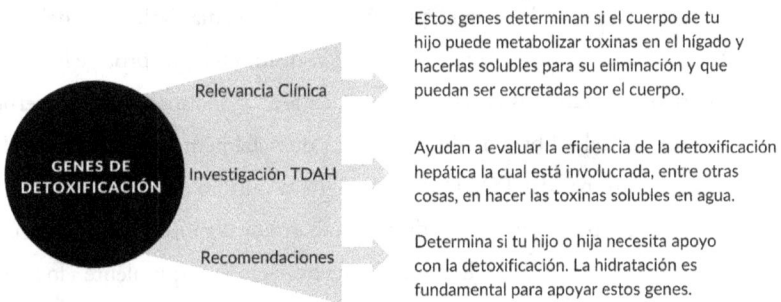

GENES DE DETOXIFICACIÓN

Relevancia Clínica → Estos genes determinan si el cuerpo de tu hijo puede metabolizar toxinas en el hígado y hacerlas solubles para su eliminación y que puedan ser excretadas por el cuerpo.

Investigación TDAH → Ayudan a evaluar la eficiencia de la detoxificación hepática la cual está involucrada, entre otras cosas, en hacer las toxinas solubles en agua.

Recomendaciones → Determina si tu hijo o hija necesita apoyo con la detoxificación. La hidratación es fundamental para apoyar estos genes.

Primero, examinemos los marcadores genéticos que apoyan la detoxificación hepática. El gen **CYP1A2,** parte de la familia del citocromo P450, regula el metabolismo de químicos, alimentos, medicamentos y toxinas. Las variaciones en este gen afectan qué tan rápido tu hijo o hija procesa sustancias, impactando su sensibilidad a las toxinas ambientales. Otro gen crítico es el **CYP3A4**, que también está involucrado en el metabolismo de una amplia gama de sustancias. Las variaciones en este gen influyen en la eficiencia de la detoxificación.

Aunque existen más de 50 miembros de esta familia de enzimas, el 90% de los medicamentos son metabolizados por CYP1A2 y CYP3A4, lo que los convierte en los más importantes. Estos dos genes también desempeñan un papel crucial en el metabolismo de xenobióticos por ejemplo, carcinógenos, medicamentos, contaminantes ambientales, aditivos alimenticios, hidrocarburos y pesticidas.

La fase 1 de la detoxificación juega un papel inicial en la descomposición de estos compuestos, que son principalmente solubles en grasa y se almacenan predominantemente dentro de nuestros adipocitos, las células grasas. Estos compuestos contribuyen a una amplia gama de síntomas, desde la inflamación hasta la toxicidad.

¿Qué significa esto para tu hijo o hija con TDAH? Si no tiene muchos adipocitos en los que las toxinas puedan almacenarse, esas toxinas pueden acumularse en otras partes del cuerpo que contienen grasa. Dado que el cerebro está compuesto aproximadamente por un 60% de grasa, cuando un niño o niña tiene una gran cantidad de toxinas y una mala capacidad para procesarlas, es posible que se observe una conexión entre una mala detoxificación y un impacto desafiante en la función cerebral.

En la segunda fase de la detoxificación, encontramos tres genes adicionales: **SOD2**, **GSTP1** y **NQO1**. Estos genes están involucrados en la conversión de esos sustratos tóxicos en una forma soluble en agua que pueda eliminarse más fácilmente del cuerpo.

SOD2 codifica una enzima llamada superóxido dismutasa, que protege las células del daño oxidativo. Los cambios en este gen pueden afectar la capacidad del cuerpo para neutralizar los radicales libres dañinos, lo que potencialmente puede agravar el estrés oxidativo y los síntomas del TDAH. Imagina que la pintura de tu auto se ha oxidado. Ya no brilla, incluso puedes ver partes del vehículo donde la pintura está completamente removida y el metal está oxidado. Este proceso de oxidación es equivalente a lo que puede ocurrir en nuestras células cuando se produce oxidación.

El gen GSTP1 codifica para el glutatión S-transferasa, una enzima que detoxifica los compuestos dañinos al conjugarlos con glutatión. Las variaciones en este gen pueden afectar la capacidad del cuerpo para detoxificar las toxinas ambientales, lo que lleva a una acumulación de sustancias dañinas.

Finalmente, el gen NQO1 codifica para la NAD(P)H quinona deshidrogenasa, una enzima que protege las células del estrés oxidativo al detoxificar las quinonas. Las variaciones en este gen pueden afectar la eficiencia de esta vía de detoxificación, lo que aumenta el riesgo de problemas de salud relacionados con toxinas.

Si el olor corporal de tu hijo o hija es notablemente fuerte o desagradable, podría ser una señal de posibles problemas de salud. Aunque la piel es un órgano de eliminación, el olor podría indicar que las toxinas se están liberando a través de la piel debido a una eliminación inadecuada a través de otras vías. La detoxificación efectiva depende de los movimientos regulares de los intestinos y la orina, por lo que, si tu hijo o hija presenta estreñimiento u orina con poca frecuencia, puede indicar que los sistemas de detoxificación del cuerpo no están funcionando eficientemente. Para apoyar la detoxificación, asegúrate de que tu hijo o hija orine y tenga evacuaciones normales diariamente.

Manteniendo la Detoxificación Simple

Sabemos que el proceso de detoxificación puede ser bastante difícil de entender, por lo que te ayudaremos a vincular estos caminos de detoxificación con el TDAH. Algunos estudios sugieren que los niños o niñas con TDAH pueden tener dificultades para detoxificarse de ciertos tóxicos ambientales, como metales pesados (por ejemplo, plomo, mercurio, cadmio), pesticidas y otros químicos, lo que puede afectar la función cerebral. Las variaciones genéticas en las enzimas de detoxificación pueden llevar a una detoxificación más lenta, lo que permite que las sustancias neurotóxicas se acumulen.

Comprender estos factores genéticos nos ayuda a apreciar por qué algunos niños o niñas pueden ser más sensibles a los tóxicos ambientales y cómo podemos apoyar sus procesos de detoxificación.

Toxinas Ambientales

Los metales pesados, los pesticidas y los aditivos en los alimentos son tóxicos comunes que pueden afectar a los niños o niñas con TDAH. La exposición al plomo, por ejemplo, se ha vinculado a un mayor riesgo de TDAH. Estos tóxicos provienen de fuentes cotidianas como la pintura, las tuberías de plomería, el suelo contaminado, los productos no orgánicos, los alimentos procesados y la mala calidad del aire en interiores.

Crear un entorno libre de tóxicos en casa es ideal, pero un objetivo más realista es un entorno con toxinas minimizadas. Comienza mejorando la calidad del aire: abre las ventanas, agrega plantas purificadoras de aire y considera purificadores de aire.

Evita utensilios de cocina de Teflón. Cuando se calientan a altas temperaturas, pueden liberar vapores tóxicos que contienen ácido perfluorooctanoico (PFOA) y otros productos químicos, lo que contribuye a la contaminación del aire en interiores y representa riesgos para la salud. En su lugar, usa utensilios de cerámica, hierro fundido o acero inoxidable. Minimiza el uso de envases plásticos, especialmente en el microondas.

¿Otras formas de fomentar un entorno minimizado en tóxicos que evitarán que los síntomas de TDAH empeoren?

- Sustituye las velas convencionales, los enchufes y los ambientadores por aerosoles caseros por velas de cera de abejas o soya, y difusores que usen aceites esenciales de alta calidad—siempre que no tengas mascotas susceptibles, ya que muchos aceites esenciales no son seguros para los animales—o simplemente no utilices fragancias.

- Deja de usar las hojas para secadora a favor de bolas de lana para secadora con aceites esenciales.

- Cambia las cortinas de la regadera de PVC por alternativas de tela o sin PVC para evitar la liberación de productos químicos.

- Elige productos de limpieza no tóxicos de marcas como Seventh Generation y Norwex.

- Considera comprar muebles y artículos del hogar usados hechos de fibras naturales como madera y lana en lugar de plástico.

- Limpia regularmente, quítense los zapatos dentro de la casa y usa tapetes para reducir los alérgenos y el polvo.

- Cambia a productos de belleza y cuidado personal que no contribuyan a la contaminación del aire en interiores.

- Para evitar los residuos de pesticidas en los productos no orgánicos y en los productos de control de plagas del hogar, elige productos orgánicos o de cultivo local no rociados con pesticidas siempre que sea posible. También, trata las plagas domésticas y las malas hierbas al aire libre de la manera más natural posible.

- Evita los aditivos alimenticios, como colores artificiales y conservadores, ya que se ha demostrado que promueven la hiperactividad y la falta de atención en niños o niñas susceptibles.

Para más orientación, el *Environmental Working Group* (EWG) ofrece recursos como la lista de la Docena Sucia para productos agrícolas, que identifica frutas y verduras con los residuos de pesticidas más altos, y la base de datos *Skin Deep* para verificar la seguridad de los productos de cuidado personal. Estos recursos pueden ayudarte a tomar decisiones informadas para reducir la exposición de tu hijo o hija a tóxicos perjudiciales.

Recuerda, estas son solo guías. No intentes implementarlas todas al mismo tiempo. Lo más importante es dar un paso a la vez y priorizar los cambios que más resuenen con tu familia.

Yo Alicia recuerdo haberle dicho a mi esposo que nuestro microondas era demasiado viejo y no valía la pena checar si era seguro (por ejemplo, posibles fugas de radiación). Él se deshizo de él. Cuando los niños o niñas llegaron a la cocina buscando "calentar" un snack rápido, les dije que usaran la estufa. Fue un momento "divertido" en nuestra casa... pero se acostumbraron al cambio.

Mejorando el Proceso de Detoxificación

Apoyar los procesos de detoxificación de tu hijo o hija no termina con la creación de un entorno reducido en toxinas. Varias prácticas y técnicas adicionales pueden ayudar a mejorar la detoxificación.

- **El cepillado en seco** estimula el sistema linfático, promoviendo la eliminación de toxinas a través de la piel. Antes de un baño o ducha, usa un cepillo de cerdas naturales para cepillar suavemente la piel de tu hijo o hija hacia el corazón. Para direcciones específicas, consulta la Asistencia al Viajero en este *Paso*.

- **Los saunas**, ya sean tradicionales o infrarrojos, pueden ayudar a eliminar toxinas a través del sudor. Si decides usar un sauna, asegúrate de que tu hijo o hija se mantenga hidratado y consulta con un proveedor de atención médica antes de usarlo, especialmente con niños o niñas pequeños.

- **Las compresas de aceite de ricino** son otra técnica efectiva de detoxificación. Aplica una cantidad generosa de aceite de ricino sobre una tela de franela o algodón doblada 4-6 veces como de unos 20 cm (dependiendo de la edad de tu hijo o hija) (esto es la "compresa"), colócala en el abdomen de tu hijo o hija (asegurándote de cubrir el área del hígado/vesícula biliar en el cuadrante superior derecho del abdomen), cúbrelo con alguna bolsa de plástico y aplica algo caliente durante unos 30 minutos. Inicialmente, repite el proceso durante seis semanas, de 4 a 6 días consecutivos a la semana. Este método puede apoyar la función hepática y mejorar la digestión. Si tu hija es mayor y está menstruando, no uses calor durante su periodo, ya que puede aumentar el flujo. Encuentra más detalles sobre el uso de compresas de aceite de ricino en la Asistencia al Viajero en el *Paso Seis - Inflamación*.

- **Los baños relajantes con sales de Epsom** son otra forma de promover la detoxificación. Agrega una taza o dos de sal de Epsom a un baño tibio y deja que tu hijo o hija se remoje durante 20-30 minutos. El magnesio en las sales de Epsom puede ayudar a reducir el estrés, relajar los músculos y apoyar la detoxificación.

- **El movimiento** también es un componente clave de la detoxificación. La actividad física ayuda a acelerar el flujo de linfa, que lleva nutrientes a las células y elimina los desechos. Anima a tu hijo o hija a hacer ejercicio regularmente, ya sea jugando afuera, andando en bicicleta o participando en deportes. El objetivo es mantener su cuerpo en movimiento y su sistema linfático activo.

- **No olvides el sueño.** La detoxificación ocurre mientras dormimos. ¿Sabías que nuestra flora normal produce aproximadamente 2 litros de gas al día? Y todo eso necesita salir. Bueno, si eres como yo, Alicia, una persona que creció sin poder dejar salir gases en público, ¡adivina qué! Todo ese gas saldrá mientras duermes. Permitir que el gas salga sea una parte aceptada regularmente del estilo de vida familiar es mejor.

- **La relajación y la respiración** profunda también pueden apoyar la detoxificación mientras apoyan el sueño.

- **La nutrición y la hidratación** también juegan un papel significativo en la detoxificación. Asegúrate de que tu hijo o hija beba suficiente agua y coma alimentos ricos en fibra para apoyar la capacidad natural del cuerpo para detoxificarse a través de la piel, los pulmones, los riñones y los intestinos.

- **Recuerda apoyar los movimientos intestinales regulares** La eliminación diaria de heces (evacuaciones) es un método esencial de detoxificación. Trabaja con tu hijo o hija para que no se estriña y tenga entre 1 y 3 evacuaciones diarias.¿Harán estos cambios una diferencia? Sí, absolutamente, para la mayoría de los niños o niñas y adultos, especialmente aquellos con genes de detoxificación desafiantes.

Suplementos para Apoyar la Detoxificación

Suplementos como el glutatión, N-acetilcisteína (NAC) y DIM (diindolilmetano) pueden apoyar aún más la detoxificación hepática.

El glutatión es un excelente antioxidante que ayuda a neutralizar los radicales libres y apoya los procesos de detoxificación del hígado. La N-acetilcisteína (NAC) es un precursor del glutatión y puede mejorar su producción en el cuerpo.

Ten en cuenta que, aunque ambos suplementos apoyan la detoxificación de fase 2, la NAC atraviesa la barrera hematoencefálica, mientras que el glutatión no. Aunque tienen mecanismos de funcionamiento diferentes en el cuerpo, ambos apoyan la detoxificación y la inflamación. Normalmente recomendamos tomar el glutatión y la NAC juntos en ayunas. Si el estómago de tu hijo o hija se irrita con estos suplementos, pueden tomarlos con una pequeña galleta de arroz o algo de fruta, pero sin proteína.

El DIM (diindolilmetano), un compuesto que se encuentra en verduras crucíferas como el brócoli y las coles de Bruselas apoya la fase 1 de la detoxificación hepática. Aunque las verduras crucíferas generalmente se recomiendan por sus beneficios para la salud, incluida su capacidad para ayudar a la detoxificación, algunas personas pueden necesitar tener precaución al consumirlas crudas.

Si tu detoxificación de fase 1 ya es excesivamente rápida en relación con la fase 2 (como lo indican tus SNPs), las verduras crucíferas crudas podrían acelerar aún más la fase 1, lo que podría crear un desequilibrio y llevar a la acumulación de toxinas intermedias. En tales casos, trabajar con un proveedor de atención médica para equilibrar las vías de detoxificación es clave, y las verduras crucíferas cocidas o métodos alternativos de obtener DIM pueden ser más adecuados para ti.

Elige suplementos de alta calidad (es decir, Buenas Prácticas de Manufactura con un número DIN o NPN) y consulta con tu proveedor de atención médica para determinar si el suplemento es adecuado y qué dosis y régimen son correctos para tu hijo o hija.

Para nuestro último caso de estudio en este *Paso*, conoce a Hana, una niña brillante y divertida de 8 años que vino a nosotros porque tenía vitíligo, una condición en la que las células inmunitarias destruyen las células que producen melanina en la piel. La piel comienza a volverse blanca, a menudo con parches blancos en diferentes partes del cuerpo. Más adelante en este proceso, los padres de Hana también nos dijeron que Hana tenía TDAH.

Después de abordar sus vías de detoxificación y optimizar la dieta, el sueño y el movimiento, los síntomas de vitíligo y TDAH de Hana mejoraron. Su enfoque en la escuela aumentó, e incluso su maestra notó los cambios. Después de suspender los suplementos durante una semana, los síntomas de Hana empeoraron, lo que confirmó los beneficios de continuar su régimen personalizado. Hoy en día su mamá dice: "Nunca dejaremos lo que estamos haciendo. Realmente funciona para Hana."

ASISTENCIA AL VIAJERO

El cepillado en seco es una técnica que implica cepillar suavemente la piel con un cepillo seco de cerdas suaves para promover la circulación y la exfoliación. Debido a su efecto en el sistema linfático, también puede mejorar el apoyo inmunológico. A continuación, se presenta una guía paso a paso:

1. **Preparación:**

- Consulta con un pediatra antes de realizar el cepillado en seco, especialmente si tu hijo o hija tiene afecciones en la piel o sensibilidades.

- Selecciona un cepillo con un mango cómodo y cerdas naturales suaves, adecuadas para pieles delicadas. Asegúrate de que el cepillo esté limpio y seco antes de cada uso.

- Encuentra un lugar cómodo y cálido donde tu hijo o hija se sienta relajado. Explícale el proceso para asegurarte de que esté cómodo y dispuesto.

2. **Cepillado:**

- Comienza en las plantas de los pies, usando movimientos suaves y ascendentes hacia el corazón. Repite de 5 a 10 veces en cada pierna. Hazlo también en la parte interior de las piernas y los brazos, donde la piel es más delgada.

- Cepilla desde las manos hacia arriba por los brazos, en dirección a los hombros y siempre hacia el corazón. Usa una presión ligera y repite de 5 a 10 veces en cada brazo.

- Para la espalda, cepilla desde la parte baja de la espalda hacia arriba, hacia los hombros. En el torso, utiliza movimientos suaves desde el abdomen hacia el pecho.

- Evita cepillar áreas sensibles, como el rostro, el cuello o zonas con cortes, erupciones o irritaciones.

- Mantén las sesiones breves, alrededor de 2 a 3 minutos, y observa la respuesta de tu hijo o hija. Si lo disfruta, el cepillado en seco se puede hacer de 1 a 2 veces por semana.

3. **Cuidados Posteriores al Cepillado:**

- Después del cepillado, puedes bañar a tu hijo o hija para eliminar las células de piel exfoliadas. Después, aplica una crema hidratante suave para mantener la piel hidratada.

- Siempre observa la piel de tu hijo o hija en busca de signos de irritación. Si aparece enrojecimiento o incomodidad, suspende el uso.

Este enfoque suave del cepillado en seco puede ser una adición relajante a la rutina de tu hijo o hija. Apoya el sistema inmunológico, promueve la detoxificación, la relajación y una piel saludable, y es una práctica reconfortante que puede mejorar el bienestar general de tu hijo o hija.

PARADA DE DESCANSO

Es hora de que los padres se tomen un descanso y procesen la información Tómate 10 minutos de calma para descansar con las siguientes preguntas:

1. **Toxinas en la Casa:** ¿Qué productos o hábitos cotidianos en tu casa podrían contribuir a un entorno de detoxificación que no es ideal, por ejemplo, alimentos ultraprocesados, productos de limpieza, plásticos? ¿Qué pequeños pasos podrías tomar para crear un ambiente más limpio y de apoyo para la detoxificación natural?

2. **Vías de detoxificación de tu hijo o hija:** ¿Cómo responde típicamente a los cambios en la alimentación, la rutina o el entorno físico? ¿Hay señales de que su cuerpo podría tener dificultades para detoxificarse de manera eficiente por ejemplo, dolores de cabeza frecuentes, problemas digestivos, problemas de piel? Reflexiona sobre sí ajustar su alimentación, actividad física, evacuaciones, micción o sueño podría proporcionar apoyo.

3. **Hidratación de tu hijo o hija:** ¿Cuánta agua consume? ¿Es suficiente para apoyar la eliminación de toxinas en su cuerpo? ¿Consume bebidas distintas al agua? Podrías verificar si estas bebidas apoyan sus vías de detoxificación.

A continuación, detente 10 minutos en silencio (sentado o caminando lentamente). Mantén la mente lo más clara y abierta posible, y simplemente escucha. Escribe o dile a Siri que "tome una nota" de cualquier respuesta que pueda surgir. Debido a que te has tomado el tiempo de reflexionar con calma, estas respuestas probablemente serán menos impulsivas y provendrán de un nivel más profundo. Pueden darte pistas sobre las razones detrás de tus respuestas. Esas pistas, a su vez, revelarán posibles patrones de pensamiento problemáticos y pueden proporcionar una gran dirección para avanzar con las recomendaciones de este *Paso* que serían las más fáciles de implementar o las que mejor funcionen con tu familia.

OBRAS VIALES

Crea el Plan de Acción de Detoxificación de tu Hijo o Hija.

Materiales:

- Cuaderno o dispositivo digital, bolígrafo o lápiz.

Instrucciones:

1. **Identifica toxinas:** Haz una lista de las fuentes comunes de toxinas en tu casa, por ejemplo, productos de limpieza, aditivos alimenticios, fragancias.

2. **Planifica reemplazos:** Anota alternativas más seguras, por ejemplo, marcas de limpieza no tóxicas, productos orgánicos, difusores de aceites esenciales.

3. **Implementa técnicas de detoxificación:** Programa cepillados en seco regulares, uso de compresas de aceite de ricino, sesiones de sauna o baños de sales de Epsom.

4. **Fomenta el movimiento:** Planea actividades físicas diarias para promover el flujo linfático.

5. **Suplementos:** Consulta con un proveedor de atención médica sobre suplementos de detoxificación apropiados para tu hijo o hija.

Este plan de acción te ayudará a reducir sistemáticamente la exposición a toxinas y a apoyar los procesos naturales de detoxificación de tu hijo o hija, haciendo más manejables los síntomas del TDAH.

SOUVENIR

Para el Souvenir de este *Paso*, te animamos a que te regales a ti y a tu hijo o hija el regalo de una detoxificación.

Mejorar la eliminación de toxinas implica apoyar nuestros órganos que detoxifican, como los pulmones, intestinos, riñones y piel, que utiliza nuestro cuerpo para la eliminación y excreción, nuestros mentores les llaman también "emuntorios.". En otras palabras, te invitamos a hablar con tu hijo o hija sobre defecar o evacuar, orinar, sudar y respirar profundamente.

¿Cuántas veces al día hace popó tu hijo o hija? ¿Cómo se ve? ¿Es como una salchicha de color marrón claro, que sale suavemente? ¿Tu hijo o hija tiene que esforzarse? Y sé abierto a esta conversación, ¡vale la pena!

Después, observa: ¿cuánta agua bebe tu hijo o hija? y ¿cuántas veces? ¿Cuánto orina cada día? ¿De qué color es la orina? ¿Es un poco amarillenta por la mañana y se aclara a medida que avanza el día?

¿Qué pasa con el sudor? muchas toxinas salen a través de la piel. Yo Alicia, recuerdo a la mamá de un adolescente con TDAH que dijo que su hijo adolescente olía "a chivo". Dijo que era bastante desagradable. Habla con tu hijo o hija sobre cómo las toxinas salen a través del sudor también.

Finalmente, la respiración es otra forma de eliminar toxinas. Después de todo, inhalamos oxígeno y exhalamos dióxido de carbono. Cuando hacemos respiraciones profundas conscientemente, no solo nos relajamos; también eliminamos toxinas al exhalar y recargamos nuestros pulmones con aire fresco al inhalar.

Lleva un diario de todas estas formas de sacar las toxinas y revisa los cambios con tu hijo o hija a medida que su sistema de detoxificación reciba mayor apoyo.

A continuación, explicaremos la Calma y cómo impacta el TDAH. Veremos estrategias para manejar la Calma y apoyar la salud en general.

PASO CLAVE CINCO — CALMA

"La mayor arma contra el estrés es nuestra capacidad de elegir un pensamiento sobre otro."

- William James, autor 'The Principles of Psychology'

RESUMEN – Versión Corta

Es el último sábado antes de que comience la escuela, y estás en medio de una tienda grande. Tu hijo o hija está teniendo un berrinche por cuál estuche elegir. El ruido, las luces, el tiempo que ha pasado desde su última comida y la cantidad abrumadora de opciones lo han sobrepasado. Los puños están volando. Los estantes previamente organizados están ahora en su mayoría en el suelo, y tu hijo o hija grita a todo pulmón que "¡te odia!" En resumen, el estrés ha influido en el traslado de la dopamina de la corteza prefrontal al cuerpo estriado, y han pasado de poder concentrarse a estar "totalmente descontrolados".

Sientes la conocida punzada de ansiedad en el estómago, un pequeño nudo en la garganta, y, además de luchar contra la vergüenza por la escena que se desarrolla frente a ti, te preguntas: "¿Habrá alguna vez una manera de ayudar a mi hijo o hija a encontrar la calma en medio del caos?" Ya hemos cubierto varias sugerencias en el libro que tendrán un impacto en eventos como este. Aun así, el poder de la atención plena y la meditación —herramientas que cubriremos en este *Paso*— es significativo en cómo pueden transformar a crear una base calmada desde la cual tu hijo o hija experimenta el mundo.

Genes de Gestión del Estrés

Continuaremos explorando el mundo crucial e iluminador de la epigenética y comenzaremos este *Paso* con cómo los genes influyen en nuestra capacidad de encontrar calma. Analizaremos algunos genes que regulan la producción de dopamina y después cubriremos dos genes relacionados con la producción de serotonina.

A continuación, explicaremos un gen que juega un papel importante en la regulación del cortisol a lo largo del eje Hipotálamo-Pituitaria-Adrenal (HPA) y, finalmente, te daremos información sobre un gen adicional relacionado con la producción de GABA.

Atención Plena o Mindfulness

Imagina la atención plena o mindfulness como una manera de ayudar a tu hijo o hija a presionar el botón de pausa sus pensamientos acelerados. Se trata de enseñarles a centrarse en el momento presente, ya sea que se sientan hiperactivos o agobiados por pensamientos intrusivos. Presentaremos prácticas simples como la respiración profunda que puede hacer maravillas para ayudar a tu hijo o hija a calmar su mente y reconectarse con su cuerpo.

Rutinas

Las rutinas son otro elemento clave para ayudar a tu hijo o hija a tener menos desajustes en ciertas situaciones con el funcionamiento de su cerebro neuro diverso. Piensa en las rutinas como los cimientos que sostienen el día de tu hijo o hija. Sin embargo, la flexibilidad dentro de las rutinas es vital. Detallaremos varias formas de encontrar un equilibrio entre la consistencia y la adaptabilidad.

Regulación Emocional

Aunque este *Paso* trata, en muchos sentidos, sobre la Regulación Emocional, dedicaremos una sección para profundizar en el tema abordando cuestiones como mecanismos de afrontamiento, construcción de confianza y resiliencia, navegación de retos sociales, el valor de la empatía y técnicas de refuerzo positivo.

Suplementos para Apoyar la Calma

Suplementos como tirosina, GABA, L-teanina y lactium también pueden apoyar el camino hacia la calma de tu hijo o hija. Al final de este *Paso*, te ayudaremos a determinar si estos suplementos pueden ser herramientas valiosas para tu hijo o hija.

CENTRO DE INFORMACIÓN

El Impacto del TDAH y la Expresión Génica en la Capacidad para Calmarse

Muchos genes desempeñan un papel en la regulación emocional y, a su vez, en nuestra capacidad para adaptarnos y responder de manera tranquila y consciente en cualquier situación.

Esto no sorprenderá a ningún padre de un niño o niña con TDAH que haya presenciado grandes colapsos después de la escuela, cuando su hijo o hija ha pasado todo el día enmascarando sus verdaderos sentimientos y comportamientos para encajar en el entorno. Los cerebros con TDAH a menudo enfrentan retos únicos para alcanzar y mantener un estado de calma porque muchas cosas están ocurriendo debajo de la superficie que dificultan esta capacidad.

Un factor clave es qué tan fácilmente el cuerpo puede cambiar de la dominancia simpática (el modo de lucha, huida, congelación o complacencia) a la dominancia parasimpática (el modo de descanso, recuperación, alimentación y reproducción). La producción de neurotransmisores, la función de los receptores y la eficiencia del transporte de neurotransmisores influyen en este cambio crítico. Cuando estos procesos se ven comprometidos, la capacidad de calmarse después de un factor estresante se ve significativamente obstaculizada.

Otro ejemplo es la resistencia a la hora de dormir o las dificultades para relajarse por la noche. Muchos padres reportan que sus hijos o hijas con TDAH se vuelven "hiperactivos" justo cuando el resto de los integrantes de la casa está preparándose para ir a dormir. Esto no es necesariamente una elección consciente o un intento deliberado de contradecir la rutina de acostarse. Más bien, a menudo refleja cómo el TDAH impacta la regulación de neurotransmisores, los ritmos circadianos y la capacidad de activar el sistema parasimpático.

En el capítulo 11 encontrarás un marco de referencia que creamos llamado:

RESPONDE. Cuando llegue la hora de dormir, por ejemplo, tómate un momento para reflexionar acerca de estos pasos para manejar los retos de comportamiento.

Practica respiraciones profundas como un apoyo inicial para ti y tu hijo o hija. Simplemente inhala profundamente por la nariz y exhala lentamente por la boca. Una vez más. Ahora, exploremos cómo podemos apoyarnos mejor a nosotros mismos y a nuestros hijos o hijas en el cultivo de un ambiente de calma.

Dopamina y TDAH

Comencemos este *Paso* examinando de cerca la dopamina. Es un neurotransmisor clave involucrado en las vías de recompensa, motivación, atención y función ejecutiva del cerebro, las áreas que suelen verse afectadas en personas con TDAH.

Las investigaciones sugieren que el TDAH está asociado con una disfunción en el sistema dopaminérgico, particularmente en regiones del cerebro críticas para la atención, el control de los impulsos y la toma de decisiones.

El gen **COMT** codifica una enzima responsable de metabolizar las catecolaminas, incluidas la dopamina, la epinefrina, también conocida como adrenalina y la norepinefrina como noradrenalina, además de los estrógenos y ciertos medicamentos.

COMT es extremadamente activo en la corteza prefrontal, el área del cerebro responsable de comportamientos cognitivos, la toma de decisiones, la expresión de la personalidad, el aprendizaje, las adicciones como el juego, las pantallas, los videojuegos, la cantidad de alimentos consumida o las compras, así como la moderación de gran parte del comportamiento social.

Las variaciones en el gen COMT influyen en la actividad de la enzima responsable de metabolizar la dopamina, la epinefrina y la norepinefrina. La dopamina juega un papel crítico en la atención, la regulación del estado de ánimo y la capacidad de mantenerse calmado y concentrado. Sin embargo, los desequilibrios también pueden aumentar la sensibilidad al estrés y la ansiedad. La epinefrina y la norepinefrina son componentes clave de la respuesta natural al estrés del cuerpo, ayudando a regular las reacciones a retos y amenazas.

Cuando el SNP de COMT es normal (verde), metaboliza más rápido la dopamina, la epinefrina y la norepinefrina. Estas personas tendrán niveles reducidos de dopamina y bajos niveles de epinefrina y norepinefrina. Si el SNP de COMT es variante (rojo), entonces la dopamina no se metaboliza fácilmente y, al igual que la epinefrina y la norepinefrina, estarán elevadas.

En otras palabras, ambas codificaciones genéticas (normal y variante), tienen beneficios y desafíos. Lo ideal sería tener cantidades abundantes de dopamina en el cerebro y que los mensajes lleguen fácilmente a la siguiente neurona.

Sin embargo, también querríamos metabolizar de manera óptima la epinefrina y la norepinefrina para que nuestros niveles de estrés disminuyan adecuadamente cuando la necesidad de estas hormonas haya pasado.

Lo mejor para el gen COMT es que no sea ni homocigoto variante (rojo) ni homocigoto normal (verde), sino heterocigoto (amarillo, habiendo recibido el código normal de un padre y el código variante del otro). En otras palabras, una posición de '*Ricitos de Oro*': ni demasiado ni muy poco.

Es importante destacar que este ejemplo subraya que los síntomas del TDAH no siempre están relacionados con genes "variantes"; las tres versiones verde, amarillo y rojo, pueden ser beneficiosas dependiendo del gen y del contexto.

La dopamina y el TDAH se discuten frecuentemente en las redes sociales, a menudo insinuando que simplemente tener suficiente dopamina podría prevenir el TDAH. Sin embargo, la historia no termina con la producción y descomposición de dopamina. Para que la dopamina tenga el efecto deseado, su mensaje no solo debe enviarse a través de la sinapsis a la siguiente célula, sino también recibirse con éxito por los receptores de dopamina en la célula postsináptica.

Además, la dopamina puede unirse a receptores específicos en la neurona presináptica, activando un mecanismo de retroalimentación negativa que regula la liberación de dopamina, hablaremos más sobre esto en el capítulo de Tratamientos Médicos y Alternativos.

Esto significa que es esencial considerar tanto la cantidad de dopamina presente en el cerebro como qué tan eficientemente están funcionando los receptores de dopamina, las proteínas diseñadas para recibir y procesar estas señales.

Para entender esto, recurrimos a otro SNP, **DRD2**, que codifica principalmente el receptor de dopamina D2, un componente crítico en la recepción de señales de dopamina en el cerebro. Dependiendo de la codificación génica de este SNP, los receptores de dopamina pueden funcionar con una eficiencia casi óptima (verde), alrededor del 50% de eficiencia (amarillo) o con una eficiencia significativamente reducida (rojo).

Estas variaciones influyen en qué tan bien se transmiten y procesan las señales de dopamina, contribuyendo a diferencias en la concentración, motivación y comportamiento.

Además, considera lo que sucede si, independientemente de la codificación, los receptores de dopamina de tu hijo o hija están inflamados (más sobre esto en el *Paso Seis - Inflamación*) e incapaces de recibir el mensaje. O, si tu hijo o hija está bajo un estrés significativo y experimentando niveles elevados o desregulados de hormonas del estrés como el cortisol, esto puede afectar aún más la señalización de la dopamina.

Nuevamente, el estrés y la inflamación son poderosos disruptores que pueden alterar la expresión génica, haciendo que hasta el 90% de los genes se comporten como si fueran variantes.

En escenarios como este, es similar a un receptor en un juego de fútbol que pierde la pelota, el mensaje no llega. Cuando la señalización de dopamina se ve afectada, ya sea debido a niveles reducidos de dopamina, ineficiencia del receptor o factores externos como el estrés y la inflamación, puede contribuir a síntomas como falta de atención, impulsividad e hiperactividad.

Esta es una razón por la que muchos medicamentos para el TDAH funcionan al mejorar la actividad de la dopamina en el cerebro, mejorando tanto la transmisión de señales de dopamina como la función del receptor (esto se analiza más en el capítulo de Tratamientos Médicos y Alternativos).

Para entender una imagen más completa de la dopamina, otro SNP relevante es **DAT1** también conocido como SLC6A3. Este gen codifica una proteína transportadora de dopamina responsable de regular los niveles de dopamina en el cerebro. Facilita la recaptación de dopamina del espacio sináptico, el espacio entre las neuronas de regreso a la neurona presináptica para su reciclaje, como un mecanismo de retroalimentación negativa, indicando a la célula que sí o no produzca más dopamina, o para ser metabolizada, reduciendo la concentración de dopamina en el espacio extracelular.

En términos más simples, piénsalo como un "sistema de limpieza" que evita que la dopamina permanezca demasiado tiempo en la vía de comunicación, asegurando que el cerebro pueda restablecerse y mantener el equilibrio.

Este proceso influye directamente en la disponibilidad de dopamina en regiones clave del cerebro, como la corteza prefrontal que es crítica para el enfoque, la motivación y el control de los impulsos.

Los genes variantes de los receptores SNP (DRD2 y DAT1) pueden dar lugar a una recaptación y transporte de dopamina menos eficientes, lo que reduce la actividad dopaminérgica. Este desequilibrio se ha asociado con afecciones como el TDAH, donde una señalización insuficiente de dopamina puede afectar la atención y la autorregulación.

Ahora, juntemos la información genética de este *Paso Clave*. Al examinar el gen COMT, responsable de metabolizar la dopamina junto con DRD2 y DAT1, los genes de los receptores de dopamina, obtenemos información sobre cómo tu hijo o hija metaboliza la dopamina y las hormonas del estrés como la epinefrina y la norepinefrina. Esto proporciona pistas valiosas sobre su capacidad para concentrarse, mantener la atención y regular los impulsos.

SNP - Genes de la Calma

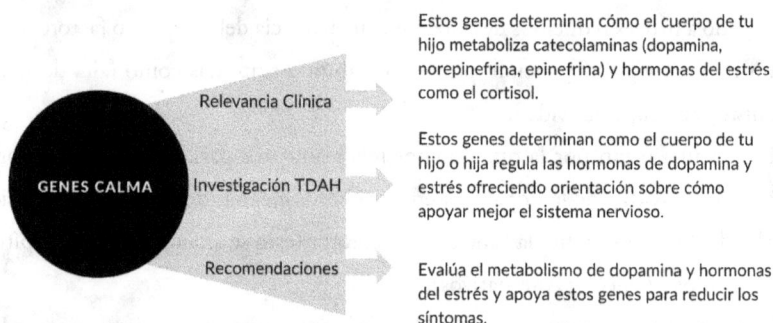

GENES CALMA

Relevancia Clínica → Estos genes determinan cómo el cuerpo de tu hijo metaboliza catecolaminas (dopamina, norepinefrina, epinefrina) y hormonas del estrés como el cortisol.

Investigación TDAH → Estos genes determinan como el cuerpo de tu hijo o hija regula las hormonas de dopamina y estrés ofreciendo orientación sobre cómo apoyar mejor el sistema nervioso.

Recomendaciones → Evalúa el metabolismo de dopamina y hormonas del estrés y apoya estos genes para reducir los síntomas.

La Combinación "del Preocupón"

Yo Alicia, soy homocigota para la variante (rojo) del gen COMT, lo que significa que mi enzima COMT no metaboliza fácilmente la dopamina. Por el lado positivo, este nivel más alto de dopamina puede llevar a tener menos comportamientos adictivos y a reducir los antojos a los alimentos. También me hace apasionada y entusiasta con las cosas que amo.

Sin embargo, esta variante trae consigo ciertos retos. Dado que mi gen COMT también tiene dificultades para metabolizar hormonas del estrés como la epinefrina y la norepinefrina, soy más propensa a la ansiedad y a las tendencias obsesivo-compulsivas, lo que me ha valido el apodo de "preocupona" en el mundo de la epigenética. Esta presencia elevada de hormonas del estrés también puede hacerme reactiva. Mis hijos e hijas suelen bromear diciendo que no tengo "filtro" o que tiendo a responder antes de que los demás terminen de hablar.

La buena noticia es que entender mis tendencias genéticas me ha ayudado a reconocer y manejar estos comportamientos. Al desacelerarme y estar más presente, puedo regular mis reacciones y canalizar mi energía de manera más efectiva.

Este conocimiento más profundo de mí misma me ha convertido en una mamá más compasiva y me ha permitido perdonarme por momentos en los que la alta dopamina y las hormonas del estrés probablemente influyeron en decisiones de crianza no del todo ideales.

Para un niño o niña con TDAH, la combinación del gen "preocupón" puede manifestarse de varias maneras:

- **Mayor Ansiedad y Sensibilidad:** Dificultad para calmarse en situaciones estresantes debido a la incapacidad para metabolizar las hormonas del estrés. Pueden parecer fácilmente abrumados o preocuparse en exceso.

- **Sobrepensar y Dificultad para Soltar:** Tendencia a revivir situaciones o enfocarse excesivamente en errores percibidos, lo que a veces puede llevar a crisis emocionales.

- **Tendencias Obsesivas Compulsivas:** Fijarse en tareas o rutinas específicas para lidiar con el estrés, como necesitar que las cosas estén "perfectas".

- **Respuestas Impulsivas y Reactividad:** Responder rápidamente o interrumpir conversaciones debido a una mente acelerada.

- **Dificultad para Concentrarse Bajo Presión:** Hormonas del estrés elevadas pueden hacer difícil la capacidad de mantenerse atento en ambientes con mucha presión.

A pesar de estos desafíos, los niños y/o niñas "preocupones" a menudo demuestran fortalezas profundas, como empatía, curiosidad y pasión por sus intereses. Con orientación, su sensibilidad aumentada puede fomentar la resolución creativa de problemas y conexiones significativas.

La Combinación "Guerrera"

Examinemos ahora el otro lado del gen COMT. La hija de Brenda, Rachel, es homocigota para la codificación "normal" de este gen, lo que significa que su enzima COMT metaboliza la dopamina de manera eficiente y consistente. Aunque esto puede parecer ventajoso, combinado con otras modificaciones genéticas a menudo asociadas con el TDAH, esta alta actividad del COMT puede reducir los niveles de dopamina en regiones clave del cerebro como la corteza prefrontal.

Esto puede aumentar la probabilidad de comportamientos destinados a elevar la dopamina, como los antojos a alimentos, la búsqueda de atención o la impulsividad, los cuales brindan dopamina rápidamente.

Por el lado positivo, la descomposición eficiente de la dopamina le permite manejar eficazmente las hormonas del estrés como la epinefrina y la norepinefrina, ayudándola a regular el estrés con facilidad. Este equilibrio la convierte en un ejemplo clásico del tipo "guerrero": alguien que persiste con determinación, resiliencia y tenacidad.

El perfil genético de Rachel también incluye una variante del gen DAT1, que reduce la eficiencia en la recaptación de dopamina. Este doble desafío —la rápida metabolización de dopamina por el COMT y la recaptación reducida por el DAT1— dificulta el mantenimiento de niveles adecuados de dopamina en la corteza prefrontal, cruciales para el enfoque, la atención y el control de los impulsos.

Dada esta combinación, el cerebro de Rachel requiere apoyo adicional para mantener niveles óptimos de dopamina. Estrategias nutrimentales específicas —como suplementos de tirosina, que apoyan la síntesis de dopamina— y posiblemente medicamentos pueden ser altamente efectivos (ver el Capítulo 13 para más detalles).

Para un niño o niña con TDAH, la combinación del gen "guerrero" puede manifestarse como:

- **Dificultad para Mantener la Motivación:** Destacar bajo presión, pero luchar con tareas que carecen de recompensas inmediatas o estímulos.

- **Conductas de Búsqueda de Dopamina:** Participar en actividades como comer colaciones azucaradas, jugar videojuegos o tomar riesgos para obtener dopamina rápidamente.

- **Rigidez en el Enfoque:** Determinación implacable que puede hacerlos inflexibles o excesivamente enfocados en resultados específicos.

- **Resiliencia Excepcional:** Recuperarse rápidamente de contratiempos y demostrar tenacidad frente a desafíos.

- **Mayor Enfoque Bajo Presión:** Sobresalir en situaciones de alta tensión donde la adrenalina mejora la concentración y el rendimiento.

- **Mejor Regulación Emocional:** Gracias a la metabolización eficiente de las hormonas del estrés, pueden mostrar mayor tolerancia a la frustración que sus compañeros o compañeras.

Conductas de Búsqueda de Dopamina

Ya sea que tu hijo o hija se incline más hacia el perfil genético de "preocupón" o "guerrero", cada combinación ofrece retos y fortalezas que determinan qué tan agresivamente busca obtener dopamina rápidamente. La dopamina, a menudo referida como el "neurotransmisor de la felicidad" del cerebro, juega un papel crítico en la motivación, la atención y la recompensa.

Si los niveles de dopamina son bajos debido a una producción insuficiente, receptores que no reciben la señal eficientemente o una metabolización demasiado rápida, el cerebro de tu hijo o hija naturalmente lo llevará a buscar comportamientos que eleven la dopamina. Estos podrían incluir comer colaciones o bocadillos azucarados, jugar videojuegos, rascarse una herida o provocar conflictos para obtener una "reacción" de un hermano, padre o maestro.

Si tu hijo o hija está profundamente involucrado en una actividad que proporciona un flujo constante de dopamina, por ejemplo, construir una obra maestra de lego o jugar su videojuego favorito, es posible que se moleste, frustre o incluso se enoje cuando se le pide que se detenga. Esto se debe a que el impulso de dopamina que estaba disfrutando se corta repentinamente, dejándolo sentirse privado y desregulado.

Al mismo tiempo, un desequilibrio en la dopamina —ya sea demasiado baja o alta— puede interrumpir la capacidad de un niño o niña para mantenerse calmado. Cuando los niveles de dopamina son demasiado bajos, el cerebro lucha por mantenerse comprometido y motivado, lo que lleva a inquietud, irritabilidad y frustración. Por el contrario, cuando los niveles de dopamina son demasiado altos, pueden desencadenar hiperactividad, impulsividad e incluso dificultad para relajarse o conciliar el sueño.

Este delicado equilibrio ayuda a explicar por qué las conductas orientadas a elevar la dopamina a menudo llevan a un niño o niña a oscilar entre estados de excitación y desregulación.

Genes de la Serotonina y la Respuesta al Estrés

La serotonina es un neurotransmisor clave involucrado en el estado de ánimo, el sueño y la regulación emocional. Aquí nos enfocamos en su papel crítico en la estabilidad del estado de ánimo y los patrones de sueño. Genes como **TPH2** que facilita la síntesis de serotonina y **MAOA**, responsable de metabolizar serotonina, dopamina, epinefrina y norepinefrina, influyen significativamente en la disponibilidad de neurotransmisores en el cerebro.

MAOA funciona de manera similar al COMT, pero con diferencias notables: ser portador de una variante del gen MAOA ralentiza la descomposición de la serotonina y la dopamina, lo que puede reducir los síntomas de depresión y aumentar la motivación.

Sin embargo, la eliminación más rápida de epinefrina y norepinefrina en quienes tienen un gen MAOA de codificación normal puede ayudar a disminuir la ansiedad y los trastornos de pánico. Esto ilustra cómo múltiples genes interactúan para influir en los rasgos relacionados con el TDAH.

Otro gen importante en la respuesta al estrés es el **FKBP5.** Este gen influye en cómo nuestros cuerpos responden a la presión o el malestar, afectando los niveles de cortisol y la gestión general del estrés. Regula el bucle de retroalimentación negativa del eje Hipotálamo-Pituitaria-Adrenal (HPA), es decir, cómo se comunican el cerebro y las glándulas suprarrenales y puede fomentar una producción prolongada o disfuncional de cortisol.

Los niños o niñas con ciertas variaciones en este gen podrían tener una respuesta al estrés intensificada y quedarse más fácilmente atrapados en el modo de lucha o huida, lo que dificulta mantener la calma en situaciones desafiantes.

Como una persona que presenta una variante homocigota (roja) del gen FKBP5 puede atestiguar, aquí Brenda levanta la mano, quedarse atrapado en el "estrés" no es divertido. Cuando un niño o niña o un padre o madre no pueden pasar fácilmente al modo parasimpático y calmarse, puede ser frustrante para todos los involucrados.

Otro gen que analizamos para comprender las respuestas al estrés es el SNP **CRHR1.** Este SNP es un receptor que se une a la hormona liberadora de corticotropina (CRH, por sus siglas en inglés: *"corticotropin-releasing hormone"*), estimulando el eje HPA y empujando el sistema nervioso hacia el lado simpático del estrés. Esta acción estimula la pituitaria (también dentro del eje HPA) para liberar ACTH, que a su vez estimula las glándulas suprarrenales para producir cortisol, adrenalina y noradrenalina.

Y, por supuesto, como ocurre con todos los genes, interactúa con otros genes, en este caso, COMT, DRD2 y MAOA. El alelo variante de CRHR1 tiene más receptores de CRH, lo que podría ser la razón por la cual causa mayor ansiedad y depresión. También puede afectar el tracto gastrointestinal y causar hinchazón, inflamación, gases o evacuaciones irregulares.

En esta sección, también examinaremos otro gen, **GAD1.** Este gen desempeña un papel crucial en la producción de ácido gamma-aminobutírico (GABA), un neurotransmisor que ayuda a calmar el sistema nervioso. Este gen también puede influir en qué tan bien un niño o niña se relaja y maneja el estrés.

Las variantes en el gen GAD1 pueden afectar la eficiencia con la que el cuerpo convierte el glutamato, un neurotransmisor excitatorio, a GABA, un neurotransmisor calmante que reduce la actividad neuronal, promueve la relajación, disminuye la ansiedad y desempeña un papel en la regulación del sueño.

Un exceso de glutamato y una conversión insuficiente a GABA pueden llevar a una sobreestimulación, haciendo difícil que un niño o niña se relaje y maneje el estrés.

El problema con el exceso de glutamato es otra razón por la cual es crucial volver continuamente al *Paso Uno: Alimentación*, y ser consciente de los ingredientes de los alimentos, particularmente los aditivos como el MSG o GMS (glutamato monosódico), que pueden aumentar los niveles de glutamato en el cerebro. Revisar las etiquetas y evitar alimentos con MSG oculto puede ayudar a reducir la sobreestimulación y apoyar un sistema nervioso más tranquilo.

Yo Alicia, conocí a alguien que sufría dolores de cabeza en respuesta a alimentos que contenían glutamato. Después de investigar, se dio cuenta de que la comida contenía MSG, que era la causa raíz del problema. Su genética muestra que tiene una variante del GAD1. Eliminar su exposición al MSG eliminó los dolores de cabeza.

Yo Alicia, nací y crecí en la Ciudad de México. En la cultura mexicana, usar Knorr Suiza, el caldo de pollo en la cocina es la norma. Knorr Suiza contiene MSG, y yo no lo metabolizo (yo también tengo una variante del GAD1).

No solo tengo niveles altos de dopamina, epinefrina y norepinefrina, sino que también me resulta difícil sentir calma cuando consumo MSG. Esta respuesta al glutamato es una de las principales razones por las que, para mí, la mejor manera de comer es leer las etiquetas, comprar sabiamente, cocinar mis comidas y omitir los ingredientes que sé que serán problemáticos para mi bienestar.

Comprender estos factores genéticos nos ayuda a apreciar por qué la atención plena o mindfulness y la meditación pueden ser particularmente efectivas tanto para apoyar las fortalezas de un niño o niña con TDAH como para minimizar algunas de las limitaciones asociadas con desajustes en su entorno.

Al optimizar la alimentación, fomentar un sueño reparador, promover el movimiento divertido y participar en prácticas que promuevan la calma y el enfoque, por ejemplo, ejercicios de respiración y el uso de suplementos, podemos ayudar a equilibrar el impacto de estas variaciones genéticas.

Atención Plena o Mindfulness

La atención plena o mindfulness es la práctica de prestar atención al momento presente sin emitir juicios. Se trata de ser plenamente consciente de lo que está ocurriendo ahora, ya sea el sonido de los pájaros, tu respiración o el sabor de una manzana.

Para los niños o niñas con TDAH, la atención plena puede ser una herramienta poderosa para gestionar la hiperactividad y los pensamientos intrusivos. Al centrarse en el presente, los niños o niñas aprenden a observar sus pensamientos y sentimientos sin sentirse abrumados, reduciendo la impulsividad y mejorando el enfoque.

Las investigaciones demuestran que la atención plena mejora la atención, la regulación emocional y la impulsividad. Esta atención plena activa regiones del cerebro involucradas en la atención sostenida, como la corteza prefrontal (CPF) y la corteza cingulada anterior (CCA). Con la práctica regular, los niños o niñas pueden fortalecer estas áreas, mejorando el enfoque y el autocontrol. La atención plena también mejora la memoria de trabajo, la concentración y la resiliencia, ayudando a los niños o niñas a afrontar los retos diarios.

Respiración Consciente, Imaginación Guiada y Sonidos Binaurales

La respiración consciente es un ejercicio simple pero efectivo para calmarse que también respalda la detoxificación. Se recomienda respirar lenta y profundamente, enfocándose en la sensación del aire al entrar y salir del cuerpo. Inhalar por la nariz y exhalar lentamente por la boca activa la respuesta de relajación, reduciendo el estrés.

Las visualizaciones o imaginación guiada, en la que tu hijo o hija imagina una escena pacífica como un arroyo tranquilo, puede ayudar a distraerse de pensamientos intrusivos y promover la calma.

El descanso profundo no asociado al sueño (NSDR, por sus siglas en inglés), que implica relajar profundamente el cuerpo mientras estás despierto, puede rejuvenecer la mente y el cuerpo. Los escaneos corporales, en los que el niño o niña nota sensaciones desde los pies hasta la cabeza, aumentan la conciencia corporal y promueven la relajación.

Los sonidos binaurales son otra herramienta que calman, que apoyan el sueño y la relajación. Los padres pueden acceder gratuitamente a sonidos binaurales para su hijo o hija en plataformas como YouTube, que ofrece una amplia variedad de música específicamente diseñadas para el enfoque, la relajación o el sueño.

Aplicaciones como 'Insight Timer' o 'Brain.fm' también ofrecen contenido gratuito o de prueba con sonidos binaurales adaptados a diferentes necesidades. Asegúrate siempre de que el contenido elegido se alinee con el objetivo deseado.

Incorporar la atención plena en las rutinas diarias no tiene que ser complicado. Comienza con prácticas pequeñas, como la respiración consciente por la mañana o una visualización antes de dormir. Comer conscientemente—animar a tu hijo o hija a experimentar el sabor y la textura de los alimentos—puede hacer que la hora de la comida sea un momento relajante. Las pausas de atención plena durante el día, como enfocarse en los alrededores, también pueden ayudar a reiniciar la atención y reducir el estrés.

Rutinas

Las rutinas son poderosas para manejar el TDAH, ya que ofrecen previsibilidad y seguridad, lo que reduce la ansiedad. Una rutina matutina podría incluir señales visuales para cepillarse los dientes y vestirse, mientras que una rutina de tareas escolares podría usar una lista de verificación con descansos. Estas herramientas ayudan a los niños o niñas a mantenerse en el camino y reducen la carga mental de recordar los pasos.

Crea un horario visual con gráficos coloridos que delineen las actividades diarias. Usa imágenes para representar cada tarea, facilitando que tu hijo o hija las siga. La asignación de tiempo, es decir, reservar tiempo en el horario familiar para tareas y las listas de verificación con detalles específicos por ejemplo, todos los elementos necesarios para prepararse para la escuela, brindan una sensación de logro y mantienen a tu hijo o hija enfocado.

Si necesitas una idea simple para implementar y seguir esas rutinas de manera atractiva, considera adquirir un horario magnético pre hecho. Yo Brenda, tengo una amiga, Elaine Tan Comeau, una mamá que fue maestra y que creó un excelente producto organizacional familiar llamado Daysies® Daily Schedules (https://www.easydaysies.com) para ayudar a los niños o niñas a visualizar la "forma del día".

Elaine me dijo: "Los horarios visuales ayudan a los niños o niñas a sentirse seguros y confiados ya que pueden ver y predecir lo que sucederá a continuación, mejorando las funciones ejecutivas, la independencia y la cooperación, al tiempo que reducen la ansiedad". Psicólogos infantiles y terapeutas ocupacionales mencionan los gráficos de Elaine como un gran apoyo para niños o niñas con autismo, TDAH u otras necesidades especiales. Podrían ser un excelente punto de partida para una rutina divertida para tu hijo o hija.

Flexibilidad

La flexibilidad dentro de las rutinas es esencial para los niños o niñas con TDAH. Aunque la estructura proporciona un marco, es importante adaptarse a sus necesidades dinámicas. Por ejemplo, si tu hijo o hija está particularmente inquieto, podrías sustituir una actividad tranquila por algo más activo.

Por el contrario, si tiene dificultades con una actividad calmada y muestra comportamientos de búsqueda de dopamina—como golpear continuamente a un hermano, pellizcarse las cutículas, responder con comentarios negativos o gritar buscando una reacción—podrías cambiar a una actividad que proporcione pequeñas dosis de dopamina positiva. Por ejemplo, tener carreras hasta el final de la cuadra con *"choca esos cinco"* después de cada carrera puede ser una excelente opción.

Mantener la estructura general mientras se adapta al estado actual de tu hijo o hija ayuda a prevenir luchas de poder, regula la dopamina y crea un ambiente más armonioso.

Como padre y/o madre, modelar las rutinas es crucial. La consistencia es clave, y tus acciones marcan el tono. En nuestra familia (Brenda), teníamos una noche familiar los jueves cuando nuestros hijos e hijas eran pequeños.

Los niños y niñas aportaban ideas sobre lo que podíamos hacer juntos, las escribían en pequeños papeles que doblábamos y poníamos en un frasco. Cada semana, uno de los niños o niñas tenía la oportunidad de elegir un papel, y esa actividad sería nuestro plan para la noche.

Además de la noche familiar semanal, todos tenían rutinas establecidas para la hora de dormir, por ejemplo, merienda, baño, ponerse la pijama, cepillarse los dientes, leer cuentos y rezar. También teníamos actividades semanales que todos esperaban con ansias. Involucrábamos a nuestros hijos e hijas en otras rutinas, como crear horarios visuales o dejándolos elegir el orden de las tareas escolares o qué tareas realizarían durante el tiempo de limpieza familiar los sábados.

Este nivel de participación empoderó a nuestros hijos e hijas, los hizo más comprometidos con las rutinas y resultó en cinco adultos muy divertidos, productivos y bastante organizados.

La comprensión de las influencias genéticas y la implementación de estrategias prácticas como la atención plena, la respiración consciente y rutinas flexibles pueden transformar la experiencia diaria de los niños o niñas con TDAH y sus familias. Estas prácticas no solo minimizan los retos, sino que también potencian las fortalezas únicas de cada niño o niña, promoviendo un entorno donde puedan prosperar.

Regulación Emocional

Imagina que tu hijo o hija pase de cero a un colapso emocional en segundos porque su hermana menor le pidió prestada su camisa favorita y la dejó arrugada en la esquina. De repente, estás lidiando con un estallido emocional que se parecería a la explosión de un volcán.

La desregulación emocional puede convertir situaciones cotidianas en un drama de alto riesgo. Como mamá, Brenda, a la que le ha pasado, y podría nombrar a la hermana menor, reconocer las señales de advertencia es el primer paso para manejar estos altibajos emocionales.

En niños o niñas con TDAH, la desregulación emocional se manifiesta como cambios de humor rápidos, temperamentos explosivos y frustración. Esto no es solo un "mal día", a menudo está desencadenado por factores del estilo de vida como falta de sueño, exceso de azúcar o demasiado tiempo frente a las pantallas.

Neurobiológicamente, algunos de los genes que hemos mencionado—COMT, DRD2, MAOA y GAD1—afectan la planificación, la toma de decisiones y el control de los impulsos, lo que hace más difícil la regulación emocional. La corteza prefrontal, responsable de manejar las emociones, no siempre se comunica bien con la amígdala, lo que lleva a sobrerreaccionar.

Herramientas simples como la respiración profunda pueden ayudar a calmar a tu hijo o hija activando el sistema nervioso parasimpático. Enséñales a inhalar por cuatro tiempos y exhalar por seis. Nuevamente, los sonidos binaurales o las visualizaciones guiadas también pueden proporcionar alivio.

Nos guste o no, los padres juegan un papel crucial en modelar la regulación emocional. Si te mantienes calmada durante momentos estresantes, tu hijo o hija probablemente hará lo mismo. Recuerdo claramente una discusión acalorada con Rachel—una adolescente con Lyme y TDAH no diagnosticado.

Después de irme a nuestro dormitorio para calmarme, le comenté a mi esposo: "Siento que quiero ser inmadura y simplemente dejarlo sin resolver". Él me dijo: "Eres la mamá, su lugar seguro, no puedes hacer eso". Así que tomé una respiración profunda, me recordé a mí misma las herramientas de regulación emocional y volví a involucrarme. A veces, involucrarme terminaba bien, a veces no, pero operaba desde una base de amor incondicional, sabiendo que manejar las emociones tanto para Rachel como para mí era una habilidad que se aprendía con el tiempo.

Construyendo Confianza y Resiliencia

Fomentar que los niños o niñas se involucren en actividades en las que sobresalen ayuda a construir resiliencia y autoestima. Considera las fortalezas de tu hijo o hija—construir estructuras complejas con legos o ser emprendedor, como Rachel, que comenzó un puesto de raspados en el vecindario y ahorró lo suficiente para ir al campamento de verano.

Estas actividades son más que solo diversión; permiten que tu hijo o hija experimente el éxito y aumente su autoestima. Como solía decirles mi esposo a los tres hermanos mayores de Rachel: "Traten bien a Rach; es probable que algún día trabajen para ella".

Entrenamiento de Habilidades Sociales

El entrenamiento en habilidades sociales puede ayudar a los niños o niñas con TDAH a navegar las relaciones con sus compañeros y/o compañeras, enseñándoles señales sociales y resolución de conflictos a través de juegos de rol y actividades interactivas. Practicar estas habilidades en casa refuerza los comportamientos positivos.

Lamentablemente, el acoso escolar de niños o niñas con TDAH es común, por lo que es importante enseñarles a reconocerlo y denunciarlo, y practicar respuestas asertivas como: "no me gusta eso". Ten en cuenta que el "bullying o burla" también, aunque a menudo parezca algo hecho solo por diversión, puede ser emocionalmente dañino. Si el "bullying o burla" ocurre en la familia, asegúrate de que se haga de manera amable y verifica con la persona "burlada" para asegurarte de que está bien con lo que está sucediendo.

La Importancia de la Empatía

La empatía fortalece el vínculo entre padres, hijos o hijas. Cuando él o ella esté molesto, escucha y valida sus sentimientos antes de ofrecer soluciones. Di: "Veo que estás molesto/a; hablemos de ello". Este tipo de comunicación les demuestra que sus emociones importan. La empatía también transforma la disciplina—entiende lo que hay detrás de su comportamiento y guíalos hacia mejores elecciones. Esto fomenta la seguridad emocional y la confianza.

Mientras modelas la empatía, recuerda hacer que tu hijo o hija repita frases como: "Veo que estás molesto/a. ¿Quieres hablar de ello?". La compasión por ti misma también es esencial.

Técnicas de Refuerzo Positivo

El refuerzo positivo es una forma poderosa de fomentar los comportamientos deseados y aumentar la autoestima. Cuando resaltes logros pequeños y los vínculos a recompensas inmediatas, ya sea tiempo adicional de juego o elogios, estás ayudando a tu hijo o hija a buscar dopamina de formas positivas. Recompensas consistentes y justas también ayudan a los niños o niñas a entender la conexión entre sus acciones y los resultados positivos.

Suplementos para Apoyar la Calma

Los suplementos pueden ayudar a promover la calma y la relajación. Como se mencionó en el *Paso Tres - Sueño*, uno de nuestros suplementos más recomendados contiene Lactium, un decapéptido bioactivo derivado de la leche. Se ha demostrado que el Lactium reduce el estrés y mejora la calidad del sueño al resetear el eje HPA y ayuda a regular los niveles de hormonas del estrés como el cortisol.

Cuando se combina con L-teanina, este compuesto apoya el sistema nervioso, asegurando que las señales sean "escuchadas." La L-teanina, presente en el té verde, promueve la relajación y mejora el enfoque sin causar somnolencia. Aumenta la producción de GABA y serotonina, apoyando la calma.

Cuando yo Alicia, hice un "reseteo genético" con cambios en el estilo de vida y suplementos, incluyendo Lactium, en tres semanas y media experimenté una calma que nunca había sentido. Ahora, tomo un Lactium antes de dormir, pero a veces tomo otro por la mañana si espero un día estresante.

Una vez, cuando este suplemento se agotó, Brenda notó lo "desordenada" que estaba y me ofreció una botella de su propio suministro. Qué alivio para ambas. De todos los suplementos que sugerimos, un suplemento de Lactium de alta calidad es uno que esperamos que tu hijo o hija, y posiblemente tú, puedan probar pronto.

El ácido gamma-aminobutírico (GABA) es otro neurotransmisor que inhibe la actividad neural, promoviendo la relajación y reduciendo la ansiedad. Los suplementos de GABA pueden ayudar a calmar la mente y el cuerpo, facilitando que los niños o niñas con TDAH manejen el estrés. Dado que el GABA puede tener dificultades para unirse a los receptores, un suplemento de apoyo como pasiflora puede aumentar la captación de GABA.

Donde la disfunción de la dopamina juega un papel en los síntomas del TDAH, mantener niveles adecuados de tirosina—un aminoácido precursor de la dopamina—puede ayudar a apoyar la producción de dopamina. Con la ayuda de cofactores como hierro, zinc, vitamina B6 y otras vitaminas B, la tirosina se metaboliza a dopamina, un neurotransmisor clave para el estado de ánimo, el enfoque y la motivación.

Aunque la investigación es limitada, entender las interacciones genéticas sugiere que aquellos con baja dopamina podrían beneficiarse de la suplementación con tirosina o bien, de alimentos que la contengan como: pollo, pavo, pescado, lácteos, nueces, semillas y productos de soya fermentados.

Ten en cuenta que si eres como yo, Alicia, donde ya tengo demasiada dopamina, la tirosina no hace nada para mí en cuanto a neurotransmisores. Conocer qué suplementos beneficiarán a tu hijo o hija es uno de los verdaderos regalos de entender su genética.

Si tu hijo o hija tiene una variante genética TPH2 que afecta la conversión de triptófano a 5-HTP, por ejemplo, es homocigoto para la variante o heterocigoto, crucial para la producción de serotonina, la suplementación con 5-HTP puede ayudar a apoyar los niveles de serotonina. El aminoácido 5-HTP es un precursor directo de la serotonina, lo que lo convierte en un suplemento efectivo para apoyar el estado de ánimo, el sueño y otras funciones reguladas por la serotonina.

Los efectos de los suplementos pueden variar significativamente entre individuos—por ejemplo, un suplemento que ayuda a la mayoría de los niños o niñas a dormir mejor puede causar que tu hijo o hija se despierte durante la noche. Se necesita más investigación para comprender completamente el potencial de los suplementos de aminoácidos.

En un seminario reciente, el Dr. Greenblatt compartió un estudio de caso de una mujer con depresión causada por una incapacidad para romper las proteínas en aminoácidos a pesar de seguir una dieta limpia y de alimentos integrales. A veces, problemas subyacentes como un ácido estomacal bajo o mala digestión pueden causar retos similares.

Los suplementos pueden ser adiciones valiosas a la rutina de tu hijo o hija cuando se usan en la combinación y dosis correctas. Por eso, comprender sus mecanismos es crucial. Comienza examinando cómo interactúan los genes de respuesta al estrés de tu hijo o hija, después consulta a un profesional de la salud para determinar las dosis apropiadas según el tamaño, peso y perfil genético único de tu hijo o hija.

ASISTENCIA AL VIAJERO

Un beneficio notable de un cerebro con TDAH es su capacidad para involucrarse profundamente en actividades interesantes y emocionantes. Cuando se canaliza correctamente, este hiperfoco puede ser un gran activo. La atención plena y las rutinas estructuradas ayudan a aprovechar esta habilidad, convirtiéndola en una herramienta para la calma y la productividad. Cuando tu hijo o hija aprende a dirigir su enfoque de manera consciente, puede lograr una concentración y creatividad impresionantes. Esta fuerza única puede ser cultivada mediante una práctica constante, lo que lleva a una mejor regulación emocional, un mayor sentido de control y una dopamina fomentada positivamente.

La atención plena y las rutinas no solo tratan de manejar los síntomas; empoderan a tu hijo o hija. Yo (Brenda) recuerdo cuando Rachel estaba en su fase de escalar árboles. Había estado jugando con sus hermanos cerca de nuestra casa y se cayó de una rama en unos arbustos con espinas, dejándola con rasguños profundos en la espalda. Aunque no se lesionó gravemente, estaba ansiosa y con incomodidad.

Yo había estado usando el "tapping", también conocido como Técnica de Libertad Emocional (o EFT en inglés), para calmar mis propios pensamientos ansiosos, así que le enseñé a Rachel a usarlo para ayudarla con el dolor y la ansiedad mientras sanaba. Ella rápidamente se convirtió en una experta en el tapping, yendo a su habitación varias veces al día para usar esta técnica simple y aliviar el dolor y la irritación.

Puedes ver videos de tapping en el canal de YouTube de *'The Tapping Solution'* para obtener ejemplos fáciles de cómo utilizarlo.

PARADA DE DESCANSO

Es hora de que los padres tomen un descanso y digieran la información. Tómate 10 minutos de calma para descansar con las siguientes preguntas:

1. **Evalúa Tus Propias Estrategias de Calma**: ¿Cómo modelar la calma en tu vida diaria? ¿Hay momentos en los que tu estado emocional podría contribuir a la desregulación de tu hijo o hija? Reflexiona sobre las áreas en las que podrías necesitar enfocarte en tus propias estrategias de calma para apoyar mejor a tu hijo o hija.

2. **Equilibrar Estructura y Flexibilidad**: Piensa sobre el nivel de estructura frente a flexibilidad en la rutina diaria de tu hijo o hija. ¿Hay un equilibrio entre proporcionar suficiente predictibilidad para sentirse seguro y calmado, mientras también se permiten momentos de espontaneidad y elección? ¿Cómo podría ajustar este equilibrio para apoyar la autorregulación de tu hijo o hija?

Después, tómate 10 minutos de silencio, sentado o caminando lentamente. Mantén la mente lo más clara y abierta posible y simplemente escucha. Anota o dile a Siri que "haga una nota" de cualquier respuesta que surja. Debido a que has tomado tiempo para reflexionar de manera tranquila y silenciosa, estas respuestas probablemente serán menos impulsivas y provendrán de un nivel más profundo. Pueden ofrecer pistas sobre los motivos detrás de tus respuestas. Esas pistas, a su vez, revelarán pensamientos problemáticos potenciales y pueden ofrecer una excelente dirección sobre cómo avanzar con las recomendaciones en este *Paso* que serían las más fáciles de implementar o las que mejor se adapten a tu familia.

La reacción de un padre y/o madre ante el comportamiento de su hijo o hija es crucial para moldear su desarrollo emocional y conductual. Los principios clave incluyen:

- **Autorregulación para Padres**: Te alentamos a que entiendas y manejes tus respuestas emocionales antes de abordar el comportamiento de tu hijo o hija. Esto se basa en la creencia de que los niños o niñas a menudo reflejan los estados emocionales de sus padres. Tomar este paso requerirá tanto de tu propio trabajo emocional como de tu capacidad para autorregularte rápidamente en situaciones en las que tu hijo o hija no pueda hacerlo.

- **Empatía y Validación**: En lugar de reaccionar de manera impulsiva, es importante empatizar con la experiencia de tu hijo o hija y validar sus sentimientos. Por ejemplo, reconocer la frustración o ira sin imponer inmediatamente la disciplina.

- **Reformulación del Comportamiento**: En su mayoría, los comportamientos desafiantes deben verse como señales de necesidades no satisfechas, retos en el desarrollo o habilidades rezagadas. Abordar las causas subyacentes en lugar de solo el comportamiento exterior, mejora los resultados.

Más adelante, explicaremos nuestro Marco de Referencia RESPONDER, pero considera lo que podría suceder si respondes de manera consciente antes de reaccionar.

OBRAS VIALES

Las obras viales de este *Paso* incluyen instrucciones para ti y tu hijo o hija para crear un Frasco de Atención Plena, una forma simple, divertida y efectiva de practicar la atención plena.

Crea tu Propio Frasco de Atención Plena

Materiales:

- Un frasco transparente con tapa

- Agua

- Arena de colores o cuentas finas

- Colorante para alimentos (opcional)

Instrucciones:

1. **Llena el frasco**: Llena el frasco con agua, dejando algo de espacio en la parte superior.

2. **Añade arena o cuentas**: Agrega algunas cucharadas de arena o cuentas finas al frasco. Para un atractivo visual adicional, agrega una gota de colorante para alimentos.

3. **Cierra la tapa**: Asegúrate de que la tapa esté bien cerrada para evitar fugas.

4. **Agita y observa**: Agita el frasco y observa cómo la arena o las cuentas giran y se asientan. Anima a tu hijo o hija a concentrarse en el movimiento de la arena y las cuentas mientras se asientan, utilizando esto como una ayuda visual para calmarse.

Opcional:

Se puede añadir una pequeña cantidad de glicerina o jabón para platos transparente al agua para que el movimiento de la arena o las cuentas sea más lento, creando un efecto calmante más prolongado mientras se asientan.

Este frasco de atención plena puede ser útil en momentos de estrés o sobrecarga. Proporciona un enfoque visual que promueve la calma.

SOUVENIR

Para el souvenir de este *Paso*, ofrecemos un método para crear disciplina rítmica en tu casa basado en la metodología de paternidad efectiva centradas en cuatro principios: ritmo, polaridades, transiciones y líneas o expectativas claras. Sin embargo, primero enfatizaremos la importancia de implementar estos principios.

Esto ayudará a crear un hogar más tranquilo, con menos luchas sobre las rutinas y roles más evidentes para todos. También fomentará un sentido de esperanza y motivación para los padres.

Un aspecto central del enfoque de paternidad efectiva, la disciplina rítmica, enfatiza la creación de armonía en el hogar a través de la estructura y la consistencia.

- **Ritmo**: Establecer rutinas diarias predecibles, como horarios de comidas consistentes, rituales de acostarse y horarios de tareas, para brindar a los niños o niñas un sentido de estabilidad y seguridad.

- **Polaridades**: Reconocer y equilibrar los opuestos en la experiencia de un niño o niña, como actividad y descanso. Por ejemplo, permitir un período de juego libre después de un tiempo de aprendizaje estructurado para fomentar el equilibrio, esto también se relaciona con el trabajo del Dr. Melillo sobre el equilibrio hemisferial.

- **Transiciones**: Apoyar a los niños o niñas en los cambios por ejemplo, si es momento de guardar los juguetes e irse a comer, proporcionando advertencias, señales claras o rituales, una cuenta regresiva o una canción para señalar el final de una actividad.

- **Líneas o Expectativas Claras**: Establecer reglas claras y apropiadas para la edad y hacerlas cumplir consistentemente. Este enfoque evita la ambigüedad y ayuda a los niños o niñas a entender los límites sin sentirse demasiado controlados.

Técnicas

Encontrarás recordatorios de estas herramientas a lo largo de nuestro libro, pero aquí las presentamos como excelentes herramientas para implementar en tu casa para fomentar la inteligencia emocional y la cooperación:

- **Uso de Cuentos**: Usa historias para ayudarte a ti, tu hijo o hija a entender las emociones y el comportamiento de una manera sin confrontaciones.

- **Reuniones Familiares**: Realiza chequeos regulares para permitir que los miembros de la familia expresen sus pensamientos y sentimientos y colaboren en la solución de problemas.

- **Refuerzo Positivo**: Celebra los pequeños logros para fomentar el comportamiento deseado y fortalecer el vínculo padre-hijo o hija.

Yo, Alicia, recuerdo que, cuando era niña, cuando mi mamá reunía a la familia para una comida, se molestaba si nos tomaba mucho tiempo llegar a la mesa—un patrón que ella aprendió cuando crecía. Estas transiciones abruptas eran difíciles para mí, y a menudo una comida comenzaba con algunos desacuerdos.

Hoy en día, le he pedido a mi esposo que me dé un aviso de 5 a 10 minutos antes de la comida para que pueda terminar lo que esté haciendo. Tiene sentido. De lo contrario, si llego tarde a la mesa, puede haber frustración, y cuando bajo, como en el cuento de Ricitos de Oro y los tres osos, se complica aún más la situación comiendo sopa fría.

Los niños o niñas con TDAH a menudo aman la estructura, y al crear una disciplina rítmica, disfrutarás de un ambiente más tranquilo.

Antes de continuar, aquí hay una pequeña nota sobre un término que usamos en nuestro libro, "apropiado para la edad". Como se mencionó, los niños o niñas con TDAH pueden experimentar retrasos en el desarrollo—una cifra comúnmente citada es de 3 a 5 años—particularmente en áreas relacionadas con el funcionamiento ejecutivo, por ejemplo, control de impulsos, organización, planificación, regulación emocional.

Esto significa que las pautas o expectativas apropiadas para la edad significarán cosas diferentes para un niño o niña de 8 años neurotípico frente a un niño o niña de 8 años con TDAH.

Debido a sus características genéticas, una persona con TDAH puede nunca encontrar ciertas actividades fáciles, por lo que establecer expectativas claras, encontrar un sistema organizado, poner rutinas en marcha y proporcionar asistencia en la planificación de una manera que funcione con ese cerebro será la forma más efectiva de abordarlo.

Como nos recordó una de nuestras amigas, una mamá con TDAH que cría a un hijo con TDAH, trabajar con él de una manera que respete cómo funciona, requiere dejar de lado la expectativa de que los cerebros con TDAH deberían poder hacer lo que los cerebros neurotípicos pueden hacer.

Por ejemplo, ella mencionó que todos los días después de la escuela, los calcetines de su hijo terminaban en el piso en algún lugar, lo más común era en la sala, a veces en su dormitorio, el baño o la cocina. Se cansó de esto, especialmente porque cada par requería *mucho* trabajo de su parte para lograr que su hijo los levantara. Así que colocó una canasta para sus calcetines sucios en la entrada junto a la puerta principal, el lugar donde se quita los zapatos, y no cree haber visto un solo calcetín sucio en el piso desde entonces. Lección aprendida.

Ahora, continuaremos con el tema de la inflamación y su rol en los síntomas del TDAH.

PASO CLAVE SEIS - INFLAMACIÓN

"La inflamación no es el fuego, es el camión de bomberos. Trata las causas, no el síntoma".

- Dr. Mark Hyman, autor 'The Blood Sugar Solution 10-Day Detox Diet'

RESUMEN – Versión Corta

Con Suzanne, una niña de 8 años con TDAH, sus padres notaron que su tendencia a síntomas como pensamientos intrusivos parecía intensificarse cuando consumía ciertos alimentos o estaba bajo estrés. Tras consultar con un profesional de la salud, descubrieron que Suzanne tenía niveles elevados de marcadores inflamatorios.

Haciendo cambios simples, como adoptar una dieta antiinflamatoria e incorporar actividad física constante, los padres de Suzanne observaron una mejora significativa en sus patrones de pensamiento y bienestar general.

También probaron métodos prácticos adicionales, como usar compresas de aceite de ricino y darle suplementos de magnesio antes de dormir. Estos métodos ayudaron a reducir la inflamación de Suzanne y la hicieron sentir más tranquila y concentrada.

La inflamación es como el sistema de alarma de tu cuerpo. Cuando algo no está bien—como una infección o una lesión—tu cuerpo pide ayuda. Esta llamada trae células inmunes para combatir a los invasores y comenzar el proceso de curación.

Sin embargo, cuando este sistema de alarma permanece encendido por mucho tiempo, puede causar problemas, especialmente en niños o niñas con TDAH. Es como una alarma contra incendios que nunca deja de sonar.

Genes de la Inflamación

La inflamación crónica, una condición difícil de diagnosticar o determinar, puede causar una variedad de problemas, incluyendo que los síntomas desafiantes del TDAH empeoren. Por lo tanto, como siempre, explicaremos la ciencia compleja de los genes de la inflamación y el TDAH en pedacitos más fáciles de entender.

Factores que Contribuyen a la Inflamación

No solo los genes específicos influyen en la capacidad de nuestro cuerpo para fomentar y controlar la inflamación, sino que también muchas elecciones del estilo de vida, como la alimentación, el movimiento y el sueño, afectan el grado de inflamación que se experimenta. Aquí te ayudamos a entender estos factores y te damos ideas para tenerlos en cuenta.

Manejo de la Inflamación

A continuación, explicaremos algunos pasos prácticos que puedes hacer en tu casa para ayudar a manejar la inflamación, incluyendo algunos tipos de hidroterapia.

Suplementos para la Inflamación

Los suplementos también pueden ser cruciales para manejar la inflamación. Examinaremos minerales, antioxidantes y otros suplementos con propiedades antiinflamatorias que pueden apoyar a la salud del cerebro especialmente.

Compresas de Aceite de Ricino

Cerraremos este *Paso* compartiendo información sobre las compresas de aceite de ricino, una de nuestras herramientas favoritas para abordar la inflamación y la detoxificación.

CENTRO DE INFORMACIÓN

Es un martes típico por la noche y acabas de terminar de cenar. Mientras limpias la mesa, notas que tu hijo o hija se rasca la piel y se queja de un dolor en las articulaciones. O quizás antes de dormir, está inusualmente irritable e inquieto. Has escuchado que la inflamación podría tener un papel en el TDAH, pero ¿qué significa eso realmente?, ¿cómo se vería en la vida cotidiana de tu hijo o hija?

El Papel de la Inflamación en las Respuestas Fisiológicas

Comencemos dando un ejemplo simple de inflamación y cómo se manifiesta. Si te pegas con fuerza en la espinilla contra una esquina de una cama, se pondrá roja y caliente. La inflamación comienza y hay dolor.

Sin embargo, la inflamación no es tan fácil de reconocer cuando es interna. La inflamación aguda puede ser más sencilla de notar, pero la inflamación crónica puede ser incluso "silenciosa" porque nos acostumbramos a ella a largo plazo.

La inflamación es la respuesta natural del cuerpo a una lesión o infección. Piensa en ella como el sistema de alarma interno de tu cuerpo. Cuando algo anda mal, como una lesión o una invasión de bacterias, tu cuerpo envía una señal de socorro.

Esta señal aumenta la producción de células inmunes y otras sustancias para combatir a los invasores y comenzar el proceso de curación. Sin embargo, cuando esta respuesta se desorganiza, se vuelve errática o funciona mal y se vuelve crónica, puede llevar a una serie de problemas, particularmente para los niños o niñas con TDAH.

Genes de Inflamación

Comencemos examinando la ciencia detrás de la inflamación y su impacto en el TDAH. Dos genes clave, **IL6** y **TNF-α**, desempeñan un papel significativo en la regulación de las respuestas inflamatorias.

El gen IL6, específicamente el polimorfismo IL6, se ha asociado con niveles elevados de la citoquina proinflamatoria interleucina-6 (IL-6). Esta citoquina actúa como una alarma de humo o fuego en el cuerpo, alertando al sistema inmunológico para responder a amenazas. Niveles elevados de IL-6 han sido vinculados como un factor que contribuye a diversas condiciones inflamatorias, incluyendo el TDAH.

Estos dos SNPs—IL6 y TNF-α—están asociados con la expresión alterada de citoquinas, moléculas inflamatorias que forman parte de la respuesta inmunitaria del cuerpo. Las investigaciones científicas también han señalado que las citoquinas juegan un papel crucial en las vías dopaminérgicas del cerebro, que también están implicadas en el TDAH.

En consecuencia, es concebible que las alteraciones en las citoquinas proinflamatorias y antiinflamatorias puedan influir en cómo la inflamación contribuye a los síntomas del TDAH.

En particular, se ha reportado que el IL-6 causa cambios en la neurotransmisión similares a los observados en el TDAH, como niveles elevados de norepinefrina y niveles reducidos de dopamina. ¿Cómo interactúa este gen con COMT, DRD2 y DAT1? Cuando los receptores están inflamados, la transmisión de mensajes probablemente se vea afectada.

Si los receptores dentro de las sinapsis están inflamados, la dopamina no podrá llegar a la siguiente neurona ni regresar a la neurona presináptica. Se acumulará fuera de las células y eventualmente será metabolizada en las glándulas suprarrenales como norepinefrina.

Por lo tanto, si observamos la inflamación con relación al TDAH, no solo la dopamina no podrá unirse correctamente a otro receptor, sino que los niveles de estrés podrían aumentar.

SNP - Genes Inflamación

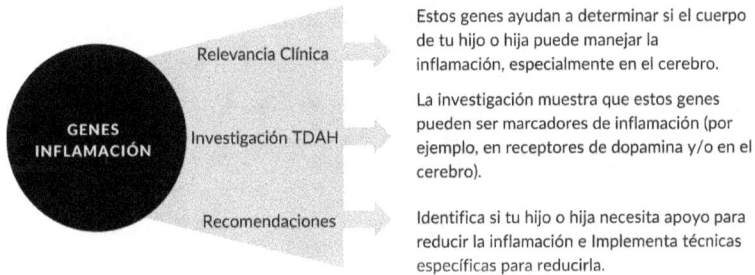

Relevancia Clínica	Estos genes ayudan a determinar si el cuerpo de tu hijo o hija puede manejar la inflamación, especialmente en el cerebro.
Investigación TDAH	La investigación muestra que estos genes pueden ser marcadores de inflamación (por ejemplo, en receptores de dopamina y/o en el cerebro).
Recomendaciones	Identifica si tu hijo o hija necesita apoyo para reducir la inflamación e Implementa técnicas específicas para reducirla.

GENES INFLAMACIÓN

Factores que Contribuyen a la Inflamación

Además, la respuesta inflamatoria no se queda solo en una parte del cuerpo; tiene efectos de gran alcance en varios procesos fisiológicos, incluyendo la salud intestinal, la salud articular y la función cerebral.

En el intestino, la inflamación crónica puede alterar el equilibrio de bacterias benéficas, lo que lleva a problemas digestivos que pueden afectar el comportamiento y el estado de ánimo. Es posible que notes que ciertos alimentos parecen desencadenar episodios de irritabilidad o hiperactividad en tu hijo o hija, lo que podría ser un signo de inflamación subyacente.

En el *Paso Uno – Alimentación*, discutimos que los carbohidratos pueden ser inflamatorios en el tracto gastrointestinal. A menudo, la inflamación comienza en el estómago o el intestino delgado debido a alimentos no digeridos o, si somos sensibles a los carbohidratos, al consumir demasiados en una comida o merienda—¿a alguien le suenan las palomitas de maíz? Algo que siempre tengo a mano son enzimas digestivas. Son fáciles de tomar y alivian la hinchazón y los gases cuando la inflamación afecta el intestino.

Sin embargo, incluso si la inflamación se nota primero en el tracto gastrointestinal, eso no significa que esté contenida allí. La inflamación también puede causar dolor y rigidez en las articulaciones, haciendo más difícil que tu hijo o hija participe en actividades físicas esenciales para manejar los síntomas del TDAH.

Recordamos a una de nuestras clientas, Liz, preocupada porque no podía usar su anillo de compromiso debido a la inflamación en los dedos. A medida que trabajamos en disminuir la inflamación, primero optimizando los macronutrientes (consulta el *Paso*

Uno – Alimentación), la inflamación disminuyó rápidamente, y estaba encantada. Nos envió este mensaje: "Realmente estoy amando el programa, y hoy pude ponerme mi anillo de compromiso, y también mi alianza más pequeña, primera vez en meses".

Como suele suceder con personas nuevas en el viaje epigenético, nuestra clienta estaba preocupada por lo que podía ver: sus dedos hinchados. Mientras tanto, nosotros pensábamos en términos más holísticos. Si hay inflamación en los dedos, es probable que también haya inflamación en otras partes del cuerpo. Este enfoque integral es "la magia" de reducir la inflamación sistémica y permitir que otras partes del cuerpo funcionen de manera óptima.

Impacto de la Inflamación en el Cerebro

La inflamación puede ser especialmente dañina para el cerebro. La neuroinflamación—o inflamación dentro del cerebro—puede interrumpir la función de los neurotransmisores y empeorar los síntomas del TDAH.

Se han encontrado niveles elevados de marcadores inflamatorios como IL-6 y TNF-α en niños o niñas con TDAH, lo que sugiere una conexión entre la inflamación y la gravedad de los síntomas del TDAH.

La inflamación en el cerebro puede afectar áreas responsables de la atención, el control de impulsos y la regulación emocional, lo que dificulta aún más que tu hijo o hija maneje sus síntomas. Como se mencionó, la inflamación también puede alterar el metabolismo dopaminérgico, los receptores y otras áreas como el sueño.

El impacto de la inflamación en un niño o niña con TDAH puede ser profundo, manifestándose tanto en respuestas crónicas como agudas. La inflamación crónica es como un fuego lento que nunca se apaga por completo, causando daños constantes con el tiempo. Puede provocar síntomas persistentes como cambios de humor, fatiga y dificultad para concentrarse.

La inflamación aguda es como un brote repentino, a menudo en respuesta a un evento desencadenante específico como una infección o lesión. Estos brotes pueden causar que los síntomas del TDAH empeoren repentinamente, haciendo difícil que tu hijo o hija enfrente las tareas cotidianas.

Manejo de la Inflamación

Aunque la inflamación es un proceso fisiológico relativamente complejo, manejarla no tiene por qué ser abrumador. Existen varios métodos simples y prácticos que puedes incorporar en tu rutina diaria para ayudar a reducir la inflamación y apoyar la salud general de tu hijo o hija.

Un método eficaz es el uso de las compresas de aceite de ricino mencionadas anteriormente. Este aceite se ha utilizado durante siglos por sus propiedades antiinflamatorias. Aunque se necesita más investigación científica para confirmar algunos de los beneficios atribuidos tradicionalmente, se cree que estas compresas mejoran el flujo de líquido linfático, ayudando a transportar nutrientes a las células de manera más eficiente, al mismo tiempo que eliminan productos de desecho y toxinas del cuerpo.

Además, las compresas de aceite de ricino pueden mejorar la circulación, reducir la inflamación y promover la relajación al estimular el sistema nervioso parasimpático. Algunos estudios sugieren que también pueden apoyar la salud del hígado y mejorar la digestión al fomentar una detoxificación ligera y natural. Aunque pueden requerir algo de esfuerzo para prepararlos y utilizarlos, vale la pena intentarlo. Encontrarás instrucciones completas en la sección de Asistencia al Viajero de este *Paso*.

Métodos Adicionales para Reducir la Inflamación

El uso de hielo y los baños de agua fría son otros métodos efectivos para manejar la inflamación. Aplicar compresas de hielo en áreas inflamadas puede ayudar a reducir la inflamación y aliviar el dolor.

Los baños de agua fría, aunque potencialmente desagradables, pueden estimular la circulación y reducir la inflamación. Comienza con periodos de tiempo cortos con agua fría al final de un baño con agua tibia para que tu hijo o hija se adapte al cambio de temperatura. Brenda - ... aunque valoro el uso del agua fría para la inflamación, no soy fanática de los baños de agua fría-. Cuando decimos "corto", realmente significa corto: empieza con 10-30 segundos.

La hidroterapia, que implica alternar entre agua caliente y fría, también puede ser beneficiosa. Esta práctica estimula el flujo sanguíneo y ayuda a reducir la inflamación. Puedes incorporarla, alternando entre compresas calientes y frías o usando una ducha con control de temperatura que puedas ajustar.

Suplementos para la Inflamación

Los suplementos también pueden desempeñar un papel importante en el manejo de la inflamación. Por ejemplo, el magnesio es conocido por sus propiedades antiinflamatorias, ayuda a reducir la tensión muscular y promueve la relajación.

El resveratrol, un compuesto que se encuentra en las uvas y las bayas, tiene propiedades antioxidantes y antiinflamatorias. Puede ayudar a reducir la inflamación y apoyar la salud cerebral en general.

Dos suplementos discutidos en el *Paso Cuatro – Detoxificación*, N-acetilcisteína (NAC) y glutatión, también pueden ser útiles para la inflamación. La NAC es un poderoso suplemento que apoya la producción de glutatión, un antioxidante potente que ayuda a detoxificar el cuerpo y a reducir la inflamación. El glutatión liposomal es una forma biodisponible que puede brindar un apoyo adicional para reducir el estrés oxidativo y la inflamación.

Nota: Consulta a un profesional de la salud antes de incluir estos suplementos en la rutina diaria de tu hijo o hija. Si son indicados, pueden proporcionar beneficios significativos en el manejo de la inflamación y apoyar el bienestar general.

ASISTENCIA AL VIAJERO

Hemos proporcionado previamente una guía simple sobre cómo hacer y usar una compresa de aceite de ricino. En esta sección de Asistencia al viajero, proporcionaremos instrucciones más completas.

Compresas de Aceite de Ricino CAR (por sus siglas)

Las compresas de aceite de ricino tienen una larga historia de uso tradicional. Mientras que el aceite de ricino es conocido principalmente por sus propiedades laxantes, también se utiliza en forma de compresas, donde el aceite es absorbido en la circulación linfática para proporcionar beneficios calmantes y limpiadores.

En esta forma, el aceite de ricino estimula el funcionamiento del sistema inmunológico, disminuye la inflamación, relaja los músculos, y tonifica y detoxifica los órganos internos.

Aplicaciones comunes:

- Inflamación

- Congestión

- Estreñimiento

- Trastornos de hígado, riñones y pelvis

- Artritis

- Detoxificación general

Instrucciones:

Las compresas de aceite de ricino no deben utilizarse durante el embarazo, la lactancia, en piel dañada o durante un flujo menstrual abundante. El aceite de ricino nunca debe ingerirse.

Materiales necesarios: Tela de algodón o franela de lana (una sábana vieja funciona bien), doblada en cuatro capas (aproximadamente 20 x 20 cm). Aceite de ricino prensado en frío certificado, de preferencia orgánico. Es denso y pegajoso. Bolsas de plástico (como una bolsa de supermercado o un plástico). Fuente de calor (cojín eléctrico o bolsa de agua caliente).

Satura la tela con aceite de ricino, debe estar empapada pero no goteando. Coloca la tela directamente sobre la piel en el área deseada y cúbrela con plástico. Se puede colocar una manta o toalla sobre la fuente de calor para mantener todo en su lugar. Aplica calor encima durante 45-60 minutos.

Zonas comunes de aplicación:

- Parte superior derecha del abdomen para estimular y detoxificar el hígado.

- Articulaciones inflamadas, bursitis y esguinces musculares.

- Abdomen para aliviar el estreñimiento y otros problemas digestivos.

- Parte inferior del abdomen en casos de irregularidades menstruales o quistes ováricos.

La compresa se puede guardar en una bolsa de plástico y volver a usar. Agrega aceite de ricino adicional según sea necesario y reemplaza la compresa cuando comience a decolorarse o huela a rancio, generalmente después de varios meses. Después del tratamiento, si es necesario, puedes limpiar su piel con dos cucharaditas de bicarbonato de sodio disuelto en un litro de agua.

Frecuencia recomendada: Para obtener resultados óptimos, se recomienda utilizar una compresa de aceite de ricino durante al menos cuatro días consecutivos a la semana por un período de 4-6 semanas o hasta varios meses.

Después del período inicial de seis semanas, aquí hay instrucciones para su uso posterior:

Mantenimiento en General

- **Frecuencia:** 1-2 veces por semana.

- **Propósito:** Apoya la detoxificación continua, mantiene el flujo linfático y promueve el bienestar general.

- **Usos:** Ideal para personas sin síntomas agudos que desean mantener los beneficios de la detoxificación y la relajación.

Para la Inflamación

- **Frecuencia:** 3-4 veces por semana o según sea necesario durante los brotes.

- **Usos:** Para reducir la hinchazón y malestares en áreas específicas, concéntrate en las áreas de dolor o inflamación, como las articulaciones, los músculos o el abdomen.

- **Duración:** Continúa hasta que los síntomas disminuyan, después haz la transición a un programa de mantenimiento.

Para Problemas Digestivos

- **Frecuencia:** 3-5 veces por semana durante períodos de malestar digestivo (por ejemplo, hinchazón, estreñimiento, síndrome de intestino irritable).

- **Usos:** Para promover la digestión y las evacuaciones, y reducir la inflamación en el intestino.

- **Duración:** Ajusta en función de las mejoras, disminuyendo a 1-2 veces por semana una vez que la digestión se normalice.

Para el Estrés y la Relajación

- **Frecuencia:** Según sea necesario o 2-3 veces por semana durante períodos de mayor estrés.

- **Usos:** Las compresas de aceite de ricino pueden estimular el sistema nervioso parasimpático, por lo que se pueden aplicar antes de acostarse para promover la relajación y un mejor sueño.

- **Duración:** Se puede utilizar de forma continua, especialmente durante los períodos de estrés.

Para Enfermedades Crónicas

- **Frecuencia:** 3-4 veces por semana para afecciones crónicas como enfermedades autoinmunes o inflamaciones recurrentes.

- **Usos:** El uso regular puede ayudar a controlar los síntomas al reducir la inflamación sistémica y apoyar la detoxificación del hígado.

- **Duración:** Habla con un proveedor de atención médica para obtener recomendaciones personalizadas.

Notas Clave para el Uso a Largo Plazo

- **Escucha a tu cuerpo:** Ajusta la frecuencia y la duración en función de cómo te sientes y cualquier síntoma que estés experimentando.

- **La consistencia importa:** Aunque sea menos frecuente, el uso regular ayuda a mantener los beneficios a largo plazo.

- **Consulta a un profesional:** Si los síntomas persisten o empeoran, busca orientación de un proveedor de atención médica.

Este enfoque flexible permite que las compresas de aceite de ricino sigan siendo una práctica sostenible de una rutina de bienestar y, al mismo tiempo, aborden eficazmente las necesidades específicas.

En mi casa, Brenda, cuando nuestros hijos e hijas crecían y eran súper activos, teníamos varios CAR (por sus siglas) en uso a la vez. Las guardábamos en bolsas ziploc y añadíamos aceite de ricino a la compresa a medida que lo necesitaba.

Las usamos principalmente para lesiones deportivas, esguinces de tobillo, caderas magulladas, inflamación de rodillas, sin embargo también fueron útiles para el malestar digestivo después de comer de más!

PARADA DE DESCANSO

Es momento de que los padres se tomen un descanso para procesar la información. Tómate 10 minutos de calma y reflexiona sobre estas preguntas:

1. **Evalúa el potencial inflamatorio de los hábitos actuales:** ¿Qué aspectos de la alimentación, el sueño o la actividad de tu hijo o hija podrían contribuir a niveles más altos de inflamación?

2. **Reflexiona sobre el estrés y la inflamación:** ¿Cómo manejan tú y tu hijo o hija el estrés? ¿Hay oportunidades para incorporar prácticas relajantes como la meditación o la yoga?

A continuación, detente 10 minutos en silencio, sentado o caminando lentamente. Mantén la mente lo más clara y abierta posible, y simplemente escucha. Escribe o dile a Siri que "tome una nota" de cualquier respuesta que pueda surgir. Debido a que te has tomado el tiempo de reflexionar con calma, estas respuestas probablemente serán menos impulsivas y provendrán de un nivel más profundo. Pueden darte pistas sobre las razones detrás de tus respuestas; esas pistas a su vez, revelarán posibles patrones de pensamiento problemáticos y pueden proporcionar una gran dirección para avanzar con las recomendaciones de este *Paso* que serían las más fáciles de implementar o las que mejor funcionen con tu familia.

OBRAS VIALES

Tabla de Seguimiento de la Inflamación

Materiales necesarios:

- Hoja grande de papel o pizarra blanca.

- Marcadores de colores o stickers.

Instrucciones:

- Divide la hoja en columnas para cada día de la semana.

- Lista actividades, alimentos y niveles de estrés en las columnas.

- Registra síntomas de inflamación (dolor articular, irritabilidad, problemas digestivos).

- Revisa al final de la semana para identificar patrones o situaciones desencadenantes.

SOUVENIR

Nuestro souvenir sugerido para el *Paso* sobre Inflamación es una compresa de aceite de ricino para tu casa. Prepárala en casa siguiendo las instrucciones en la Obras Viales o sigue la sugerencia de Alicia (https://shopqueenofthethrones.com) y compra una en línea, podría ser en Mercado Libre o Amazon. De cualquier manera, te recomendamos que tu familia empiece a usar compresas de aceite de ricino y obtenga los muchos beneficios con regularidad.

En el próximo *Paso*, explicaremos estrategias para la reparación del cuerpo, centrándonos en la curación y la salud a largo plazo.

PASO CLAVE SIETE — REPARACIÓN

"La molécula de ADN es una obra en progreso, replicándose, mutándose y evolucionando constantemente."

- James Watson, autor 'The Double Helix: A Personal Account of the Discovery of the Structure of DNA'

R ESUMEN – Versión Corta

Es una tarde después de regresar del colegio, tu hijo o hija de 7 años quiere acceder a su dispositivo digital, aunque la regla en la casa es "sin pantallas en los días de la semana." Has seguido consistentemente las reglas, te has mantenido tranquilo/a, has mostrado empatía y ofrecido otras opciones.

Nada ayuda, y la oposición está escalando al punto de haber movido a tu hijo o hija pequeño al corral para evitar que choque accidentalmente con tu hijo o hija mayor que corre por la habitación. Mientras intentas mantenerte paciente—pese al cansancio y la fatiga de la constante lucha sobre el tiempo frente a la pantalla—te preguntas si puedes hacer más para ayudarle a gestionar estos momentos tan desbordantes.

¿La buena noticia? El cuerpo de tu hijo o hija tiene una capacidad increíble para repararse a sí mismo, particularmente en lo que tiene que ver con el ADN, un factor que puede influir en el comportamiento. En este *Paso*, exploramos el papel crucial de la reparación del ADN en la gestión del TDAH y cómo puedes apoyar este proceso natural.

Honrando la Neurodiversidad

Primero, podrías preguntarte cómo encaja la reparación del ADN en un libro enfocado en honrar la neurodiversidad, especialmente dentro de un diagnóstico de TDAH.

Nuestro objetivo es, de hecho, resaltar las fortalezas y el potencial oculto que a menudo se pasa por alto en las discusiones sobre el TDAH. Queremos que nuestros niños o niñas con TDAH vean su valor y crean en sus fortalezas tal como son.

Al mismo tiempo, reconocemos que algunos aspectos del TDAH, como la impulsividad o el exceso de pensamientos, pueden no encajar bien con ciertos entornos, como un sistema escolar tradicional o un deporte en equipo. Proporcionar herramientas que optimicen el funcionamiento neurológico puede ayudar a reducir el estrés y crear un mejor ambiente entre las necesidades de un niño y su entorno.

Genes de Reparación

Recuerda la última vez que necesitaste reparar una puerta rota o parchar un juguete inflable. Así como usarías un kit de reparación para arreglar esa puerta o juguete, el cuerpo de tu hijo o hija tiene herramientas para reparar el ADN.

Proteínas específicas encuentran y corrigen los errores del ADN, manteniendo claras las instrucciones. Cuando los genes reparadores funcionan bien, mejoran la atención, el enfoque y la función cerebral en general.

Estrés Oxidativo

Explicaremos que es el estrés oxidativo y te daremos maneras prácticas de minimizarlo, asegurando que el cerebro de tu hijo o hija se mantenga en condiciones óptimas.

Suplementos que Apoyan la Reparación del ADN

Cubriremos los mecanismos integrados del cuerpo para mantener todo funcionando correctamente y exploraremos los suplementos que apoyan la reparación del ADN, ofreciendo maneras simples de mejorar la salud de tu hijo o hija.

Detective del ADN

Para nuestras obras viales, tú y tu hijo o hija pueden convertirse en detectives, poniéndose sus sombreros y utilizando lupas de Sherlock Holmes para un ejercicio divertido de investigación.

CENTRO DE INFORMACIÓN

Comencemos presentándote a Zach. Él es un brillante niño con mucha energía de ocho años que ha estado luchando con el TDAH. Los padres de Zach notaron que tenía problemas para concentrarse en la escuela y que a menudo estaba inquieto por la noche. Decidieron investigar maneras de apoyar la reparación de su ADN, esperando que eso pudiera ayudar con sus síntomas. Comenzaron a incluir más frutas y verduras coloridas en su alimentación, buscando al menos cinco colores al día. Añadir los productos extra no solo tenía que ver con hacer que su plato se viera bonito; cada una de esas frutas y verduras de colores diferentes está cargada con una variedad de antioxidantes que ayudan, de varias maneras, a neutralizar el estrés oxidativo.

Los padres de Zach también comenzaron a limitar su tiempo frente a la pantalla, especialmente antes de dormir, e incentivaron actividades al aire libre como caminar por los caminos seguros de su colonia. A Zach le encantaba explorar el parque y sus padres notaron que parecía más tranquilo y concentrado después.

También consultaron con un proveedor de salud sobre la posibilidad de agregar suplementos como astaxantina y resveratrol a su rutina. Con el tiempo, vieron mejoras significativas en el comportamiento de Zach y en su bienestar general.

La reparación del ADN puede sonar como algo sacado de una película de ciencia ficción, pero es un proceso natural y vital que ocurre diariamente en el cuerpo de todos, incluidos tu hijo o hija. Como recordatorio, piensa en nuestro ADN como el manual de instrucciones para construir y mantener un ser humano. Con el tiempo, y debido a factores como el estrés oxidativo y las toxinas ambientales, este manual puede dañarse. Afortunadamente, nuestros cuerpos tienen mecanismos integrados para reparar estos daños, asegurando que todo funcione sin problemas.

Primero, veamos algunos genes clave involucrados en la reparación del ADN y su impacto en el TDAH. **SIRT6** (Sirtulin 6) es una proteína con muchas funciones que juega un papel significativo en la función cerebral, el neurodesarrollo y la neuroprotección.

También regula las respuestas al estrés y la neuroinflamación, lo cual, como hemos visto anteriormente, está relacionado con el TDAH. Piensa en SIRT6 como un regulador de la inflamación y el estrés oxidativo.

SIRT6 es un gen clave involucrado en la reparación eficiente del ADN, ya que recluta enzimas necesarias para el proceso de reparación. Cuando este gen es homocigoto para la variante, puede aumentar el estrés oxidativo, reducir la eficiencia de la reparación del ADN y disminuir la autofagia, el sistema de reciclaje del cuerpo.

Una autofagia reducida significa que las células desechan compuestos en lugar de reciclarlos, acumulando desechos celulares que deberían ser reutilizados.

SIRT6 actúa como un guardián del genoma, asegurando que los daños se reparen rápidamente. La reparación eficiente del ADN es especialmente importante en el TDAH, ya que apoya el mantenimiento de la función cerebral adecuada.

FOXO3 es un gen importante asociado con la longevidad y la resistencia al estrés oxidativo, la respuesta del cuerpo a los radicales libres (más adelante hablaremos de esto). FOXO3 actúa como el "bombero" interno del cuerpo, respondiendo al estrés oxidativo y ayudando en la reparación del ADN. Las variaciones en este gen pueden afectar significativamente cómo el cuerpo de tu hijo o hija maneja el estrés oxidativo.

En el caso de un SNP de FOXO3, la codificación normal (homocigota para lo normal) puede ser problemática, lo que puede llevar a una menor capacidad de reparación del ADN, mayor estrés oxidativo e inflamación.

Después está el **BDNF** (Factor Neurotrófico Derivado del Cerebro) es un gen que desempeña un papel clave en la función cerebral y la plasticidad. El BDNF está involucrado en el crecimiento, el mantenimiento y la supervivencia de las neuronas, y también juega un papel en la plasticidad sináptica, esencial para el aprendizaje y la memoria. Piensa en BDNF como "fertilizante milagroso para el cerebro."

En los niños o niñas con TDAH, la función óptima de BDNF es crucial para mantener la salud cerebral y garantizar que las conexiones neuronales sean fuertes y adaptables. Las variaciones en el gen BDNF pueden afectar la función cognitiva y se han vinculado a los síntomas del TDAH.

SNP - Genes de Reparación ADN

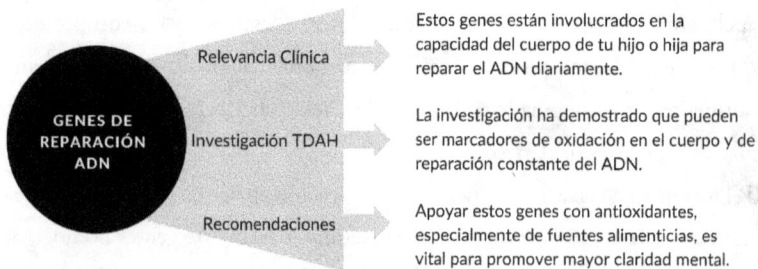

GENES DE REPARACIÓN ADN

Relevancia Clínica → Estos genes están involucrados en la capacidad del cuerpo de tu hijo o hija para reparar el ADN diariamente.

Investigación TDAH → La investigación ha demostrado que pueden ser marcadores de oxidación en el cuerpo y de reparación constante del ADN.

Recomendaciones → Apoyar estos genes con antioxidantes, especialmente de fuentes alimenticias, es vital para promover mayor claridad mental.

Oxidación

Piensa en la oxidación como el óxido que se forma en una bicicleta que se ha quedado bajo la lluvia o lo "cafecito" que se pone un pedacito de manzana cuando se expone al aire. Es un proceso natural que ocurre cuando tu cuerpo usa oxígeno para producir energía.

Este proceso genera especies reactivas de oxígeno (ROS) o radicales libres, éstos son moléculas inestables que pueden dañar las células y el ADN si no se gestionan correctamente. Si este sistema está fuera de balance, puede afectar la reparación del ADN al causar rupturas y mutaciones en las cadenas de ADN, lo que puede conducir a problemas como el deterioro cognitivo y trastornos del neurodesarrollo, incluido el TDAH.

Tu cuerpo depende de los antioxidantes, compuestos que neutralizan los ROS y protegen las células del daño, para combatir los daños oxidativos. Los antioxidantes son como el equipo de limpieza del cuerpo, interviniendo para eliminar sustancias dañinas y mantener todo funcionando correctamente. Esto nos hará retroceder, pero piensa en ese antiguo videojuego de Pac-Man como una visualización de cómo funcionan los antioxidantes.

Mantener un alto nivel de antioxidantes es especialmente importante para los niños o niñas con TDAH, ya que el estrés oxidativo puede empeorar los síntomas y se ha relacionado con el TDAH. Los alimentos ricos en antioxidantes, como los frutos rojos y moras—las bayas en particular—verduras, nueces y semillas, pueden ayudar a apoyar este proceso.

Considera un plato con mucho color, sugerimos que apunten a los colores del arco iris, como una caja de herramientas llena de diferentes herramientas, cada una ayudando a reparar y mantener los sistemas complejos del cuerpo.

Más allá de la alimentación, otros factores del estilo de vida también pueden apoyar la reparación del ADN. Reducir el uso de dispositivos digitales es uno de esos factores. El uso excesivo de pantallas puede aumentar el estrés oxidativo y alterar los patrones de sueño, lo que afecta negativamente la reparación del ADN.

Anima a tu hijo o hija a tomar descansos regulares de las pantallas y evitar su uso antes de acostarse para ayudar a reducir estos efectos.

Otro recurso poderoso es el 'shinrin-yoku' (es decir, "baño de bosque"), que consiste en estar en la naturaleza y activar todos los sentidos. Se ha demostrado que los baños de bosque reducen el estrés, bajan la presión arterial y mejoran la función inmunológica, todo lo cual puede apoyar la reparación del ADN y el bienestar general.

Finalmente, no olvidemos la importancia del sueño de calidad en la reparación del ADN. El sueño es como el botón de reseteo nocturno para el cuerpo, permitiéndole repararse y regenerarse.

Durante el sueño profundo, el cuerpo produce hormonas de crecimiento que ayudan en la reparación celular y de tejidos, incluida la reparación del ADN.

Asegurarte de que tu hijo o hija duerma lo suficiente es esencial para mantener su salud general y apoyar los procesos naturales de reparación de su cuerpo. (Ver *Paso Cuatro - Sueño*).

Suplementos para Apoyar la Reparación del ADN

Los suplementos también pueden apoyar la reparación del ADN. La astaxantina, un poderoso antioxidante que se encuentra en ciertas algas, ha demostrado proteger las células del daño oxidativo y apoyar la salud general. El resveratrol, otro potente antioxidante mencionado en el *Paso Seis - Inflamación*, se encuentra en uvas y bayas, y también puede apoyar la reparación del ADN, especialmente el gen BDNF.

Si tu hijo o hija los necesita, particularmente si tiene niveles más altos de estrés oxidativo, estos suplementos pueden ser una valiosa adición a una dieta saludable.

ASISTENCIA AL VIAJERO

Para este *Paso*, te daremos un método simple y económico de limpieza de frutas y verduras para que puedas maximizar los beneficios antioxidantes de tus productos.

Limpiar Vegetales y Frutas con Vinagre Blanco y Agua Oxigenada

Un estudio de la Universidad Estatal de Virginia demostró que rociar por separado vinagre blanco y agua oxigenada (peróxido de hidrógeno) es una forma eficaz de limpiar los productos y reducir las bacterias dañinas.

Lo que necesitarás:

- Vinagre blanco (sin diluir)

- Agua oxigenada al 3% (sin diluir, comúnmente encontrado en farmacias)

- Dos botellas con rociadores o sprays

Instrucciones:

1. Prepara los rociadores: Llena una botella con vinagre blanco sin diluir y la otra con agua oxigenada al 3%.

2. Rocía los vegetales o frutas: Rocía bien los productos con el vinagre.

3. Rocía otra vez: Inmediatamente rocía los vegetales o frutas con agua oxigenada.

4. Enjuaga: Deja que las soluciones se queden en los vegetales o frutas durante un minuto o dos y después enjuaga bien con agua corriente.

5. Seca: Seca los vegetales o frutas con una toalla limpia o una toalla de papel.

Este método es seguro para la mayoría de las verduras y frutas y es más eficaz para reducir las bacterias que usar cualquiera de las soluciones por separado o solo agua. Sin embargo, es importante notar que no debes mezclar los productos en una sola botella, ya que esto puede crear una solución que no funciona.

PARADA DE DESCANSO

Es hora de que los padres tomen un descanso y digieran la información. Tómate 10 minutos de calma para descansar con las siguientes preguntas:

1. **Reflexiona sobre la Importancia del Descanso y la Recuperación:** ¿Cuánto énfasis se pone en el descanso y la recuperación en la rutina diaria de tu familia? ¿Hay un equilibrio entre la actividad y el tiempo de descanso para ti y para tu hijo o hija? ¿O se valora más lo que estás "haciendo" que lo que estás "siendo"? Reflexiona sobre si hay oportunidades para priorizar el descanso y permitir que el cuerpo y la mente se reparen de manera más efectiva.

2. **Considera el Apoyo Nutrimental para la Reparación Celular:** Piensa en los alimentos y nutrientes que están más disponibles en tu casa. ¿Hay deficiencias en la alimentación que podrían afectar la capacidad de tu hijo o hija para reparar tejidos y células, por ejemplo, falta de proteínas, grasas saludables, vitaminas? Reflexiona sobre pequeños cambios que podrías hacer para mejorar la ingesta de nutrientes de tu hijo o hija y apoyar la reparación.

Después, detente por 10 minutos de quietud, sentado o caminando lentamente. Mantén tu mente lo más clara y abierta posible y solo escucha. Escribe o dile a Siri que "haga una nota" de cualquier respuesta que pueda surgir. Debido a que has tomado tiempo para reflexionar de manera tranquila y silenciosa, estas respuestas probablemente serán menos superficiales y provendrán de un nivel más profundo. Esas pistas, a su vez, revelarán posibles pensamientos problemáticos y pueden proporcionarte una excelente dirección para avanzar con las recomendaciones de este *Paso* que sean más fáciles de implementar o que funcionen mejor con tu familia

OBRAS VIALES

Vamos a ponernos manos a la obra con la actividad interactiva de este *Paso*, el Detective de la Reparación del ADN. Toma un cuaderno o un dispositivo digital, lupas y los sombreros de detective que mencionamos, y comencemos.

Detective de la Reparación del ADN

Materiales:

Cuaderno o dispositivo digital, bolígrafo o lápiz

Instrucciones:

1. **Reto del Plato Colorido**: Cada día, trata de incluir al menos cinco colores diferentes de frutas y verduras en las comidas de tu hijo o hija. Escribe los colores y tipos de alimentos que come.

2. **Hora Libre de Pantallas**: Designa una hora antes de acostarse como tiempo libre de pantallas. Pasa esa hora realizando actividades tranquilas como leer, dibujar o platicar acerca del día.

3. **Explorador al Aire Libre**: Planea al menos una visita a la semana a un parque o reserva natural. Durante la visita, anima a tu hijo o hija a usar todos sus sentidos: escuchar los pájaros, sentir la corteza de los árboles y oler el aire fresco.

4. **Registro del Sueño**: Registra la hora de acostarse y la hora de despertar de tu hijo o hija. Anota cualquier patrón o cambio en su comportamiento después de una buena noche de sueño.

5. **Registro de Suplementos**: Consulta con tu proveedor de atención médica sobre la adición de antioxidantes como la astaxantina y el resveratrol a la dieta de tu hijo o hija. Anota cualquier cambio en su comportamiento o salud en general.

Esta actividad te ayuda a ti y a tu hijo o hija a convertirse en detectives, buscando pistas sobre la mejor forma de apoyar la reparación del ADN y la salud en general. Convierte un proceso complejo en una experiencia divertida y atractiva.

SOUVENIR

El Souvenir de este *Paso* es un simple pero poderoso ejercicio de visualización para tu hijo o hija que puede ayudar a reforzar la conexión entre nutrir el cuerpo y apoyar la reparación del ADN. Dependiendo de la edad de tu hijo o hija, ajusta las indicaciones de visualización para que pueda comprender fácilmente lo que debe imaginar.

Ejercicio de Visualización: Apoyando Tu Reparación del ADN a Través de la Nutrición

No subestimes el poder de la intención—visualizar el proceso de curación puede impactar positivamente tu mentalidad y bienestar general.

Paso 1: Prepara el Escenario para la Relajación

- Encuentra un lugar tranquilo y cómodo para ti y tu hijo o hija donde no los interrumpan durante unos minutos. Siéntate o recuéstate en una posición relajada. Puedes cerrar los ojos o mantenerlos suavemente enfocados en un solo punto.

- Respira profundamente, lentamente. Inhala por la nariz contando hasta cuatro, mantén la respiración durante cuatro segundos y después exhala lentamente por la boca. Repite esto hasta que te sientas tranquilo y centrado.

Paso 2: Concéntrate en Nutrir Tu Cuerpo

- Considera los alimentos nutritivos que has comido recientemente o planeas comer: frutas, verduras, proteínas, grasas saludables y granos integrales. Imagina cómo cada alimento contiene nutrientes poderosos—vitaminas, minerales, antioxidantes—que tu cuerpo necesita para repararse y crecer.

- Imagina cómo estos nutrientes viajan por tu torrente sanguíneo, dirigiéndose a las áreas de tu cuerpo donde más se necesitan.

Paso 3: Visualiza la Reparación del ADN

- Ahora, cambia tu enfoque hacia tu ADN. Imagina tus células—millones de unidades diminutas trabajando sin descanso para mantenerte saludable. Visualiza las cadenas de ADN en cada célula como mapas que guían el funcionamiento de tu cuerpo.

- Imagina tu ADN dañado—piénsalo como unas agujetas deshilachadas en el mapa. Ahora, imagina que los nutrientes de tu comida—vitaminas como la B12 y la C, antioxidantes como el glutatión y minerales como el zinc—llegan como pequeños equipos de reparación.

- Ve cómo estos nutrientes reparan el ADN, arreglan las partes deshilachadas y fortalecen las cadenas nuevamente. Imagina cómo parchan cualquier punto débil y restauran el ADN a su estado perfecto. Siente la sensación de renovación y vitalidad mientras tus células recuperan su fuerza.

Paso 4: Refuerza el Poder de los Alimentos como Medicina

- Piensa en las palabras de Hipócrates: "Que tu alimento sea tu medicina." Reflexiona sobre cómo los alimentos nutritivos son las herramientas de tu cuerpo para la curación y reparación. Cada comida que comes es una oportunidad para apoyar los procesos naturales de reparación de tu cuerpo.

- Imagina cada bocado de comida que tomas en el futuro como otra forma de nutrir tus células y mejorar la reparación del ADN. Imagina cómo estos alimentos seguirán ayudando a tu cuerpo a crecer más fuerte, más saludable y resistente.

Paso 5: Termina con Gratitud

- Tómate un momento para sentir gratitud por los alimentos a los que tienes acceso y por la increíble capacidad de tu cuerpo para sanar y repararse a sí mismo. Cuando estés listo, respira profundamente unas cuantas veces y abre los ojos lentamente.

- A medida que tú y tu hijo o hija sigan con su día, lleven consigo esta visualización, sabiendo que sus decisiones alimenticias apoyan su cuerpo a nivel celular.

Ahora hemos cubierto nuestra introducción, el "Fundamentos del TDAH" y los siete *Pasos Clave* de ELEVATE. Terminaremos el libro con tres suplementos esenciales pero importantes: Estrategias Conductuales y Educativas, Dinámicas Familiares del TDAH y Tratamientos Médicos y Alternativos. El primero es Estrategias Conductuales y Educativas.

Suplemento Esencial Uno – Estrategias Conductuales y Educativas

"Para los padres que navegan por los retos de criar a un hijo o hija con TDAH, entender lo básico es crucial. Aquí hay tres estrategias clave que funcionaron para mí: (1) Construir una base sólida con rutinas estructuradas y expectativas claras para ayudar a tu hijo o hija a manejar las tareas diarias, (2) Reforzar el comportamiento positivo de manera consistente para fomentar la autorregulación. y (3) Aprender a reconocer y abordar los desencadenantes ambientales que pueden llevar a la hiperactividad o las explosiones emocionales."

- Un padre en un grupo de TDAH que nos permitió compartirlo.

RESUMEN – Versión corta

Aunque hemos tocado las estrategias de comportamiento y educativas a lo largo del libro porque son cruciales para un niño o niña con TDAH, dedicaremos este capítulo completo a abordar estas claves esenciales. Recordaremos a los lectores las estrategias que ya hemos cubierto e introduciremos varias más.

Intervenciones Conductuales Positivas para el TDAH

Aquí, proporcionaremos sugerencias para mejorar el enfoque, reducir la impulsividad y manejar los pensamientos intrusivos y la sobrecarga mental. Revisa las opciones, habla con tu hijo o hija y ve cuáles podrían funcionar.

Colaboración con las Escuelas: Planes de Educación Individualizada (IEP)

Entender los Planes de Educación Individualizada (IEP) es crucial. Estos planes delinean objetivos y adaptaciones específicas para apoyar el aprendizaje. Sugeriremos formas de construir relaciones colaborativas con los educadores y asegurarnos de que todos comprendan las necesidades de tu hijo o hija.

Estrategias para la Tarea Escolar que Funcionan para el TDAH

Establecer una rutina estructurada para las tareas de la escuela puede hacer una gran diferencia. Presta atención a las estrategias que ayudan a convertir la tarea escolar de una tarea con miedo a una forma manejable y, nos atreveríamos a decir, que vas a disfrutar.

El Papel de la Tecnología en la Educación del TDAH

La tecnología tiene tanto pros como contras para los niños o niñas con TDAH. Si bien ofrece herramientas para la organización y el aprendizaje, también puede ser una distracción. Te ayudaremos a equilibrar los beneficios y desventajas de la tecnología, asegurando que siga siendo una herramienta útil.

Entrenamiento en Habilidades Sociales: Ayudando a tu hijo o hija a Navegar con los Amigos

Tu hijo o hija necesita desarrollar habilidades sociales saludables para construir relaciones y elevar su autoestima. Esta sección proporciona estrategias para ayudarles a desarrollar y mantener amigos, mejorando su confianza y competencia social.

El Suspiro Fisiológico, la Fórmula OCC y el Marco de Referencia RESPONDE

Finalmente, cerraremos este capítulo presentándoles uno de nuestros patrones de respiración que más nos gustan, el Suspiro Fisiológico, y una herramienta de exploración y regulación emocional que hemos creado, el Marco de Referencia RESPONDE.

CENTRO DE INFORMACIÓN

Intervenciones Conductuales Positivas para el TDAH

Antes de comenzar esta sección, te sugerimos que vuelvas a leer la carta a los padres en el capítulo dos. ¿Por qué y para qué, dirías tú? Bueno...

Daremos muchas sugerencias, no que todas funcionen en tu familia, y algunas de las cuales quizás hayas intentado repetidamente o de manera esporádica sin éxito hasta ahora. Este libro, en general, y este capítulo, están destinados a proporcionar un apoyo no crítico y compasivo para ti y tu hijo o hija, y a animarte a que nuestra versión del libro "Hábitos Atómicos" de James Clear, "el camino de menor resistencia", consiste en hacer pequeñas, simples, sensatas y sostenibles acciones, una y otra vez.

Volver a leer esa nota a los padres, recordará que esto no se trata de la perfección sino del progreso y de darte a ti mismo amabilidad y las gracias.

¿Listo o lista?

Tu hijo—llamémoslo José—está teniendo un ataque de frustración porque su tarea de lectura le parece abrumadora. A medida que su frustración aumenta, tu respiras profundamente y recuerda el poder de las intervenciones conductuales positivas. Estos enfoques no se tratan de castigos; se enfocan en reforzar los comportamientos positivos y responder de manera reflexiva a los desafíos. Piensa en ti como un entrenador, guiando a su hijo o hija con empatía y comprensión.

Mientras que reaccionar podría significar gritar, retirarse o culpar, responder implica evaluar la situación y elegir un enfoque constructivo. En lugar de perder la paciencia, podrías decir: "Veo que estás frustrado. Vamos a trabajar en esto juntos." Pueden hacer respiraciones para calmarse. Modelar el comportamiento que te gustaría que tu hijo o hija adoptara puede ser útil. Asegurarse de que los objetos frágiles estén fuera de su alcance tiene sentido. Poner música para bailar y modelar cómo terminar un ciclo del estrés con movimiento (más sobre esto en el Souvenir del capítulo de Dinámica Familiar con TDAH) podría ser beneficioso. Cualquiera de estos cambios en tu comportamiento podría hacer una gran diferencia en el comportamiento de tu hijo o hija.

Cuando los niveles de dopamina son bajos, tu hijo o hija podría buscar instintiva-mente soluciones rápidas para aumentar la dopamina, como jugar videojuegos, consumir alimentos azucarados o involucrarse en comportamientos desafiantes como discutir, lla-marse con sobrenombres o llegar a las confrontaciones físicas.

Estos comportamientos sirven como soluciones a corto plazo para satisfacer el anhelo de dopamina de su cerebro, pero pueden tener consecuencias negativas a largo plazo. Entre otras, vivir ciclos de conflicto constante y el deterioro de las relaciones.

Entender esta dinámica te permite crear un entorno que apoye formas más salud-ables de aumentar la dopamina. Fomenta el ejercicio físico, pasatiempos interesantes, juegos creativos o incluso una rápida sesión de saltos con cuerda, lo que puede aumentar naturalmente los niveles de dopamina mientras promueves la regulación emocional y comportamientos positivos.

Muchos padres de niños o niñas con TDAH han encontrado que implementar un sistema de recompensas puede ser transformador. Las recompensas inmediatas, como un sticker o tiempo adicional para jugar, ofrecen una motivación rápida, mientras que las recompensas retrasadas, como salidas el fin de semana, generan anticipación. El tiempo de calidad con tu hijo o hija es una recompensa altamente recomendada, como lo respaldan los doctores Gordon Neufeld y Gabor Maté en su libro 'Hold Onto Your Kids: Why Parents Need to Matter More Than Peers', uno de los libros de crianza favoritos y más recomendados de Brenda. Aquí hay cinco maneras de hacerlo:

1. Programa una noche de juegos semanal.

2. Planea una salida mensual al parque.

3. Reserva 15 minutos de atención exclusiva diaria.

4. Cocinen juntos.

5. Crea proyectos de arte y/o ciencias juntos.

Estos momentos refuerzan su vínculo mientras recompensan el comportamiento positivo.

Las técnicas de modificación conductual, como recompensas económicas o acuerdos, pueden adaptarse para la casa y la escuela. Una recompensa económica permite que tu hijo o hija gane puntos por tareas, que pueden ser canjeados por recompensas. Los sistemas de costo por respuesta implican perder privilegios por un comportamiento negativo, y los acuerdos delinean expectativas y recompensas. Monitorea el progreso estableciendo metas y líneas claras, y ajustando los sistemas cuando sea necesario para mantener las cosas efectivas y atractivas.

Técnicas para Mejorar el Enfoque, Reducir la Impulsividad y Manejar los Pensamientos Intrusivos

Como se mencionó previamente, las Técnicas Cognitivo-Conductuales (TCC) son excelentes herramientas para mejorar el enfoque y reducir la impulsividad. Piensa en las TCC como ayudar a tu hijo o hija a convertirse en un "detective" que descubre lo que desencadena el comportamiento y desarrolla estrategias para manejarlo. El monitoreo del autocontrol puede ser simple, como usar una tabla para seguir las tareas completadas o los retos de resolver problemas como olvidar la tarea de la escuela. Hazlo atractivo ideando soluciones y actuando los resultados.

Las TCC también pueden usarse para abordar la sobrecarga mental y los pensamientos intrusivos. Una Tabla de Pensamientos-Emociones ayuda a los niños o niñas más pequeños a identificar sus pensamientos y sentimientos, facilitando el conocimiento de sus emociones. Por ejemplo, escribir "Tengo miedo de empezar con las lecciones de natación" e identificar la emoción asociada ayuda a crear conciencia sobre los patrones de pensamiento.

Usa también las técnicas de atención plena o mindfulness que revisamos previamente. Ayudan a los niños o niñas a mantenerse presentes y reducir el desorden mental. La respiración consciente implica respiraciones profundas y lentas, enfocándose en la sensación del aire entrando y saliendo del cuerpo. Las imágenes guiadas llevan a tu hijo o hija a un viaje mental, como imaginar una playa tranquila, mientras que los escaneos corporales desarrollan la conciencia de las sensaciones físicas y promueven la relajación.

Modificar el entorno de tu hijo o hija puede mejorar el enfoque. Organiza los espacios eficientemente para minimizar las distracciones, y usa auriculares con cancelación de ruido durante el tiempo de tarea. Establecer una rutina consistente, como tener una rutina de higiene del sueño y una hora regular para acostarse, crea una estructura que reduce la ansiedad. Planificar el día juntos y expresar claramente las expectativas ayuda a que los niños o niñas se sientan seguros y preparados.

Los temporizadores y alarmas son excelentes herramientas para gestionar tareas. Usa un temporizador para períodos de tarea concentrada, seguidos de descansos cortos. Las alarmas musicales o cantar una canción pueden señalar las transiciones entre actividades, ayudando a tu hijo o hija a ajustarse sin problemas. Por ejemplo, programa una alarma cinco minutos antes de que termine el tiempo de juego para facilitar la transición al tiempo de lectura requerido.

El trabajo de respiración puede ayudar a manejar los pensamientos intrusivos y la sobrecarga mental. Los patrones como el método "4-7-8", inhalar durante cuatro segundos, mantener durante siete, exhalar durante ocho, pueden calmar el sistema nervioso. Las "Respiraciones de Conejo", tres inhalaciones rápidas por la nariz y una exhalación larga y la "Respiración Cuadrada", inhalar durante cuatro segundos, mantener durante cuatro, exhalar durante cuatro, mantener durante cuatro son técnicas divertidas y efectivas.

Mencionamos el *'Descanso Profundo No Relacionado con el Sueño'* (NSDR) en el *Paso Cinco - Calma*, pero aquí queremos enfatizar su capacidad para ayudar a tu hijo o hija a gestionar la sobrecarga mental. El NSDR imita algunos de los beneficios del sueño al reducir la frecuencia de las ondas cerebrales y fomentar la relajación y claridad mental.

Las sesiones guiadas de NSDR, que a menudo están disponibles en plataformas como YouTube, generalmente comienzan con una voz suave, guiando a los participantes hacia un estado profundamente relajante. Esto se sigue con un enfoque en diferentes partes del cuerpo o sensaciones, promoviendo la atención plena y la conexión con la tierra. Esta práctica ayuda a tu hijo o hija a relajarse rápida y profundamente, mejorando el enfoque, la memoria y la función cognitiva general.

Las Estrategias Cognitivas Basadas en la Atención Plena combinan la atención plena con técnicas cognitivas. El reconocer los pensamientos y las emociones ayuda a los niños o niñas a identificar esos pensamientos, por ejemplo, "Estoy teniendo un pensamiento de preocupación", dándoles herramientas para saber qué hacer con esos pensamientos. "Anclarse" enfoca la atención en una sensación física, por ejemplo, los pies sobre el suelo, trayendo la conciencia nuevamente al presente.

La Técnica de Libertad Emocional (EFT, del inglés *"Emotional Freedom Technique"*), o "tapping" (golpeteo), implica golpear puntos específicos del cuerpo mientras se enfoca en una emoción o problema. Esta técnica puede ayudar a manejar los pensamientos intrusivos reduciendo su intensidad emocional.

Técnicas para Mejorar tu Enfoque, Reducir la Impulsividad, y Manejar los Pensamientos Intrusivos

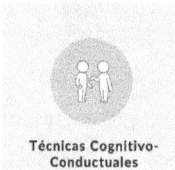

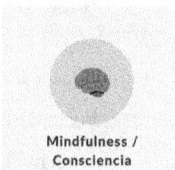

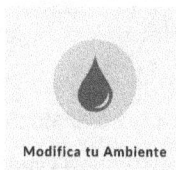

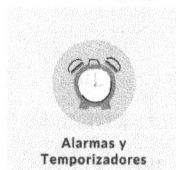

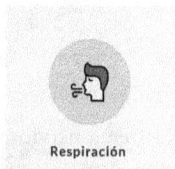

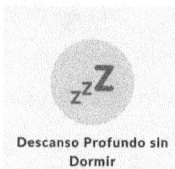

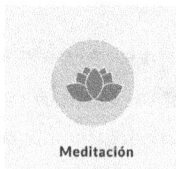

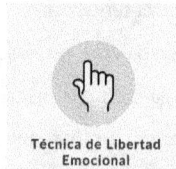

Técnicas Cognitivo-Conductuales	Mindfulness / Consciencia	Modifica tu Ambiente	Alarmas y Temporizadores
Respiración	Descanso Profundo sin Dormir	Meditación	Técnica de Libertad Emocional

Colaboración con las Escuelas: Planes de Educación Individualizados (IEP)

Cuando tu hijo o hija es diagnosticado con, es natural sentir una mezcla de emociones, desde alivio hasta preocupación por la posible etiqueta y el estigma. Estos sentimientos son comprensibles y explorarlos con curiosidad puede ayudarle a defenderlo de manera más efectiva. Escribir o discutir tus pensamientos con un amigo o consejero puede aportar claridad, algo de paz y un plan de acción concreto.

Los Planes de Educación Individualizados (IEP), cruciales para muchos niños o niñas con TDAH, pueden ser parte de tu plan de acción. Estos documentos delinean objetivos específicos, adaptaciones y estrategias para satisfacer las necesidades educativas únicas de cada niño. Aunque el nombre o la terminología del plan puede variar según el país, o incluso entre estados, la idea central sigue siendo la misma: crear un entorno de apoyo adaptado al estilo de aprendizaje de tu hijo o hija.

Cuando se publicó este libro, los IEP eran legalmente obligatorios en los Estados Unidos para garantizar que los estudiantes recibieran los recursos necesarios para tener éxito. En México, también existen los adecuaciones en programas de escuelas públicas y privadas.

Ser efectivo en este tema requiere preparación y persistencia. Reúne los documentos relevantes, como diagnósticos y evaluaciones previas y comunícate de manera clara y concisa con el personal escolar. Una lista de verificación puede ayudar a organizar los puntos clave de discusión y las adaptaciones deseadas.

Saber qué tipos de prácticas y rutinas pueden ayudar a calmar a tu hijo o hija, por ejemplo, jugar con una pelota antiestrés, masticar un collar de tela, permitir que su energía se libere de manera segura, una carrera de 5 minutos alrededor del patio, un minuto de saltar en el hall y ofrecer sugerencias para el plan, puede ser útil si coincide con la forma en que tu hijo o hija funciona mejor.

Establecer una relación de colaboración con los educadores es vital. Enfoca las reuniones con una mentalidad de asociación, enfatizando el objetivo compartido de apoyar a tu hijo o hija. La comunicación regular a través de correos electrónicos, llamadas telefónicas o reuniones ayuda a mantener a todos en la misma página.

Sin embargo, la colaboración va más allá de la reunión inicial del IEP; se trata de crear una red de apoyo continua, que incluya maestros, consejeros y personal de educación especial. Revisar y ajustar regularmente el IEP o plan asegura que te mantengas alineado con las necesidades que cambian constantemente de tu hijo o hija. Se proactivo sugiriendo cambios basados en observaciones en casa y solicita actualizaciones periódicas para mantenerte informado.

Estrategias de Tareas para el TDAH

Establecer una rutina estructurada de tareas puede convertir una lucha diaria en una tarea manejable. Fija un horario consistente para las tareas cuando tu hijo o hija esté más alerta y crea un espacio tranquilo y libre de desorden dedicado al trabajo. Esta estructura reduce la ansiedad de lo inesperado, facilitando la concentración de tu hijo o hija. También te da a ti un sentido de control y organización en tus esfuerzos por ayudar a tu hijo o hija a manejar sus tareas.

Dividir las tareas en partes más pequeñas es crucial. Las tareas grandes pueden resultar abrumadoras y llevar a modos predeterminados en muchos niños o niñas, como la procrastinación o la evasión. Enseña a tu hijo o hija a dividir las tareas en pasos más pequeños y manejables, como leer un capítulo al día, hacer un esquema de ideas y escribir un párrafo a la vez. Usa tablas o gráficos que ayuden a la organización o 'post-its' para trazar visualmente estas tareas, proporcionando un sentido de logro con cada pequeño paso.

Los recursos visuales son herramientas poderosas para la organización. Usa tablas, gráficos, carpetas arregladas por colores y planificadores para seguir las tareas. Un pizarrón o calendario puede delinear visualmente las tareas para la semana, ayudando a tu hijo o hija a mantenerse enfocado. Dividir las tareas en metas diarias proporciona una hoja de ruta clara.

Usa la creatividad para mantener a tu hijo o hija comprometido. Incorpora descansos frecuentes para evitar el agotamiento: fija períodos de trabajo de 20 minutos seguidos de descansos de movimiento de cinco minutos.

Si tu hijo o hija se siente atorado con una tarea, cambia de actividad y regresa a ella más tarde. Integrar movimiento físico—como saltar en un pie mientras recita palabras de ortografía—o recompensas pequeñas y regulares—colocar una almendra o pasa al final de cada línea de práctica de escritura para que se coma cuando se complete la línea—hace que las tareas sean más interactivas y menos tediosas, inspirándolo a pensar fuera de lo convencional y haciendo el aprendizaje divertido y atractivo para tu hijo o hija o hija.

El Papel de la Tecnología en la Educación del TDAH

La tecnología puede ser tanto una ayuda como un obstáculo para los niños o niñas con TDAH. Las herramientas digitales como las tabletas, las computadoras, y los celulares pueden ayudar con la organización y hacer las tareas más atractivas, y existen muchas aplicaciones que pueden ayudar a un niño a concentrarse. La tecnología también puede mejorar la comunicación entre padres, estudiantes y maestros.

Dicho esto, debido a algunos de los impactos negativos del uso de pantallas en los niños o niñas en general, pero particularmente en los niños o niñas con TDAH, recomendamos el uso mínimo de dispositivos digitales con tu hijo o hija.

Una de las principales razones es que incluso los videojuegos educativos, el uso de redes sociales y otras formas de tecnología pueden ser una distracción o convertirse en una constante fuente de pequeños impulsos de dopamina.

Uno de los principales atractivos de la tecnología para las personas es que proporciona recompensas rápidas y frecuentes, estimulando la dopamina en las vías de recompensa del cerebro. Para los niños o niñas con TDAH, que pueden tener niveles basales bajos de dopamina o disfunción en la dopamina, esta estimulación constante puede ser especialmente atractiva, lo que puede generar rabietas o berrinches cuando intentas quitárselas.

Con el tiempo, el cerebro puede comenzar a "construir" esta necesidad de frecuentes aumentos de dopamina, lo que hace que sea más difícil para el niño tolerar actividades que no ofrezcan la misma gratificación inmediata, como las tareas, los quehaceres o un paseo familiar. Esta dependencia de fuentes rápidas de dopamina también puede reducir la motivación general para las tareas que no ofrecen la misma recompensa instantánea, lo que podría agravar los síntomas de inatención, impulsividad y dificultad para concentrarse.

Si terminas utilizando tiempo frente a las pantallas con tu hijo o hija, lo cual, (como se mencionó en el *Paso Tres – Sueño*, puede ser en ocasiones útil), establece límites para garantizar que la tecnología siga siendo una herramienta útil y no una fuente de distracción o liberación constante de dopamina.

Entrenamiento en Habilidades Sociales: Ayudando a tu Hijo o Hija a Navegar las Amistades

Debido a que algunos comportamientos del TDAH pueden ser incompatibles con las interacciones sociales, pueden llevar a malentendidos o aislamiento. El entrenamiento en habilidades sociales puede ayudar a los niños o niñas a navegar estos retos y formar conexiones significativas.

Busca en línea programas que cubran habilidades como iniciar conversaciones, tomar turnos, reconocer señales sociales y resolver conflictos, o usa una práctica de baja tecnología que yo, Brenda, usé con uno de nuestros hijos, que era muy tímido cuando era pequeño. Como a menudo dudaba en hablar o participar en conversaciones con personas nuevas, practicamos buenas habilidades de comunicación con un juego de pelota de tenis. Mi esposo o yo iniciábamos con la pelota de tenis en la mano, comenzábamos una conversación y luego le lanzábamos la pelota a nuestro hijo. Él debía responder con una afirmación, pregunta o comentario a la conversación inicial y después tenía que lanzarnos la pelota de vuelta.

Al lanzar la pelota de un lado a otro para avanzar en la conversación, nuestro hijo pudo sentirse más cómodo con sus habilidades de comunicación mientras se divertía y disfrutaba de un tiempo de calidad 1 a 1 con nosotros.

Juegos como "Conversación con Pelota de Tenis", juegos de rol y tiempos de discusión familiar permiten a los niños o niñas practicar e internalizar estas habilidades en un entorno seguro y de apoyo.

Los escenarios de juegos de rol son especialmente efectivos para practicar interacciones sociales. Puedes simular situaciones como presentarse a un nuevo amigo, resolver un desacuerdo o pedir unirse a una actividad de grupo. Practicar estas respuestas en entornos controlados ayuda a tu hijo o hija a aplicarlas en la vida real, generando confianza.

Facilitar interacciones positivas con sus compañeros es vital. Las citas de juego supervisadas ofrecen un espacio seguro para que los niños o niñas practiquen habilidades sociales con sus compañeros. Las actividades cooperativas, como construir una fortaleza o jugar a un juego de mesa, fomentan el trabajo en equipo y la interacción positiva. Los sistemas de compañeros de apoyo, las actividades grupales o los equipos deportivos ayudan a tu hijo o hija a conectar con otros en entornos estructurados y de apoyo, fomentando su competencia social y confianza.

ASISTENCIA AL VIAJERO

El Suspiro Fisiológico: Una Herramienta Simple y Poderosa para la Calma Instantánea

El Suspiro Fisiológico es uno de nuestros patrones de respiración favoritos. Es un reflejo natural y automático que tu cuerpo utiliza para regular el estrés y calmar el sistema nervioso. Tu o tu hijo o hija pueden haberlo notado cuando se sienten profundamente emocionales o justo antes de dormir; es esa exhalación larga y espontánea después de tomar una respiración profunda.

La ciencia demuestra que este reflejo puede ser una herramienta poderosa para reducir el estrés, calmar la ansiedad y mejorar la concentración. Examinemos cómo funciona y cómo tú y tu hijo o hija pueden usarlo intencionalmente para traer calma a sus vidas diarias.

Antecedentes: Cómo Funciona el Suspiro Fisiológico

Tus pulmones contienen millones de pequeños sacos de aire llamados alvéolos, que se expanden cuando respiras y se colapsan cuando exhalas. A veces, cuando estamos estresados o sentimos una carga emocional, la respiración se vuelve superficial y rápida.

Esto puede hacer que nos sintamos más tensos y ansiosos, ya que la respiración está directamente conectada con nuestro sistema nervioso.

El Suspiro Fisiológico consiste en tomar una respiración profunda doble, una inhalación larga seguida de una inhalación rápida y después una exhalación lenta y controlada. Esta inhalación doble ayuda a inflar completamente los alvéolos y liberar el exceso de dióxido de carbono, lo que restablece los niveles de oxígeno en el cuerpo y calma el sistema nervioso. El resultado es una relajación casi inmediata y una mejora en la concentración.

Por Qué Es Efectivo

- **Restaura el equilibrio:** La inhalación doble seguida de una exhalación prolongada ayuda a liberar el aire atrapado en los pulmones, incorporando más oxígeno y equilibrando los niveles de dióxido de carbono.

- **Activa el sistema nervioso parasimpático:** Esta es la parte del sistema nervioso autónomo que promueve el descanso, la digestión y la recuperación. Ayuda a reducir la frecuencia cardíaca y a disminuir el estrés.

- **Alivio instantáneo:** Después de una o dos respiraciones fisiológicas, te sentirás más relajado. Es rápido, fácil y se puede hacer en cualquier momento y lugar.

Cómo Realizar el Suspiro Fisiológico

1. **Encuentra una posición cómoda:** Puedes hacerlo sentado, de pie o acostado. Relaja tu cuerpo y deja caer los hombros.

2. **Inhalación profunda:** Respira profundamente por la nariz, llenando tus pulmones casi por completo.

3. **Segunda inhalación:** Realiza una inhalación rápida y corta sin exhalar para llenar tus pulmones completamente. Esta respiración adicional debe sentirse como un "relleno" de aire.

4. **Exhala lentamente:** Ahora, exhala todo el aire lentamente por la boca, asegurándote de que la exhalación dure más que la inhalación.

5. **Repite según sea necesario:** Repite este proceso entre 1 y 3 veces, o más, hasta que te sientas calmado y relajado.

Cuando Usar el Suspiro Fisiológico

Tu o tu hijo o hija pueden usar el Suspiro Fisiológico en cualquier momento que se sientan estresados, ansiosos o abrumados, o cuando necesiten un reinicio rápido para volver a concentrarse. Es particularmente útil:

- Antes de acostarse para ayudar a relajarse y prepararse para dormir.

- Durante momentos de frustración, tensión o ansiedad.

- Antes de un examen, reunión o presentación para calmar los nervios.

- Al realizar transiciones entre tareas para despejar la mente y restablecer el enfoque.

Una vez que tu hijo o hija haya dominado el Suspiro Fisiológico, podrá usar esta técnica de manera casi invisible para los demás, ya sea en la escuela, en el recreo o en cualquier situación que requiera un enfoque o un reinicio emocional.

PARADA DE DESCANSO

Ahora es el momento de que los padres tomen un breve descanso para digerir la información. Dedica unos minutos a descansar y reflexionar sobre las siguientes preguntas:

1. **Reflexiona sobre tu propia infancia:** ¿Cómo manejaban tus papás o tutores los retos de comportamiento cuando eras niño o niña? ¿Existen patrones de tu pasado que hayas traído contigo a tu estilo de crianza, especialmente en lo que respecta al comportamiento de tu hijo o hija con TDAH? ¿Esos patrones coinciden o se desajustan con la forma en que tu hijo o hija percibe y experimenta el mundo?

2. **Examina tus expectativas:** ¿Están tus expectativas actuales de comportamiento alineadas con la etapa de desarrollo de tu hijo o hija y con el impacto del TDAH en él o ella? ¿Podrías ajustar estas expectativas para fomentar más paciencia y positividad en tus interacciones?

Después, detente por 10 minutos de quietud, sentado o caminando lentamente. Mantén tu mente lo más clara y abierta posible y solo escucha. Escribe o dile a Siri que "haga una nota" de cualquier respuesta que pueda surgir. Debido a que has tomado tiempo para reflexionar de manera tranquila y silenciosa, estas respuestas probablemente serán menos superficiales y provendrán de un nivel más profundo. Esas pistas, a su vez, revelarán posibles pensamientos problemáticos y pueden proporcionarte una excelente dirección para avanzar con las recomendaciones de este *Paso* que sean más fáciles de implementar o que funcionen mejor con tu familia.

OBRAS VIALES

Tabla de Emociones y Logros

Materiales:

- Papel grande o pizarra blanca

- Marcadores o stickers

Instrucciones:

- **Crea secciones:** Divide la tabla en dos columnas: una para las emociones y otra para los logros.

- **Escribe las emociones:** Pide a tu hijo o hija que escriba o dibuje cómo se siente cada día, feliz, frustrado, calmado.

- **Registra logros:** Anímalo a anotar cualquier éxito, por pequeño que sea.

- **Celebren juntos:** Usa stickers o dibujos para celebrar los logros y discutir las emociones.

SOUVENIR

Uno de los instrumentos de exploración y regulación emocional que más he utilizado con mis clientes es lo que llamo la Fórmula OCC: Observación, Curiosidad y Compasión. Este enfoque simple de tres pasos te permite ser amable y compasivo contigo mismo mientras manejas los momentos más desafiantes.

Para la crianza de niños o niñas con TDAH, hemos ampliado esta fórmula para incorporar elementos de la disciplina efectiva del Dr. Ross W. Greene (autor de '*The Explosive Child*') y creado un marco de *Siete Pasos*.

Nuestro marco de referencia RESPONDE está diseñado para situaciones de desregulación emocional como rabietas y ayuda a los padres a responder con comprensión y estructura, siendo lo suficientemente flexible para adaptarse a la crianza en general o a la crianza de niños o niñas sin TDAH.

El Marco de Referencia RESPONDE(Reflexiona, Empatiza, Soporte Emocional, Planea, Organiza, Navega, Desmenuza la Complejidad, Efectividad)

1. REFLEXIONA: Pausa Antes de Reaccionar

Antes de responder a la explosión emocional de tu hijo o hija, toma un momento para evaluar su propio estado emocional. Recuerda que su bienestar emocional es crucial en este proceso.

Qué hacer:

- Asegúrate de que la situación sea segura, por ejemplo, retira objetos frágiles o peligrosos, mueve a un hermano menor a su corralito o cuna para que esté fuera de peligro.

- Toma una respiración profunda o cuenta hasta 10.

- Recuérdate a ti mismo que el comportamiento de tu hijo o hija es una forma de comunicación, no de desafío. Y que hay una necesidad de fondo que necesita ser vista o atendida y tú eres quien la identificara en ese momento.

Por qué funciona:

La pausa consciente evita la reacción con enojo o con agresividad y te permite abordar la situación de manera objetiva, y modelar el comportamiento deseado para tu hijo o hija.

2. EMPATIZA: Reconocer la Emoción

Identifica y valida las emociones de tu hijo o hija, incluso si su reacción parece desproporcionada.

Qué decir:

- "Veo que te sientes muy molesto ahora mismo."

- "Es difícil cuando las cosas no salen como queríamos."

Por qué funciona:

Esto ayuda a reducir la tensión y permite que tu hijo o hija se sienta visto y comprendido. Su empatía es una herramienta poderosa que construye una conexión esencial para seguir adelante.

3. SOPORTE EMOCIONAL: Proveer una Herramienta o Estrategia Calmante

Ayuda a tu hijo o hija a regular sus emociones ofreciendo una manera tangible de calmarse.

Qué hacer:

- Ofrece opciones: "¿Quieres sentarte en tu rincón tranquilo o hacer un Suspiro Fisiológico juntos?"

- Usa herramientas sensoriales como una manta o chaleco pesado, una pelota antiestrés o un ejercicio simple de respiración.

Por qué funciona:

Los niños o niñas desregulados no pueden procesar instrucciones verbales. Proveer una herramienta o actividad involucra su cuerpo y mente, ayudándoles a pasar de un estado de sobrecarga emocional a calma.

4. PLANEA: Resolver Juntos el Problema

Una vez que tu hijo o hija se haya calmado, colaboren en un plan para abordar la situación.

Qué preguntar:

- "¿Qué fue lo que te resultó difícil en ese momento?"

- "¿Qué te pudo haber llevado a eso?"

- "¿Qué podríamos hacer la próxima vez para que sea más fácil?"

Por qué funciona:

Al involucrar a tu hijo o hija, le enseñas a resolver problemas y le das control sobre su entorno.

5. ORGANIZA: Modifica el Entorno

Modifica el entorno físico o emocional para reducir la sobreestimulación y crear un ambiente calmado.

Qué hacer:

- Despeja el espacio o baja las luces.

- Proporciona ayudas sensoriales, como auriculares con cancelación de ruido o un rincón tranquilo.

Por qué funciona:

Un entorno estructurado y calmante ayuda a regular los niveles de excitación, facilitando que tu hijo o hija recupere el control y la concentración.

6. NAVEGA: Guía Hacia la Resolución

Ayuda a tu hijo o hija a retomar su día y dar pasos para resolver la situación.

Qué hacer:

- Identifica acciones inmediatas para abordar cualquier problema pendiente (por ejemplo, limpiar un desorden o reparar relaciones).

- Refuerza las acciones positivas que pueden tomar hacia adelante.

- Ofrece garantías de que pueden manejar los retos con tu apoyo.

Por qué funciona:

Al guiar a tu hijo o hija de vuelta a un sentido de normalidad y responsabilidad, le das confianza en su capacidad para recuperarse de las dificultades y avanzar de manera constructiva.

7. DESMENUZA LA COMPLEJIDAD: Reflexiona y Aprende Juntos

Después del incidente, tomate un tiempo para reflexionar sobre lo ocurrido y discutir cómo manejar situaciones similares en el futuro.

Qué preguntarte a ti mismo y a tu hijo o hija:

- "¿Qué salió bien esta vez, y qué podríamos mejorar?"

- "¿Cómo podríamos abordar esto de manera diferente la próxima vez?"

- Para ti mismo: "¿Permanecí tranquilo y apoyé, o hubo momentos que podría mejorar?"

Por qué funciona:

La reflexión fomenta el crecimiento tanto para ti como para tu hijo o hija. Aprender del incidente fortalece su capacidad para manejar retos futuros y ayudarlos a desarrollar resiliencia emocional y habilidades para resolver problemas.

8. EFECTIVIDAD: Reflexiona y Revisa si Hay Algo que Puedan Hacer Diferente

Después del incidente, tomate un tiempo para reflexionar sobre lo ocurrido y discute de nuevo cómo hacer para encontrar formas diferentes de abordarlo.

Reflexiona con tu hijo o hija:

- "¿Crees que esto que hicimos juntos funcionó o no?"

- "¿Qué podemos hacer diferente la próxima vez?"

Por qué funciona:

La reflexión siempre fomenta el crecimiento. El que juntos puedan visualizar cómo este marco de referencia puede ser efectivo en un futuro, les puede dar una estrategia sencilla para volver a utilizarla.

Acróstico del Marco de Referencia: RESPONDE

Cuando tu hijo o hija esté abrumado, frustrado, enojado o aburrido, recuerda el Marco de Referencia RESPONDE:

- **Reflexiona** pausa y revisa su estado emocional antes de reaccionar.

- **Empatiza** valida sus emociones y sentimientos.

- **Soporte Emocional** ofrece una herramienta o estrategia para calmarte.

- **Planea** colabora en los próximos pasos.

- **Organiza** ajusta el entorno para la calma.

- **Navega** guia a tu hijo o hija hacia un sentido de normalidad y responsabilidad.

- **Desmenuza la Complejidad** hagan una lluvia de ideas y aprendan juntos.

- **Efectividad** reflexiona juntos para el éxito futuro.

El marco de referencia **RESPONDE** proporciona tanto un enfoque estructurado para manejar los ataques emocionales como una filosofía de crianza que fomenta el crecimiento, la conexión y la resiliencia en los niños o niñas con TDAH ... y es una transición natural hacia nuestro siguiente suplemento esencial, Dinámica Familiar con TDAH.

Suplemento Esencial Dos - Dinámica Familiar con TDAH

"La familia no es algo importante, es todo."

- Michael J. Fox, autor de "Lucky Man: A Memoir"

RESUMEN – Versión Corta

Gestionar la dinámica familiar cuando tienes un hijo o hija con TDAH puede ser un desafío. Parece que constantemente estás tratando de explicar el comportamiento del TDAH a los otros niños o niñas de la familia y hacer que expresen empatía por un hermano que recientemente ha sido verbal o incluso físicamente abusivo con ellos.

Al mismo tiempo, en los momentos más tranquilos de tu hijo o hija con TDAH, tratas de ayudarlo a entender por qué un hermano o hermana podría estar distanciándose del juego o la interacción con él o ella nada más no funciona. No es un viaje fácil, pero en este capítulo intentaremos desglosarlo en partes fáciles de manejar.

Relaciones entre Hermanos: Balanceando la Atención y Abordando el Resentimiento

Balancear la atención entre hermanos y hermanas puede ser difícil en familias con un niño o niña con TDAH, y nadie lo logrará perfectamente todo el tiempo,-créenos... lo hemos vivido-.

En esta sección, te daremos algunos consejos sobre cómo involucrar a los hermanos y hermanas en las estrategias de manejo del TDAH y proporcionarles apoyo emocional para reducir el resentimiento y fortalecer los lazos familiares.

Estrategias para el Autocuidado Parental y la Salud Emocional

Aquí veremos formas en que los padres de niños o niñas con TDAH pueden priorizar su autocuidado. También somos grandes defensoras de establecer expectativas realistas de crianza y practicar la autocompasión, ya que esas habilidades son vitales para manejar los retos emocionales de criar a un niño con TDAH.

Actividades Familiares que Apoyan el Manejo del TDAH

En esta sección, mostraremos cómo las reuniones familiares y las actividades educativas pueden fomentar la comunicación y crear ambientes divertidos y de apoyo para toda la familia.

Manejo de Conflictos: Consejos para una Resolución Pacífica

Enseñar habilidades de resolución de conflictos, como la escucha activa y la solución de forma calmada de problemas, puede tranquilizar situaciones tensas. Estas habilidades pueden ser usadas por toda la familia. Cubriremos prácticas para fomentar un hogar más pacífico y relaciones más fuertes.

Construyendo un Entorno Hogareño de Apoyo y Comunicación sobre el TDAH con la Familia Extendida y Amigos

Un hogar amigable para el TDAH con espacios organizados y rutinas ayuda a los niños o niñas a sentirse seguros. Sugeriremos formas de abordar las necesidades sensoriales y usar la toma de decisiones inclusiva.

Dado que la mayoría de las personas tienen tanto familia cercana como lejana, también discutiremos cómo informar y educar a la familia lejana y amigos sobre el TDAH.

Empoderando a tu hijo o hija para que se Autoconozca

Examinaremos el valor de la autodefinición para empoderar a los niños o niñas con TDAH a comunicar sus necesidades con confianza.

Completando el Ciclo del Estrés

La actividad de obras viales de este capítulo aborda el concepto esencial de completar el ciclo del estrés. Explicaremos qué significa y te daremos diversas formas de modelar y enseñar a tu hijo o hija cómo hacerlo.

CENTRO DE INFORMACIÓN

Estás en medio de una noche de juegos familiares. Las piezas del juego están esparcidas, tu hijo o hija menor está riendo sin control, y tu hijo o hija mayor, que tiene TDAH, está a punto de explotar porque no consiguió la carta que quería. Mientras intentas mantener la paz, no puedes evitar notar a tu hijo o hija del medio sentado en silencio en la esquina, con cara de que preferiría estar en cualquier otro lugar. Balancear la atención y abordar la confusión y el resentimiento entre los hermanos es un desafío común para las familias con un hijo o hija con TDAH. Sin embargo, hay estrategias para asegurarte de que todos se sientan valorados y amados.

Relaciones entre Hermanos: Balanceando la Atención y Abordando el Resentimiento

La atención equitativa es crucial en familias con niños o niñas con TDAH, y el tiempo programado a solas con cada niño o niña puede marcar una gran diferencia. Esa frase parece tan sencilla e inocente. Sin embargo, ¿podemos también intervenir aquí y decir que esto puede ser un desafío o incluso ser imposible a veces?

En los primeros días de la enfermedad de Lyme de Rachel combinada con su TDAH no diagnosticado, las situaciones más desafiantes en el hogar giraban en torno a descubrir el mejor enfoque de tratamiento para el Lyme, ordenar la forma de encajar esos tratamientos en nuestro presupuesto, lidiar con los severos síntomas físicos y emocionales que estaba experimentando, tratar de ayudarla a lidiar con la incertidumbre sobre su futuro con la enfermedad, todo mientras tratábamos de responder en lugar de reaccionar ante sus rabietas con Lyme, que a menudo se dirigían a los dos hermanos que aún vivían en casa. Aunque sabíamos que pasar tiempo con Joel y Rebekah era crucial, algunas semanas simplemente no había suficientes horas para todo.

Incluso antes de que Rachel tuviera contacto con una garrapata, hubo varios eventos: un nuevo bebé en casa, un torneo de deportes de fin de semana de un hermano, los problemas de habla de otro hermano que trastornaron el equilibrio de atención de todos.

Por lo tanto, ten en cuenta que estamos diciendo que el tiempo a solas con todos tus hijos o hijas es muy importante y que tenemos mucha comprensión para los momentos en que no sucede.

Aquí hay algunos consejos para considerar, por ejemplo, designar algunos días o momentos específicos de actividades individuales que se adapten a los intereses de cada hijo o hija, aunque sucedan de repente en lugar de que no sucedan. Podría ser una cita para almorzar el sábado con tu hijo o hija menor o una práctica de fútbol el miércoles por la noche con el o la de enmedio. Estos momentos fortalecen tu vínculo y aseguran a cada uno que es especial, valorado y querido. Aunque los tiempos asignados no siempre sean equitativos cada semana, el objetivo general es crear un campo de juego nivelado donde ningún hijo o hija sienta que siempre es el segundo en importancia frente a su hermano con TDAH.

Educar a los hermanos y/o hermanas sobre el TDAH de una manera apropiada para su edad también es importante y puede fomentar la comprensión y la empatía. Usa el modelo de "diferencia vs. déficit" que hemos mencionado y explica que el TDAH es una diferencia en la forma en que funciona el cerebro, no un mal comportamiento. Usa analogías simples, como cómo algunas personas necesitan audífonos para oír mejor mientras que otras necesitan ayuda para concentrarse y mantenerse calmadas. Este tipo de explicaciones ayuda a desmitificar el TDAH y reducir el estigma. Fomenta las preguntas y las discusiones abiertas, permitiendo que los hermanos y/o hermanas expresen sus sentimientos y frustraciones evitando ofender y procurando decir todo lo que les molestó o enojó. Al proporcionarles el conocimiento para entender el comportamiento de su hermano, ayudas a construir un ambiente familiar compasivo y de apoyo.

Involucrar a los hermanos y/o hermanas en estrategias de manejo del TDAH apropiadas para su edad también puede ayudar. De repente, son parte de la solución, no simples espectadores al margen. Inclúyelos en el diseño de rutinas, la creación de calendarios visuales e incluso participando en sesiones de terapia si es apropiado. Esta participación puede aumentar su sentido de "pertenencia" y reducir los sentimientos de resentimiento.

Por ejemplo, si tu hijo o hija con TDAH tiene una técnica específica de calma que le funciona, como una respiración o suspiro fisiológico, haz que se la enseñe a sus hermanos y/o hermanas para que puedan usarla ellos mismos o recordarle a su hermano o hermana con TDAH que la utilice cuando la situación amenace con salirse de control. Tener un conjunto compartido de técnicas en el kit familiar no solo fomenta el trabajo en equipo, sino que también fortalece los lazos entre los hermanos, convirtiendo posibles fuentes de conflicto en oportunidades de colaboración.

El apoyo a los hermanos y/o hermanas es tan importante como el apoyo a un niño o niña con TDAH. Busca recursos como grupos de apoyo para hermanos y/o hermanas de niños o niñas con TDAH o actividades donde puedan expresar sus sentimientos y experiencias. Estos grupos proporcionan un espacio seguro para que los hermanos y/o hermanas compartan sus frustraciones, aprendan estrategias de afrontamiento y se den cuenta de que no están solos.

Actividades como terapia artística, deportiva o una simple rutina de escritura pueden ayudarlos a procesar sus emociones de manera constructiva. Reconoce sus sentimientos de vergüenza, frustración o culpa y tranquilízalos diciéndoles que está bien y es natural sentirse de esa manera.

Estrategias para el Autocuidado Parental y la Salud Emocional

Y en definitiva, la gran realidad de la paternidad es que el comportamiento de nuestros hijos o hijas a menudo refleja el nuestro. Hacemos esta afirmación sin juicio ni acusaciones. Como dice el dicho, ya hemos estado ahí, ya lo hemos hecho.

En cambio, la analogía del reflejo simplemente expone la responsabilidad que tenemos como padres de comportarnos lo mejor posible con nuestras herramientas actuales y de crecer y aprender las mejores prácticas para convertirnos en la versión más saludable de nosotros mismos en todas nuestras dimensiones—cuerpo, mente y espíritu. Para lograrlo, necesitamos mover el concepto de "cuidarnos a nosotros mismos" de la categoría de "lujo" a la de "necesidad".

Cuando priorizas el autocuidado, sea lo que sea que esto signifique para ti, estás mejor equipado para manejar los altibajos de criar a un hijo o hija con TDAH. Gestionar el estrés y la salud mental y física impacta tu capacidad de estar presente y ser un apoyo para tus hijos o hijas. Piensa en ello como la máscara de oxígeno en un avión: debes ponerte la máscara primero antes de asistir a los demás a tu alrededor.

Al tomarte tiempo para ti mismo, no estás siendo egoísta, estás asegurando que tengas la fuerza y la paciencia para ser la mejor versión de ti como mamá o papá.

Participar en actividades de autocuidado no tiene que ser elaborado ni que consuma mucho tiempo. El ejercicio regular, incluso una caminata rápida de 10 minutos o un set de 10 sentadillas con el peso del cuerpo cada hora, puede ayudarte a despejar tu mente y mejorar tu estado de ánimo. Cuando tu hijo o hija con TDAH necesite un descanso de alguna actividad, mueve el cuerpo, por ejemplo que se suba a su bicicleta y corre a su lado mientras dan vueltas alrededor de la cuadra.

Los pasatiempos que disfrutes, como la jardinería, el tejido o la lectura, proporcionan un merecido descanso mental y pueden hacerse mientras los niños o niñas juegan afuera, o mientras están en la escuela o en la cama.

Construir redes de apoyo emocional es otro aspecto crucial del autocuidado. Socializar con amigos, incluso virtualmente, puede ofrecer apoyo emocional y recordarte que no estás sola o solo. Unirte a grupos en persona o en línea puede proporcionar un sentido de comunidad y comprensión. Los consejeros o terapeutas pueden ayudarte a lidiar con traumas pasados y crecer en la profundidad y amplitud de tu autorregulación. Estas actividades ayudan a mantener tu salud emocional, lo que te hace más resiliente y paciente cuando enfrentas los retos diarios de ser padre de un niño con TDAH.

Las comunidades en línea dedicadas a padres de niños o niñas con TDAH pueden ser invaluables para compartir experiencias y consejos, por ejemplo, los grupos de Facebook para Padres de niños o niñas con TDAH. Estas redes te recuerdan que buscar ayuda está bien y que no tienes que navegar este viaje solo.

Establecer expectativas realistas para ti mismo y para la crianza de tus hijos o hijas también es vital. Es fácil caer en la trampa de la autocrítica o la culpa cuando las cosas no salen como las habías planeado, y esto puede pasar a menudo. Entiende que criar a un hijo o hija con TDAH viene con su propio conjunto de retos de imprevisibilidad. Date las gracias y recuerda que la perfección no es el objetivo.

Celebra las pequeñas victorias y date gracia y compasión cuando las cosas no salgan como esperabas. Establecer metas alcanzables y ser amable contigo mismo puede reducir los sentimientos de presión y culpa, haciendo el viaje más manejable y permitiéndote ver los buenos, felices, productivos y amorosos momentos más fácilmente.

Una nota importante sobre el autocuidado: los cerebros con TDAH requieren más que la típica autoconciencia, autocuidado y autocompasión cuando las cosas no salen como estaban planeadas. Cuidarte a ti mismo también es un modelo de una habilidad crítica para tu hijo o hija con TDAH.

Actividades Familiares que Apoyan el Manejo del TDAH

Elegir actividades familiares que reconozcan las fortalezas e intereses de tu hijo o hija con TDAH puede ser muy beneficioso. Opta por actividades inclusivas donde puedan participar completamente y prosperar. Si a tu hijo o hija le encanta estar al aire libre, considera hacer caminatas por la naturaleza o pasar tiempo en la playa. Estas actividades proporcionan experiencias sensoriales y ejercicio físico, lo cual beneficia el manejo del TDAH. Para los niños o niñas más artísticos, proyectos de arte en familia, clases de creación de joyas o clases de baile pueden aprovechar esa energía creativa. El objetivo es elegir actividades donde tu hijo o hija con TDAH se sienta exitoso e incluido, lo que aumentará su confianza y reducirá la frustración, mientras eliges también una actividad que cubra las necesidades e intereses de tus otros hijos o hijas.

Como hemos mencionado, es crucial equilibrar las actividades estructuradas con flexibilidad. La estructura proporciona previsibilidad, lo cual es calmante para los niños o niñas con TDAH. Sin embargo, la flexibilidad permite ajustes basados en sus estados de ánimo y niveles de energía día a día. Planea actividades con horarios claros de inicio y fin, y está dispuesto a adaptarte. Por ejemplo, si un viaje planeado al zoológico parece abrumador en un día determinado, un picnic tranquilo en el parque podría ser una alternativa mejor.

Haz buen uso de las actividades educativas también, ya que pueden ser informativas y divertidas. Los juegos de mesa que impliquen estrategia y trabajo en equipo pueden enseñar habilidades valiosas mientras mantienen a la familia comprometida. Puede llevar algo de trabajo encontrar juegos que no fomenten la frustración en tu hijo o hija con TDAH, pero sigue probando diferentes opciones hasta que uno o dos funcionen.

Los experimentos científicos en casa pueden convertir el aprendizaje en una aventura práctica. Cocinar o hornear puede mejorar las habilidades matemáticas al medir ingredientes y seguir recetas. Estas actividades apoyan el aprendizaje de tu hijo o hija y crean momentos familiares memorables y potencialmente sabrosos.

Las reuniones familiares regulares también pueden tener un gran impacto en la dinámica familiar y el estado emocional. Estas reuniones permiten que todos los miembros de la familia contribuyan a la planificación de actividades y discutan los ajustes necesarios. Comienza con una agenda simple: repasar la semana pasada, discutir los eventos futuros y abordar inquietudes. Usa un horario visual para mantener a todos en el camino. Anima a cada niño o niña a compartir sus sentimientos y sugerencias. Esta práctica fomenta la comunicación abierta y asegura que todos se sientan escuchados y valorados.

Manejo de Conflictos: Consejos para una Resolución Pacífica

Las habilidades de resolución de conflictos son vitales, especialmente en familias con un miembro con TDAH, donde un sábado por la mañana típico puede incluir un simple desacuerdo sobre los quehaceres que escala rápidamente hasta convertirse en una discusión con patadas, gritos y lanzamiento de juguetes.

Enseñar una resolución de conflictos efectiva comienza con la escucha activa. Esto significa escuchar genuinamente lo que la otra persona está diciendo sin interrumpir ni planear tu respuesta posterior. Anima a tu familia a usar declaraciones "yo", como "Me siento molesto cuando..." para expresar sentimientos sin culpar. Asegúrate de que todos conozcan las reglas de la casa—podrían, por ejemplo, estar publicadas en un lugar visible—junto con las consecuencias por no cumplirlas. Cuando las emociones estén a flor de piel, la resolución calmada de problemas, evitando juzgar o culpar sino mirar la situación con la mirada de que hizo o aportó cada quien para que esto se volviera un problema, puede evitar que los conflictos se descontrolen. Enseña a tus hijo o hijas a tomar una respiración profunda, retroceder y pensar antes de reaccionar.

Las técnicas para reducir tensiones pueden ser salvavidas en momentos críticos. Por ejemplo, tener una señal predefinida, como un gesto con la mano, una palabra específica o el "entrelazar el meñique" de Rachel y mío (Brenda), puede indicar la necesidad de un descanso. Cuando las cosas están que arden, tomar un tiempo fuera permite que todos se calmen y se conecten con sus pensamientos.

Estrategias calmantes como ejercicios de respiración profunda o música suave pueden ayudar a cambiar el estado de ánimo. Anima a tu hijo o hija a identificar y usar estas técnicas cuando se sienta abrumado. Este proceso les da poder para gestionar mejor sus emociones y reduce la probabilidad de que los conflictos escalen.

La mediación puede mejorar significativamente la dinámica familiar resolviendo conflictos recurrentes. La terapia familiar o los consejeros proporcionan un espacio neutral para que todos expresen sus sentimientos y resuelvan problemas.

Un mediador capacitado puede guiar la conversación, asegurando que todos se sientan escuchados y respetados. La mediación también puede enseñar habilidades valiosas como la empatía y el compromiso, que son esenciales para relaciones saludables. Al normalizar la mediación, creas un entorno donde buscar ayuda se ve como una fortaleza, no como una debilidad.

En un momento, Rachel y yo, Brenda, trabajamos juntas con un psicólogo. Incluso después de todos estos años, coincidimos en que el tiempo fue bien invertido, ya que nuestra comunicación mejoró, así como nuestra comprensión y empatía mutuas.

También te animamos a que tu familia vea los desacuerdos como una oportunidad para comprender mejor las perspectivas y necesidades de los demás y salir adelante juntos. Después de un conflicto, realiza una reunión familiar para discutir lo que ocurrió y cómo podría manejarse de manera diferente la próxima vez. Esta reflexión fomenta una mentalidad de crecimiento continuo y ayuda a construir relaciones más fuertes.

Los conflictos son inevitables, pero cómo los maneja tu familia puede marcar toda la diferencia. Abordar las disputas o discusiones con una mente abierta y la disposición de aprender puede convertir los retos en lecciones valiosas de vida para todos los involucrados.

Construyendo un Ambiente Familiar de Apoyo

Crear una configuración adecuada para el TDAH en la casa puede tener un impacto significativo en la vida diaria de tu hogar. A continuación, se presentan algunos recordatorios que hemos mencionado en otro lugar del libro, esta vez detallados en términos de "punto de desempeño", un principio de organización que se refiere a crear sistemas organizativos que funcionen directamente donde y cuando se necesiten las tareas.

Este principio, usado en varios contextos pero destacado para su uso con cerebros con TDAH por autores como Susan C. Pinsky en su libro *'Organizing Solutions for People with ADHD'*, es un enfoque que se ajusta a características del TDAH como dificultad con la memoria de trabajo, retos en la función ejecutiva y ceguera temporal (dificultad para percibir el paso del tiempo), lo cual a menudo lleva a problemas para planificar, priorizar o cumplir plazos, y puede ser un principio importante y efectivo para el manejo del TDAH.

Mantén las Herramientas y Materiales Donde se Necesitan:

- Establece áreas designadas para actividades específicas y asegúrate de que todo lo necesario para esas tareas esté accesible dentro de la misma área.

Usa Recordatorios Visuales:

- Comienza organizando los espacios con etiquetas claras, usa colores para codificar los artículos y crea listas de verificación. Los sistemas visuales son clave para los cerebros con TDAH, ya que suelen no funcionar bien con un enfoque del tipo "fuera de la vista, fuera de la mente".

Simplifica los Sistemas:

- Como una de nuestras mamás mencionó antes, si los calcetines sucios se dejan por toda la casa, coloca una canasta para calcetines sucios cerca de donde dejan los zapatos. Y recuerda, debe ser una canasta, no un cajón, para que sea más fácil de ver y usar.

Minimiza el Desorden:

- Los cerebros con TDAH pueden sentirse abrumados por demasiadas opciones. Para evitarlo, aplica el principio KISS (del inglés: *'Keep it Super Simple'*; Manténlo Súper Simple) con superficies limpias y artículos que no se usen con frecuencia guardados en otro lugar.

Crea Zonas:

- Organiza el espacio por actividad, con una zona de tareas, una zona de preparación de comidas y una zona tranquila con cajas que contengan actividades calmantes como libros, rompecabezas, auriculares para usar con sonidos binaurales y mantas con peso.

La rutina y la estructura son tus mejores aliados cuando se trata de manejar el TDAH. Establecer rutinas diarias consistentes proporciona estabilidad y previsibilidad, lo cual puede ser increíblemente calmante para tu hijo o hija. Cosas simples como tener horarios establecidos para las comidas, la tarea, el juego libre y la hora de dormir pueden crear un ritmo que haga el día más manejable. Usa horarios visuales para delinear las actividades del día e involucra a tu hijo o hija en el desarrollo de esos planes, dándole un sentido de propiedad. La consistencia es clave; cuanto más predecible sea el ambiente, menos espacio habrá para la ansiedad y la confusión.

Abordar las consideraciones sensoriales también es crucial. Como mencionó una mamá, su hijo o hija tenía una alta sensibilidad a las telas y las costuras de su ropa, especialmente los calcetines. Incluso si tu hijo o hija no pueden describir por qué no quiere ponerse algo, podría ser una pista de retos sensoriales.

Los niños o niñas con TDAH a menudo tienen sensibilidades aumentadas a su entorno. Los tonos suaves de azul y verde pueden crear una atmósfera calmante y relajante. Las alfombras, cortinas y los auriculares con cancelación de ruido ayudan a minimizar los ruidos y distracciones. Proporcionar herramientas sensoriales como juguetes para mover las manos, pelotas de estrés y mantas o chalecos con peso puede ofrecer comodidad y ayudar a tu hijo o hija a autorregularse. Ten en cuenta que diferentes organizaciones (por ejemplo,) establecen pautas sobre el peso máximo de una manta según el peso corporal de tu hijo o hija y también brindan información sobre el tiempo máximo de uso.

Presta atención a la iluminación también; la luz natural es la mejor, pero si eso no es posible, opta por iluminación suave y cálida que imite la luz solar natural.

La toma de decisiones que toma en cuenta a todos también puede ayudar a transformar la dinámica de tu hogar. Involucra a toda la familia en las decisiones sobre la organización de la casa y las reglas, asegurándote de que se consideren las necesidades y opiniones de todos. Realiza reuniones familiares donde los miembros puedan expresar sus pensamientos y contribuir a la discusión, acciones que fomentan un sentido de pertenencia y respeto. Por ejemplo, si vas a reorganizar el cuarto de la tele, pide sugerencias sobre el diseño y elige una disposición que funcione para todos. Tomar decisiones juntos fortalece los lazos familiares y asegura que el entorno del hogar apoye el bienestar de todos.

Comunicarse sobre el TDAH con la Familia y Amigos

Navegar las conversaciones sobre el TDAH con la familia extendida o lejana y los amigos puede ser un desafío. Es posible que te encuentres explicando el comportamiento de tu hijo o hija durante una reunión familiar en las vacaciones o evitando consejos bien intencionados, pero mal enfocados de un amigo cercano, especialmente consejos que pueden funcionar con niños o niñas neurotipicos, pero no con niños o niñas con TDAH.

Proveer recursos actualizados y útiles que estén alineados con tu enfoque de crianza de un niño o niña con TDAH puede hacer una diferencia significativa en cómo otros reciben y responden a tu hijo o hija. Comparte artículos, libros o sitios web confiables que expliquen el TDAH de manera accesible. Por ejemplo, puedes dirigirlos a la excelente página web de la Dra. Sharon Saline sobre recursos del TDAH, que ofrece valiosos conocimientos sobre el TDAH y la dinámica familiar. Recursos como estos pueden ayudar a tu familia y amigos a entender mejor el TDAH y a apoyar a tu hijo o hija de manera más informada.

Por otro lado, ten en cuenta que esta sugerencia es para circunstancias ideales. Incluso si tienes miembros de la familia increíblemente cariñosos e involucrados, es posible que no, por falta de tiempo o interés, sigan investigando alguno de los recursos que sugieres. Si crees que tener recursos más breves y humorísticos ayudaría, prueba compartir algunos de los siguientes recursos.

Recursos Simples y Útiles sobre el TDAH

Si apenas estás comenzando en tu camino de crianza con un niño con TDAH, es poco probable que tengas una comprensión completa de la condición, nosotros, de hecho, seguimos en esa curva de aprendizaje. Puede ser difícil obtener información sólida, hechos útiles e historias anecdóticas de manera inmediata.

En lugar de eso, al igual que podrías hacer un juego de roles con tu hijo o hija con TDAH para practicar la comunicación con un maestro, practica una breve declaración explicando el TDAH que tengas a mano para sacar cuando sea necesario. Algo con tus propias palabras. Si tuviéramos que explicar el TDAH, incluiríamos estos detalles y sonaría algo como esto:

"Los niños o niñas con TDAH a menudo experimentan retrasos en la regulación emocional y el desarrollo conductual, generalmente retrasándose varios años con respecto a sus compañeros o compañeras en estas áreas. Las investigaciones sugieren que este retraso se

debe a diferencias en el desarrollo cerebral, particularmente en la corteza prefrontal, que es responsable de funciones ejecutivas como el control de impulsos, la regulación emocional y la toma de decisiones. Es por eso por lo que ves que nuestro hijo o hija a menudo exhibe acciones impulsivas, puede ser el centro de sus explosiones emocionales aparentemente descontroladas, o elige comportamientos verbales o físicos inapropiados. Por ejemplo, un niño de 10 años con TDAH puede mostrar respuestas emocionales o conductuales más típicas de un niño de 7 años. Este retraso no refleja una falta de inteligencia o potencial, sino más bien una diferencia en la maduración de las vías neuronales".

¿Qué puedes formular tú que tenga sentido para ti y que se ajuste a tu estilo de comunicación?

Transmitir información de esta manera puede ayudar a los familiares, amigos, tutores y cuidadores a establecer expectativas realistas y adoptar estrategias que apoyen la trayectoria de desarrollo de tu hijo o hija, mientras fomentan la paciencia y resiliencia.

Sin embargo, lamentablemente, puede que no sea así. Las personas interesadas aún pueden creer que el TDAH "no es algo real" o que tu hijo o hija simplemente está portándose mal y necesita una disciplina más estricta.

En ese caso, ten en cuenta que, con todas las tareas que conlleva "ser padre de un niño con TDAH", probablemente no sea posible para ti transferir, por ti mismo, un conocimiento profundo a familiares y amigos, ni necesariamente tendrás la energía para hacerlo, y como nos recordó una mamá de un niño con TDAH, tampoco tienes la responsabilidad de hacerlo.

Por lo tanto, establecer límites es otro aspecto crucial en estas interacciones. Es esencial comunicar tus necesidades de manera clara y asertiva. Hazle saber a tu familia y amigos interesados cómo pueden apoyarte a ti y a tu hijo o hija sin sobrepasar esos límites. Si estás al principio de tu viaje con el TDAH, es probable que estos límites cambien con el tiempo, tanto a medida que tu hijo o hija crezca como a medida que tu comprensión de su versión del TDAH se profundice. Esta será una conversación continua.

Involucrar a la familia extendida y amigos en las actividades familiares puede, sin embargo, fomentar una red de apoyo más amplia, invítalos a participar en eventos donde tu hijo o hija se sienta cómodo y apoyado. Esta participación fortalece los lazos familiares y proporciona a tu hijo o hija un círculo de apoyo más grande, haciéndolo sentirse amado, valorado, y comprendido en un contexto más amplio.

Si surgen conflictos, trata de abordarlos de manera calmada y constructiva. Usa frases en primera persona para expresar tus sentimientos y fomentar el diálogo abierto. Por ejemplo, "Me siento abrumado/a cuando se critica nuestro enfoque de crianza. ¿Podemos hablar sobre cómo podemos apoyarnos mejor mutuamente?" Este enfoque fomenta la comprensión y cooperación.

Empoderando a tu Hijo o Hija para que Abogue por el Mismo

Enseñar habilidades de autodefensa o abogar por el mismo, es como darle herramientas adicionales a tu hijo o hija con TDAH para navegar por el mundo.

Por ejemplo, con respecto a la educación, a medida que crecen, ayúdales a comprender sus derechos, como el derecho a recibir adaptaciones en la escuela bajo leyes como, para aquellos en los Estados Unidos, la Ley de Educación para Individuos con Discapacidades (IDEA). En México también existe la Ley General para la Inclusión de las Personas con Discapacidad. Explícales qué adaptaciones tienen derecho a recibir y cómo estas pueden ayudarlos a prosperar en el sistema escolar. Anímalos a comunicar sus necesidades de manera clara y confiada.

Los ejercicios de rol pueden ser una forma divertida y práctica de enseñarle a abogar por ellos mismos. Organiza escenarios donde tu hijo o hija pueda practicar pedir lo que necesita. Puedes hacer de maestro o entrenador de fútbol, y ellos pueden practicar pedir un descanso o ayuda adicional con una tarea o ejercicio.

Construir confianza es crucial para una "auto abogacía" efectiva. Comienza celebrando los pequeños logros para aumentar su autoestima. El refuerzo positivo puede ser muy útil para hacer que se sientan capaces y empoderados. Involúcralos en los procesos de toma de decisiones, como planificar su horario de estudio o elegir actividades extracurriculares, ya que ese compromiso les da un sentido de control y propiedad sobre sus vidas. Anímalos a establecer metas alcanzables y reconoce cuando las logren. La confianza crece con cada éxito, sin importar cuán pequeño sea.

ASISTENCIA AL VIAJERO

Yo Alicia, he utilizado una técnica para mejorar el diálogo con los demás que aprendí de una de mis mentoras, Callan Rush. La llamo la técnica "Yo Imagino".

Es simplemente un diálogo corto que anima a la otra persona a comenzar a compartir sus sentimientos, lo cual puede ser un desafío para los niños o niñas con TDAH.

- Comienza con **"Veo..."**. Esta es una afirmación verdadera, tanto como puedas observar. Por ejemplo, "Veo que estás tomando un vaso de agua".

- Después di, **"Imagino..."**. Tú eres la única persona que puede imaginar esto; la otra persona no está imaginando lo mismo que tú. Por ejemplo, "Imagino que te sentirás más tranquilo cuando estés hidratado".

- Después di, **"Yo me siento..."**. Puedes expresar cómo te sientes ahora, "Me alegra que estés hidratado". Aquí, es fundamental entender que no podrás saber lo que la otra persona está sintiendo.

- Y termina con, **"¿Es esto cierto?"**

Ahora, es tu turno de quedarte en silencio y escuchar la respuesta de la otra persona.P ruébalo en cualquier situación para entender lo que otras personas están sintiendo. Podría ser tu hijo o hija con TDAH, su hermano o cualquier otra persona.

PARADA DE DESCANSO

Es hora de que los padres tomen un descanso y asimilen la información! Toma 10 minutos de calma para descansar con las siguientes preguntas:

1. **Reflexiona sobre las relaciones entre hermanos y/o hermanas:** ¿Cómo ha impactado el TDAH en tu familia la dinámica entre hermanos y/o hermanas? ¿Puedes pensar en maneras de fomentar la comprensión y reducir cualquier resentimiento entre ellos, asegurando un sentido de unidad más fuerte?

2. **Explora la salud emocional de los padres:** ¿Cómo afectan las demandas de ser padre de un niño o niña con TDAH tu estado emocional y tus niveles de energía como padre? ¿Podría hacer espacio para tu bienestar emocional y mejorar la dinámica general de tu familia?

Después, toma 10 minutos de tranquilidad, sentado o caminando lentamente. Mantén tu mente lo más clara y abierta posible, y solo escucha. Anota o dile a Siri que "haga una nota" de cualquier respuesta que pueda surgir. Debido a que has tomado tiempo para reflexionar con calma y en silencio, estas respuestas probablemente serán menos improvisadas y provendrán de un nivel más profundo. Estas respuestas pueden darte pistas sobre las razones detrás de tus respuestas. Esas pistas, a su vez, pueden revelar pensamientos problemáticos y proporcionarte una excelente dirección sobre cómo avanzar con las recomendaciones en este capítulo que serían más fáciles de implementar o que mejor se adaptan a tu familia.

OBRAS VIALES

Completando el Ciclo del Estrés

Nuestro trabajo en este capítulo es hacer que tu familia crezca en su comprensión sobre cómo completar el ciclo del estrés como una herramienta eficaz para ayudar a todos los miembros de la familia a manejar el estrés.

Este concepto se basa en el modelo de Síndrome General de Adaptación (GAS por sus siglas en inglés) propuesto por Hans Selye, que describe la respuesta del cuerpo al estrés en tres etapas. Muchos artículos y libros amplían este concepto, pero nos centraremos en el trabajo realizado por Emily Nagoski y Amelia Nagoski en su reciente libro, 'Burnout: The Secret to Unlocking the Stress Cycle'.

Completar el ciclo de estrés implica resolver la respuesta fisiológica al estrés y regresar al equilibrio para evitar daños físicos y mentales a largo plazo. Aunque las fuentes que mencionamos proporcionan una explicación más detallada, aquí hay una breve descripción de las etapas y algunas estrategias prácticas para completar el ciclo.

1. **Etapa de Alarma**: Esta es la reacción inicial ante un evento estresante, durante la cual el sistema nervioso simpático activa la respuesta de lucha o huida, congelación o sumisión. La adrenalina y el cortisol inundan el torrente sanguíneo, aumentando la frecuencia cardíaca, la respiración, la tensión muscular y la alerta.

2. **Etapa de Resistencia**: Después de que el peligro inmediato ha pasado, el sistema nervioso parasimpático (reposo y relajación) entra en acción, ayudando al cuerpo a recuperar el equilibrio. Esta etapa puede seguir a los eventos estresantes cotidianos como los retos escolares o las interacciones sociales para los niños o niñas.

3. **Etapa de Agotamiento**: Si el ciclo del estrés no se completa, la activación persistente puede llevar al agotamiento, como lo describió Selye y lo mencionan los trabajos de las Nagoski. El estrés prolongado sin liberación puede afectar la capacidad del cuerpo para afrontar el estrés, lo que puede llevar a problemas de salud mental y física.

Completar el ciclo del estrés es especialmente esencial para los niños o niñas con TDAH, ya que son más propensos a permanecer en un estado de excitación elevado. Por ejemplo, los niños o niñas con una variante en el gen FKBP5 pueden experimentar una sobre activación del eje HPA (que regula el cortisol), lo que dificulta que sus niveles de cortisol regresen a la normalidad después de un evento estresante. Esta disfunción en la regulación del cortisol contribuye a los síntomas continuos como la impulsividad, la hiperactividad y la disfunción emocional.

El impacto del estrés crónico es multifacético:

• **Función Ejecutiva Deteriorada**: Los niveles elevados de hormonas del estrés como el cortisol pueden afectar las funciones cognitivas, lo que hace que tareas como el enfoque y la autorregulación sean más difíciles.

- **Alteración del Sueño**: El estrés persistente interrumpe el sueño, lo que puede empeorar los síntomas del TDAH.

- **Desregulación Emocional**: Los niños o niñas con TDAH pueden buscar gratificación instantánea o "aumentos de dopamina", lo que, bajo estrés, puede llevar a un aumento de la impulsividad o a estallidos emocionales.

Enseñar a tu hijo o hija a completar el ciclo de estrés es crucial para la regulación emocional y conductual.

Hace años, yo Brenda, aprendí sobre cómo muchos animales se desestresan con movimiento físico; observa a los perros sacudiéndose después de un baño inesperado, a los caballos dando saltos en una situación desconocida, o a los antílopes corriendo, incluso después de que el depredador deja de perseguirlos. Aunque estos ejemplos pueden ser formas divertidas y sencillas de explicar el concepto de completar el ciclo del estrés a un niño o niña pequeño, de Amelia y Emily Nagoski aprendí varias otras prácticas que, junto con el sacudirse, saltar y correr, pueden ser puntos finales útiles para que el cuerpo de tu hijo o hija sepa que el estrés ha pasado y puede calmarse y relajarse.

- **Respiración consciente**: Consulta las sugerencias para diferentes tipos de respiración en los pasos anteriores. En particular, el Suspiro Fisiológico puede activar el sistema nervioso parasimpático y permitir que el cuerpo sepa que puede salir de la respuesta del estrés.

- **Actividad física**: Consulta el *Paso Dos* – Movimiento. El juego físico seguro, correr en el jardín y trepar en los juegos del parque son formas útiles de liberar energía excesiva.

- **Salidas creativas**: Consulta las actividades de Obras Viales y cualquier otra actividad creativa que hayas encontrado que ayude a tu hijo o hija a liberar la tensión emocional.

- **Conexión social positiva**: Consulta la sección de Dinámica Familiar con TDAH y considera formas de interactuar socialmente, por ejemplo, caminar juntos o salir a tomar un té.

- **Afecto**: Usa el toque físico positivo con tu hijo o hija, por ejemplo, masajes y abrazos. Esto libera oxitocina, que envía el mensaje al cerebro de tu hijo o hija de que está seguro y puede apagar la respuesta del estrés.

- **Risa**: Tiene que ser genuina, la risa puede liberar tensión y promover la relajación.

- **Llorar**: Permitir que tu hijo o hija llore puede ser una forma poderosa de completar el ciclo del estrés. No tiene que ser largo, y es más efectivo cuando no se quedan pensando en el evento estresante que lo provocó mientras lloran. Sin embargo, puede ser una excelente herramienta para liberar el estrés acumulado.

¿Y un método más para completar el ciclo del estrés?

- **Sueño reparador**: Consulta el *Paso del Sueño* y aplica herramientas para apoyar el mejor descanso de tu hijo o hija, particularmente el sueño profundo y el sueño REM, cuando el cuerpo procesa y reduce las hormonas del estrés.

Como nota final para esta actividad, recuerda que los niños o niñas con TDAH a menudo imitan los comportamientos de los que los rodean. Por lo tanto, si modelas cualquiera de estas actividades para completar el ciclo del estrés, tu hijo o hija puede responder imitando ese comportamiento (espejo conductual). Si quieres que tu hijo o hija se calme más fácilmente a la hora de dormir, pasa la noche tranquilizándote, bostezando, acostándote junto a él o ella, o arropándolo con una cobija o una cobija pesada, de esta forma, puede seguir tu ejemplo y enviarle a su cerebro un mensaje de "seguridad" que apague las hormonas del estrés.

Cada actividad le dice al cuerpo que está seguro y es hora de relajarse. Al ayudar a tu hijo o hija a completar el ciclo del estrés regularmente, puedes reducir el impacto a largo plazo del estrés y mejorar su resiliencia emocional.

SOUVENIR

El souvenir de este capítulo es regalarte a ti mismo/a el obsequio de una hora de tiempo.

Una Hora de "Tiempo para Mí" para Mamá y/o Papá

Como padre de un niño o niña con TDAH, es probable que tus días estén llenos de, entre otras cosas, gestionar horarios, navegar por montañas rusas emocionales, responder a mensajes de la guardería o la escuela, coordinar las actividades extracurriculares, encontrar alimentos que tu hijo o hija quiera comer y asegurarte de que se sienta apoyado y comprendido. Pero en medio de todo esto, es crucial dedicar al menos una hora para ti cada semana. Y con esto no nos referimos a hacer la compra, limpiar la casa ni manejar a clases o prácticas deportivas.

Aquí tienes tres razones por las que el tiempo solo y sin tareas es vital:

1. **Recargar tus Baterías Emocionales**: Aunque hay muchos regalos únicos en ser padre y/o madre de un niño con TDAH, también puede ser extremadamente agotador emocionalmente. Tomarte una hora te permite relajarte y recuperar el equilibrio emocional, ayudándote a mantener la paciencia y la resiliencia en esos momentos más desafiantes.

2. **Mantener tu Identidad Propia**: Es fácil perder de vista tus necesidades y pasiones cuando te enfocas constantemente en apoyar a tu hijo o hija para que sea comprendido y prospere. Tener tiempo para ti ayuda a reconectar con lo que te hace sentir realizado y te recuerda que eres más que solo un padre y/o madre.

3. **Modelar el Cuidado Propio Saludable**: Al priorizar el autocuidado, enseñas a tus hijos o hijas la importancia de cuidarse a sí mismos y les das ejemplos. Esto les muestra que todos, incluidos mamá y papá, merecen descanso y tiempo para recargar energías.

Formas de Encontrar una Hora para Ti:

1. **Intercambia Tiempo con un Amigo**: Encuentra a un amigo o amiga de confianza que también necesite un descanso y acuerden turnarse para cuidar a los hijos o hijas de cada uno durante una hora cada semana. De este modo, ambos podrán disfrutar de un poco de tiempo personal mientras saben que sus hijo o hijas están en buenas manos y, tal vez, haciendo algo divertido con amigos o amigas.

2. **Haz Algo que te Apasione**: Ya sea leer un libro, tomar una clase de cocina, salir a caminar o ver una película, elige una actividad que disfrutes profundamente

3. **Apóyate en tu Red de Apoyo**: Ya sea que tengas un compañero/a, amigos/as o familiares cercanos, asegúrate de que te ofrezcan espacio para descansar regularmente.

Encontrar esa hora cada semana puede requerir algo de planificación y tal vez no sea posible todas las semanas. Pero cuando sea posible, los beneficios para tu bienestar—y, en última instancia, para tu capacidad de apoyar a tu hijo o hija—lo hacen absolutamente valioso.

Finalmente, en nuestro último capítulo, analizaremos tratamientos médicos y alternativos, ofreciendo una visión integral de cómo apoyar aún más las necesidades únicas de tu hijo o hija.

SUPLEMENTO ESENCIAL TRES - TRATAMIENTOS MÉDICOS Y ALTERNATIVOS

"El arte de curar proviene de la naturaleza, no del médico. Por lo tanto, el médico debe comenzar con la naturaleza, con una mente abierta."

- Paracelsus, autor de Die Grosse Wundartzney

RESUMEN – Versión corta

Decir que navegar por el mundo de los tratamientos para el TDAH puede ser abrumador, es una subestimación. En realidad, a veces puede sentirse como si estuvieras buscando la salida de un laberinto interminable, sin ninguna dirección clara.

Este *Paso* cubrirá puntos clave relacionados con la terapia y los tratamientos médicos, y revisará las opciones de suplementos en un lenguaje claro y fácil de entender. El laberinto no se eliminará, pero con suerte, tendrás herramientas para iluminar el camino.

Terapia Conductual

Primero, haremos un breve resumen y después ampliaremos el concepto de la terapia conductual. Hemos mencionado varias veces la TCC, pero queremos darte algunas sugerencias adicionales de terapia centradas en la modificación de la conducta y el entrenamiento de habilidades sociales. También compararemos brevemente la terapia conductual con la crianza por apego y sugeriremos un modelo híbrido.

Medicamentos y Efectos Secundarios de los Medicamentos

En nuestro ámbito de práctica, no diagnosticamos ni tratamos enfermedades ni prescribimos medicamentos. Sin embargo, podemos ofrecer algo de comprensión sobre cómo funcionan ciertos medicamentos para el TDAH y cómo algunos de sus efectos pueden verse influenciados por diferentes codificaciones genéticas relacionadas con los genes de dopamina y serotonina, así como por genes de inflamación, desintoxicación y estrés.

En esta sección, también proporcionaremos algunas pistas sobre los posibles efectos secundarios.

Suplementos Naturales y su Rol en el Tratamiento del TDAH

Los suplementos naturales pueden ser una adición valiosa al plan de tratamiento de tu hijo o hija. Aquí haremos un resumen de nuestros favoritos.

Cambios en el Plan de Tratamiento

A veces, a pesar de tus mejores esfuerzos, el plan de tratamiento actual que estás utilizando para tu hijo o hija con TDAH podría no estar funcionando tan bien como esperabas. Consulta con tus proveedores de salud e invítalos a guiarte en la exploración de alternativas, ya sea probando un medicamento diferente o agregando terapias complementarias como prácticas de mindfulness o *'neurofeedback'*.

Recuerda también que los *Siete Pasos* fundamentales descritos en este libro son un excelente punto de partida y proporcionan un excelente marco de referencia para cualquier otra consideración de tratamiento que decidas hacer.

Finalmente, recuerda que la transición a un nuevo plan de tratamiento, especialmente uno que incluya un cambio en los medicamentos o en las dosis, siempre debe hacerse de manera gradual y bajo supervisión médica para garantizar su seguridad y efectividad.

CENTRO DE INFORMACIÓN

Son las 8:00 PM, y tu casa sigue siendo un torbellino de actividad. Estás intentando preparar las loncheras para el día siguiente y asegurarte de que las mochilas estén listas. Tu hijo o hija menor, que tiene TDAH, está dando vueltas, luchando por concentrarse en ponerse la pijama y prepararse para dormir. Has intentado todos los trucos de crianza posibles, pero toda la familia está al límite. Tu pensamiento predominante es: ¿Hay algo que pueda ayudar a mi hijo o hija a manejar mejor sus síntomas?

Terapia Conductual: Técnicas y Resultados

La terapia conductual, un término general para una serie de terapias que tratan trastornos mentales y emocionales, tiene como premisa la creencia de que los comportamientos son aprendidos y que se pueden cambiar.

Utilizar uno o más tipos de terapia conductual, por ejemplo, TCC, Terapia Cognitivo Conductual de Juego, modificación de conducta, Terapia Dialéctica Conductual, Terapia de Aceptación y Compromiso, puede ser una estrategia muy efectiva en tu conjunto de herramientas para la crianza. En la mayoría de los casos, particularmente cuando un niño o niña es muy pequeño y no quiere asistir a las sesiones de terapia, muchas de estas formas de terapia conductual pueden ser muy efectivas para los padres, lo que significa que son útiles para sus hijos o hijas.

La terapia conductual consta de varios componentes diseñados para ayudar a tu hijo o hija a manejar los síntomas del TDAH de manera más efectiva. Estos incluyen la modificación de conducta, la terapia cognitivo-conductual (TCC) y el entrenamiento de habilidades sociales.

- **La Modificación de Conducta** se centra en identificar los eventos que desencadenan ciertos comportamientos e implementar estrategias para fomentar las acciones positivas mientras se reducen las negativas.

- **La TCC** ayuda a los niños o niñas a comprender las conexiones entre sus pensamientos, sentimientos y comportamientos, dándoles herramientas para desafiar y cambiar patrones de pensamiento no útiles.

- **El Entrenamiento de Habilidades Sociales** enseña a los niños o niñas cómo interactuar adecuadamente con los demás, fomentando mejores relaciones y reduciendo la ansiedad social.

Juntas, estas aproximaciones pueden empoderar a tu hijo o hija para navegar situaciones donde su cerebro con TDAH podría no alinearse naturalmente con las expectativas del entorno. Técnicas específicas como el refuerzo positivo, la formación en manejo del tiempo y las habilidades para resolver problemas son herramientas prácticas para la mejora, por ejemplo, premiar comportamientos deseables, como ofrecer tiempo extra para construir con lego después de hacer la tarea, fomenta su repetición. Dividir tareas en pasos más pequeños con temporizadores ayuda a los niños o niñas a mantenerse enfocados, y las habilidades para resolver problemas les enseñan a evaluar opciones y elegir soluciones efectivas. Estos métodos mejoran el comportamiento inmediato y sientan las bases para estrategias de afrontamiento a lo largo de la vida.

Aunque estas técnicas pueden implicar enfrentar retos iniciales, como tapar el agujero ocasional en la pared o reforzar consecuencias consistentes, puedes anticipar mejoras significativas en el comportamiento, regulación emocional e interacciones sociales de tu hijo o hija. El objetivo no es apagar los aspectos únicos y creativos del cerebro con TDAH, sino fomentar un hogar más armonioso con menos estallidos y más interacciones positivas.

Terapia Conductual, Crianza por Apego y un Modelo Híbrido Sugerido

Para algunos padres, la modificación de conducta como enfoque primario puede parecer demasiado rígida. Podrían inclinarse hacia alguna variante de la crianza por apego, que enfatiza construir una fuerte conexión emocional con el niño o niña. Prácticas como el cuidado con cariño y correspondencia, el colecho y la lactancia buscan satisfacer las necesidades emocionales y físicas del niño o niña, fomentando la autorregulación y reduciendo la ansiedad.

La crianza por apego puede ser particularmente efectiva para los niños o niñas con TDAH, que a menudo son mal interpretados. Un vínculo seguro entre padre y/o madre e hijo o hija puede reducir el estrés y mejorar la estabilidad emocional. Sin embargo, puede carecer de herramientas para abordar los retos inmediatos del TDAH, como la impulsividad o la agresión. Además, la alta implicación parental necesaria puede generar agotamiento en los cuidadores, especialmente con niños o niñas con mayores necesidades.

En lugar de centrarse exclusivamente en un estilo de crianza, sugerimos que los padres se pregunten: *"¿Qué tipo de crianza necesita mi hijo o hija ahora mismo?"* Este enfoque permite flexibilidad y aborda las necesidades cambiantes de los niños o niñas con TDAH. Un modelo híbrido, que integre las estrategias de la terapia conductual con la crianza por apego, puede ser particularmente efectivo.

La metodología de paternidad efectiva proporciona un marco útil. Identifica tres tipos de niños o niñas, cada uno con fortalezas y retos, y los estilos de crianza que mejor satisfacen sus necesidades. Si bien cada padre y/o madre refleja aspectos de todos estos estilos y cada niño o niña demuestra una mezcla de estos patrones de comportamiento, la clave radica en reconocer qué enfoque es más efectivo en un momento dado. Esta flexibilidad permite que los padres se adapten al temperamento de su hijo o hija mientras proporcionan las herramientas y el apoyo necesarios para abordar el TDAH.

El Niño o Niña Fuerza y el Padre y/o Madre Mentor

Los niños o niñas Fuerza son de voluntad fuerte, apasionados y motivados por emociones intensas; para los fanáticos de Star Wars, piensen que la "Fuerza" es fuerte en este niño, si bien su energía y creatividad pueden ser activos, a menudo luchan con la impulsividad y la frustración.

- **Fortalezas de un Niño o Niña Fuerza:** Son líderes naturales e innovadores. Sobresalen cuando su energía se canaliza hacia salidas constructivas.

- **Retos con el TDAH:** Su intensidad puede amplificar la impulsividad y la desobediencia, lo que los hace propensos a estallidos y luchas de poder, particularmente cuando se enfrentan a reglas que consideran injustas.

El Padre y/o Madre Mentor ofrece una mezcla de empatía, paciencia y límites claros. Este estilo se centra en guiar en lugar de controlar. Los Padres Mentor pueden:

- Validar las grandes emociones del niño o niña sin sobre reaccionar, ofreciendo herramientas para la autorregulación.

- Establecer límites firmes y claros pero flexibles que brinden estructura mientras aseguran que el niño o niña se siente escuchado.

- Fomentar el uso constructivo de la energía a través de la colaboración y consecuencias naturales en lugar de castigos.

Guiados por un Padre o/y Madre Mentor, la naturaleza audaz de los niños o niñas Fuerza se convierte en una gran fortaleza, fomentando la autorregulación, la toma de decisiones y la confianza.

El Niño o Niña Cooperación y el Padre y/o Madre Equipo

Los niños o niñas Cooperación prosperan en entornos colaborativos e inclusivos. Son naturalmente sociables, adaptables y motivados por el trabajo en equipo:

- **Fortalezas de un Niño o Niña Cooperación:** Sobresalen en actividades grupales, demuestran habilidades de comunicación y empatía fuertes y valoran la conexión.

- **Retos con el TDAH:** Pueden luchar con la impulsividad o la distracción en entornos sociales y sentirse dejados de lado si son percibidos como "diferentes". Su deseo de complacer puede llevar a un agotamiento emocional o estrés cuando no se cumplen las expectativas.

El Padre y/o Madre Equipo que trabaja junto al Niño o Niña Cooperación, fomenta el respeto mutuo y la colaboración. Para la crianza con TDAH, esto significa equilibrar la asociación con la orientación. Los Padres Equipo pueden:

- Fomentar la resolución de problemas juntos, por ejemplo, "¿Qué podemos hacer para que esto sea más fácil? ¿Qué harías tú, en este caso, para resolver este problema?.

- Actuar como un entrenador de apoyo, enfocándose en el esfuerzo más que en los resultados.

- Crear una dinámica familiar cooperativa donde todas las voces sean escuchadas, pero el padre sigue siendo la guía última.

Este enfoque empodera a los niños o niñas Cooperación para prosperar socialmente mientras construyen confianza para navegar los retos relacionados con el TDAH, y conocer su mundo interno a través de las emociones que se permiten sentir.

El Niño o Niña Seguridad y el Padre y/o Madre Voluntad

Los niños o niñas Seguridad prosperan con estructura, previsibilidad y seguridad. Son muy sensibles y pueden tener dificultades en entornos caóticos o con emociones grandes.

- **Fortalezas de un Niño o Niña Seguridad**: Empáticos, reflexivos y detallistas, sobresalen en entornos donde se sienten seguros y apoyados.

- **Retos con el TDAH**: Estos niños o niñas pueden sentirse abrumados por estímulos sensoriales, presión de su entorno, ansiedad frecuente o resistencia al cambio, lo que lleva a estallidos o retiro.

El Padre y/o Madre Voluntad ofrece los límites claros y las rutinas consistentes que los niños o niñas Seguridad necesitan para sentirse seguros. Para la crianza con TDAH, esto requiere equilibrar firmeza con compasión. Los Padres Voluntad pueden:

- Crear rutinas predecibles para reducir la ansiedad.

- Comunicar las transiciones claramente para preparar al niño o niña para el cambio.

- Establecer y mantener límites mientras siguen siendo emocionalmente sensibles.

Este enfoque ayuda a los niños o niñas Seguridad a desarrollar resiliencia y confianza, asegurando que se sientan apoyados incluso ante los retos relacionados con el TDAH.

Modelo de Comportamiento

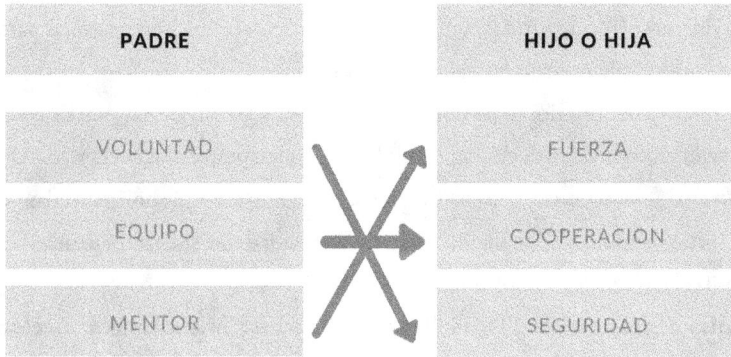

PADRE	HIJO O HIJA
VOLUNTAD	FUERZA
EQUIPO	COOPERACIÓN
MENTOR	SEGURIDAD

De: Paternidad Efectiva, Niños de Ahora, México

Mezclando Enfoques para el TDAH

Entender el estilo conductual de tu hijo o hija te permite ajustar tu enfoque de crianza para satisfacer sus necesidades en el momento. Los niños o niñas Seguridad pueden necesitar Padres Voluntad para brindarles estabilidad, mientras que los niños o niñas Cooperación prosperan con Padres Equipo que fomentan la conexión. Los niños o niñas Fuerza se benefician más de un Padre Mentor que equilibran la orientación con empatía, guía y visión.

Lo último que un niño o niña Fuerza necesita es un Padre y /o Madre Voluntad. Esta combinación puede crear un entorno inestable o explosivo donde las cosas probablemente no se gestionan adecuadamente. También podría resultar en rivalidad entre el niño y el padre en lugar de encontrar soluciones.

Un enfoque híbrido, integrando la base emocional de la crianza por apego con las estrategias conductuales del modelo de Paternidad Efectiva, ofrece un marco robusto de crianza, por ejemplo:

- Utiliza un vínculo saludable entre el padre y/o madre y el niño o niña para construir confianza y reducir la ansiedad.

- Cambia a la crianza de Padre y/o Madre Mentor durante los momentos desafiantes para proporcionar estructura y orientación.

- Haz preguntas que permitan ampliar la visión y la sensación de lo que está ocurriendo y así compartir la solución en una situación complicada. Por ejemplo, ¿Qué pasaría si ya tuviéramos la solución? ¿Cuál es la sorpresa o aprendizaje que nos trae esto que nos está pasando? ¿Si fueras... (alguien admirado) cómo resolvería esta situación? Puedes construir tus propias preguntas.

Esta sinergia ofrece seguridad emocional junto con herramientas prácticas para manejar los comportamientos relacionados con el TDAH.

Al combinar la conexión emocional, la estructura y las estrategias prácticas, así como usar diversas combinaciones de esas habilidades para adaptarse a las necesidades de tu hijo o hija en cualquier momento, los padres pueden crear un enfoque holístico adaptado a los retos y fortalezas únicas de su hijo o hija. Esta flexibilidad fomenta la resiliencia, confianza y armonía al navegar las complejidades del TDAH.

Medicamentos para el TDAH: Tipos, Beneficios y Mecanismo de Acción

Cuando es necesario tratar el TDAH, los medicamentos pueden jugar un papel crucial. Para algunos niños o niñas, los beneficios de estos medicamentos pueden ser realmente transformadores. Existen dos tipos principales de medicamentos utilizados para el TDAH: estimulantes y no estimulantes.

- Medicamentos estimulantes como las anfetaminas y el metilfenidato funcionan al aumentar los niveles de dopamina y norepinefrina en el cerebro. Estos neurotransmisores son fundamentales para la atención, el enfoque y el control de los impulsos. Mejoran la concentración y reducen la impulsividad y la hiperactividad.

- Medicamentos no estimulantes, por otro lado, estabilizan principalmente los niveles de norepinefrina, lo que los convierte en una opción adecuada para los niños o niñas que pueden no responder bien a los estimulantes. De este modo, ayudan a mejorar el control de los impulsos y la concentración sin la intensidad de los efectos de los estimulantes.

Recuerdo que una mamá de un niño con TDAH compartió conmigo, Alicia, que su hijo no comía mucho durante el día cuando su medicamento estaba activo, pero más tarde, cuando el medicamento dejaba de estar activo, se moría de hambre. Este es un efecto secundario común de los medicamentos estimulantes porque la dopamina juega un papel crucial en el sistema de recompensa del cerebro, que incluye la regulación del hambre. Los niveles elevados de dopamina durante el uso de medicamentos pueden reducir el impulso del cerebro de buscar comida, haciendo que el cuerpo se sienta más satisfecho.

Medicamentos Comunes para el TDAH

Medicamento	Duración	Efectos secundarios comunes	Mecanismo de acción
Ritalin (Metilfenidato) (Estimulante)	De acción corta (3-4 horas)	Pérdida de apetito, dificultad para dormir, dolor de cabeza	Bloquea la recaptación de dopamina y noradrenalina, aumentando sus niveles en el cerebro
Concerta (Metilfenidato) (Estimulante)	Liberación prolongada (10-12 horas)	Pérdida de apetito, irritabilidad, dificultad para dormir	Bloquea la recaptación de dopamina y noradrenalina, aumentando sus niveles en el cerebro con una liberación sostenida
Adderall (Anfetamina) (Estimulante)	Liberación inmediata (4-6 horas), XR (10-12 horas)	Aumento de la frecuencia cardíaca, ansiedad, pérdida de apetito	Promueve la liberación y bloquea la recaptación de dopamina y noradrenalina
Vyvanse (Lisdexamfetamina) (Estimulante)	Liberación prolongada (10-14 horas)	Boca seca, insomnio, irritabilidad	Prodroga convertida en dextroanfetamina, promoviendo la liberación de dopamina y noradrenalina y bloqueando su recaptación
Atomoxetina (No-Estimulant)	Liberación prolongada (24 horas)	Malestar estomacal, fatiga, cambios de humor	Inhibidor selectivo de la recaptación de noradrenalina, aumentando los niveles de noradrenalina en el cerebro
Intuniv (Guanfacina) (No-Estimulant	Liberación prolongada (24 horas)	Somnolencia, mareos, boca seca	Agonista del receptor adrenérgico alfa-2A, que reduce los impulsos nerviosos simpáticos y mejora la atención

Los medicamentos estimulantes también activan el sistema nervioso simpático, desencadenando la respuesta de lucha o huida del cuerpo. En este estado, el cuerpo prioriza la alerta y la preparación en lugar de la digestión y el hambre, suprimiendo el apetito.

Otro mecanismo en juego es la posibilidad de que los medicamentos estimulantes ralentizan el vaciado gástrico, es decir, la velocidad a la que los alimentos dejan el estómago. Este retraso puede hacer que tu hijo o hija se sienta lleno durante más tiempo.

Si el medicamento de tu hijo o hija alcanza su pico durante las horas escolares o más temprano en el día, esto puede explicar por qué no siente hambre en esos momentos. La supresión del apetito es temporal y el hambre suele regresar a medida que el medicamento pierde efecto.

Si el medicamento es parte del plan de tratamiento de tu hijo o hija, es crucial trabajar con tu proveedor de atención médica para monitorear regularmente la dosis y el tiempo de administración, o considerar cambiar a un medicamento no estimulante para el TDAH si la supresión del apetito se convierte en un problema significativo. Los alimentos balanceados siguen siendo esenciales para mantener los niveles de energía de tu hijo o hija y apoyar su crecimiento. La desnutrición prolongada puede afectar negativamente ambos aspectos.

Otros posibles efectos secundarios de los medicamentos para el TDAH incluyen fatiga, aumento de los niveles de actividad, cambios de humor, especialmente cuando el medicamento pierde efecto, ansiedad, tics, malestar estomacal, alteraciones del sueño y cambios en la presión arterial o la frecuencia cardíaca. Estos también deben ser monitoreados y discutidos con tu proveedor de atención médica para asegurar el bienestar de tu hijo o hija.

Ten en cuenta que puede llevar tiempo para que los proveedores de atención médica prescriban un medicamento efectivo de manera apropiada, ya que se trata de un proceso de prueba y error. Sin embargo, ¿son realmente necesarios o beneficiosos los medicamentos para todos los niños o niñas diagnosticados con TDAH?

En resumen, no siempre y no todas las personas con diagnóstico de TDAH requieren un medicamento. Saber si tu hijo o hija es un candidato adecuado es mejor discutirlo con tu proveedor de atención médica y equilibrarlo con tu conocimiento sobre el o ella, los efectos secundarios potenciales de diferentes medicamentos y las fuentes de los mensajes sobre "medicamentos".

Como menciona el Dr. Maté en su libro 'Mentes dispersas', en muchos casos es el sistema escolar el que pone presión sobre los padres para que den medicamentos a su hijo o hija, sin descalificar a los maestros, quienes están sobrecargados de trabajo y carecen de recursos para lidiar con días llenos de situaciones difíciles. En este caso, probablemente ven comportamientos que piensan que los medicamentos ayudarían, comportamientos que potencialmente interfieren con el aprendizaje del niño o niña.

Aunque no estamos diciendo si seguir o no este consejo, recuerda que los nutriólogos no diagnostican ni tratan, los padres deben trabajar con la escuela para abordar estas preocupaciones, por ejemplo, los tratamientos y herramientas que usan en casa y cómo pueden colaborar con la escuela. Sugerimos que consideres una amplia gama de información, incluyendo cómo los medicamentos interactúan con la genética de tu hijo o hija al decidir si proceder con el medicamento.

El Bucle de Retroalimentación Negativa de la Dopamina

Los estimulantes comúnmente utilizados para tratar el TDAH funcionan previniendo la recaptación de dopamina en la neurona presináptica, lo que provoca un aumento en los niveles de dopamina en la hendidura sináptica. Estos efectos mejoran la señalización dopaminérgica, mejorando la atención y el control del comportamiento, lo que resalta el papel central de la dopamina en la neurobiología del TDAH. Para comprender completamente cómo los estimulantes impactan la señalización de la dopamina, es esencial considerar el bucle de retroalimentación negativa que regula los niveles y la actividad de la dopamina.

El bucle de retroalimentación negativa de la dopamina es un mecanismo regulador que ayuda a mantener el equilibrio en la señalización dopaminérgica. No se activa necesariamente solo por un exceso de dopamina en la sinapsis, sino por el monitoreo continuo del sistema sobre la actividad dopaminérgica para prevenir una señalización excesiva o insuficiente. Así es como funciona:

1. **Liberación y Unión de Dopamina:** La dopamina se libera en la hendidura sináptica y se une a los receptores en la neurona postsináptica para transmitir su señal. El SNP DRD2 desempeña un papel en determinar qué tan bien funcionan los receptores de dopamina.

2. **Recaptación de Dopamina:** Algunas moléculas de dopamina se unen a autorreceptores en la neurona presináptica, actuando como sensores de los niveles de dopamina. El SNP DAT1 influye en qué tan eficazmente se recaptura la dopamina en la neurona presináptica para su reciclaje o descomposición.

3. **Regulación de la Señal:**

   ○ Si los niveles de dopamina en la neurona presináptica son suficientes o excesivos, se envía una señal a esa neurona para reducir la producción de dopamina. Este es el bucle de retroalimentación negativa en acción, previniendo la sobreestimulación.

   ○ Si los niveles de dopamina en la neurona presináptica son demasiado bajos, esta neurona aumentará la producción de dopamina. Este es el bucle de retroalimentación negativa en acción, promoviendo la estimulación.

4. **Descomposición Enzimática:** El papel de las enzimas como COMT (consulta el SNP COMT) agrega complejidad a esta interacción. Estas enzimas regulan qué tan rápido se descompone la dopamina, impactando la disponibilidad general de dopamina en el cerebro.

En conjunto, estos SNPs demuestran la complejidad de las vías dopaminérgicas. La introducción de medicamentos, que a menudo alteran los niveles de dopamina o los mecanismos de señalización, agrega otra capa a esta complejidad. Comprender el perfil genético único de tu hijo o hija puede ayudar a predecir cómo su cerebro responde a la regulación de la dopamina y proporcionar información sobre los posibles efectos secundarios de los medicamentos.

Esta es la maravilla de integrar los conocimientos genéticos en el manejo cotidiano del TDAH. Al "combinar" el conocimiento genético con la forma en que tu hijo o hija maneja de manera natural la dopamina y sus receptores, puedes afrontar los desafíos de una mejor manera. Ya sea ajustando estrategias de estilo de vida o monitoreando cuidadosamente el medicamento, esta comprensión te brinda el poder de tomar decisiones más informadas y personalizadas.

Por qué Esto es Importante en el TDAH

En el TDAH, problemas como el funcionamiento deficiente de los receptores de dopamina, por ejemplo, variaciones en DRD2, la recaptación de dopamina o la sensibilidad alterada de los autorreceptores, por ejemplo, variaciones en DAT1, pueden interrumpir este mecanismo de retroalimentación.

En resumen, el bucle de retroalimentación negativa es un proceso finamente ajustado que equilibra la disponibilidad de dopamina para garantizar una señalización óptima de los neurotransmisores. En los cerebros con TDAH, este bucle no funciona como debería y tiene dificultades para mantener el equilibrio. Los medicamentos para el TDAH a menudo abordan este desequilibrio modulando la recaptación de dopamina para compensar las irregularidades. Sin embargo, esto generalmente se ajusta por prueba y error entre medicamentos y dosis.

Cómo Funcionan Muchos Medicamentos para el TDAH

Muchos medicamentos para el TDAH funcionan aumentando los niveles de dopamina en el cerebro al bloquear su recaptación. ¿Por qué es importante esto? Porque este mecanismo interactúa con el sistema de retroalimentación negativa del cerebro. Normalmente, la recaptación de dopamina envía una señal de regreso a la neurona presináptica, diciendo efectivamente: "Ya hay suficiente dopamina, no es necesario producir más". Cuando se bloquea la recaptación, este mensaje no llega a su destino. Como resultado, la neurona presináptica asume que necesita producir más dopamina, amplificando la señalización. Es como si la neurona dijera: "¡Más, más!".

Este aumento de dopamina puede ayudar al cerebro a concentrarse, pero, al mismo tiempo, puede causar efectos secundarios como problemas para dormir o falta de apetito. Es como encender la calefacción a máxima potencia, día y noche.

La figura siguiente ilustra cómo funciona el bloqueo de la recaptación de dopamina. El diagrama detalla las neuronas presinápticas y postsinápticas, junto con los tres SNPs que hemos discutido y que influyen en las vías dopaminérgicas. La mayoría de los medicamentos estimulantes bloquean la recaptación de dopamina en la neurona presináptica al interactuar con el SNP DAT1. Esta acción aumenta los niveles de dopamina en la hendidura sináptica (el espacio entre las neuronas), permitiendo que los receptores DRD2 en la neurona postsináptica reciban más dopamina y mejoren la señalización.

Al mismo tiempo, bloquear DAT1 reduce los niveles de dopamina en la neurona presináptica, evitando que reciba el mensaje usual: "Ya hay suficiente dopamina; reduce la producción". Esta falta de retroalimentación lleva a la neurona presináptica a aumentar la producción de dopamina, lo que mejora el enfoque y la motivación.

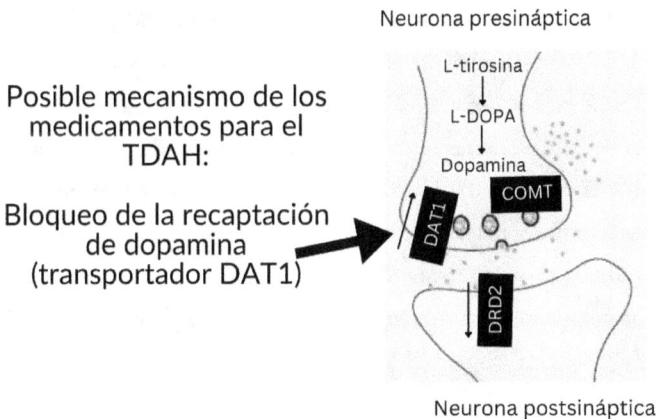

Posible mecanismo de los medicamentos para el TDAH:

Bloqueo de la recaptación de dopamina (transportador DAT1)

Neurona presináptica

L-tirosina

L-DOPA

Dopamina

COMT

DAT1

DRD2

Neurona postsináptica

Medicamentos, Genes Relacionados con la Dopamina y Posibles Escenarios

En esta sección se examinan los aspectos genéticos del TDAH y cómo los SNPs relacionados con la dopamina pueden interactuar con los medicamentos. A continuación, se discutirán posibles casos, especialmente aquellos que se centran en los genes COMT, DRD2 y DAT1.

Por ejemplo, Alicia es variante para el gen COMT. Esto significa que no metaboliza o rompe adecuadamente la dopamina, la norepinefrina o la epinefrina, lo que resulta en niveles altos de dopamina.

Estos niveles elevados son la principal razón por la que tiene problemas para conciliar el sueño. Su DRD2 es heterocigoto, lo que significa que aproximadamente el 50% de la dopamina que llega a la hendidura sináptica pasa a la siguiente neurona. Para ella, si tomara un medicamento para el TDAH, probablemente agravaría su situación en lugar de ayudar.

Un niño de 9 años diagnosticado con TDAH y con el mismo perfil genético que Alicia fue tratado con un medicamento estimulante. Para sus padres, el aumento en la hiperactividad observado después de sólo dos días de tomar el medicamento fue suficiente para decidir que no funcionaría para él.

Rachel, sin embargo, es normal para COMT, lo que significa que metaboliza o rompe constantemente la dopamina, la norepinefrina y la epinefrina. Aunque podría ser más tranquila frente al estrés que Alicia, su TDAH probablemente se beneficiaría con un medicamento. Aunque su DRD2 es "verde" y la mayoría de la dopamina llega a los receptores, sus niveles generales de dopamina son bajos.

Otro escenario más desafiante, consideremos a una persona con COMT normal, que metaboliza y rompe fácil y constantemente la dopamina, norepinefrina y epinefrina y DRD2 variante, produce menos dopamina y tiene menos dopamina que llega a los receptores. En este caso, la persona necesitaría una gran cantidad de dopamina para que algo de ella llegue a la siguiente célula. En general, estos niños o niñas y adultos se benefician en gran medida de estrategias que promuevan la síntesis de dopamina, como tomar el suplemento adecuado, implementar cambios de estilo de vida relevantes como el ejercicio diario y consultar con un profesional de salud especializado en TDAH sobre medicamentos.

Los efectos del gen COMT explican por qué la posición ideal de este gen es hetero-cigoto. En este caso, no se metaboliza o rompe demasiada dopamina, pero tampoco se metabolizan o rompen en exceso las hormonas del estrés. También sería óptimo ser normal para DRD2, ya que esto permite producir cantidades suficientes de dopamina y transmitir eficazmente sus mensajes a la siguiente neurona.

En un mundo ideal, sería maravilloso si todos tuviéramos esa codificación genética, pero obviamente no es el caso. El hecho de que todos seamos genéticamente diferentes y tengamos diversas influencias ambientales es un factor importante para explicar por qué, para algunas personas como Alicia, un medicamento de este tipo no sería útil, mientras que para otras como Rachel, podría ser adecuado. Estas diferencias también pueden influir en por qué, como explica el Dr. Maté, en muchos casos los medicamentos no funcionan y pueden causar efectos secundarios desagradables como dolores de cabeza, pérdida de apetito, apatía, insomnio o ansiedad.

Efectos Secundarios de los Medicamentos para el TDAH

Como cualquier medicamento, los utilizados para el TDAH tienen posibles efectos secundarios. Los más comunes son el insomnio y la pérdida de apetito, donde el insomnio puede ser causado por una estimulación excesiva debido a un exceso de dopamina, y la disrupción del apetito puede estar relacionada con la interacción entre la dopamina y la grelina (revisa al gen FTO mencionado en el *Paso Tres – Alimentación* y su influencia en las vías neuronales que regulan el procesamiento de recompensas y el apetito).

Otros efectos secundarios comunes incluyen ansiedad, nerviosismo, dolores de cabeza, irritabilidad o cambios de humor. Algunos niños o niñas pueden experimentar tics, retrasos en el crecimiento, problemas gastrointestinales, fatiga o incluso efectos secundarios más graves como pensamientos suicidas o daño hepático. Los medicamentos no estimulantes también tienen sus propios efectos secundarios, como resequedad en la boca, reacciones de la piel y posible toxicidad hepática. Al decidir un plan de tratamiento para su hijo o hija, es esencial considerar los posibles efectos secundarios del medicamento.

El monitoreo y la gestión de estos medicamentos requieren un enfoque vigilante. Es fundamental realizar seguimientos regulares con tu proveedor de atención médica para ajustar las dosis y abordar los efectos secundarios. Si notas efectos adversos, es importante comunicarlos rápidamente al médico de tu hijo o hija. Pueden recomendar ajustar la dosis o probar un medicamento diferente.

Factores genéticos, como las variaciones en los genes CYP (ve más información sobre esto en el *Paso Cinco – Detoxificación*), también pueden influir en cómo tu hijo o hija metaboliza estos medicamentos, afectando su eficacia y efectos secundarios. Comprender estas influencias genéticas puede guiar planes de tratamiento más personalizados y efectivos.

Como con otros aspectos del bienestar que tu monitoreas para tu hijo o hija, como el sueño, el movimiento, la alimentación y el estado de ánimo, él o ella está tomando medicamentos; también es importante llevar un diario de monitoreo de medicamentos (ve el ejemplo en la sección de este *Paso* titulada Obras Viales). Este diario te ayudará a llevar un registro cuidadoso en caso de que surjan efectos secundarios.

Como se mencionó, los medicamentos para el TDAH a menudo funcionan al inhibir el proceso de recaptación de dopamina. Estos se centran en el SNP DAT1, ayudando a mantener niveles de dopamina en la hendidura sináptica. Para algunos niños o niñas con TDAH que toman medicamentos que aumentan la dopamina, hay un exceso constante de dopamina en el espacio entre neuronas. Este exceso de dopamina después se puede metabolizar en norepinefrina y epinefrina a través del proceso normal de regulación de niveles de dopamina.

Cuando esto ocurre, el exceso de norepinefrina y epinefrina en el cerebro aumenta el estrés, la ansiedad y la irritabilidad, afectando la capacidad de responder con calma o participar en nuevas actividades y puede interrumpir significativamente los patrones de sueño de tu hijo o hija. Esto puede ser particularmente desafiante cuando llega la hora de dormir. En lugar de poder dormir, buscan más dopamina, a menudo mediante pequeños "eventos ganadores" como obtener "me gusta" o comentarios en las redes sociales, jugar videojuegos o, en casos más desafiantes, exhibir comportamientos como molestar a un hermano o intentar iniciar una discusión con un padre.

En nuestras conversaciones con la Dra. Kendall-Reed sobre el TDAH, ella expresó su preocupación de que, en muchas ocasiones hoy en día, estamos proporcionando demasiada dopamina al cerebro de un niño o niña, ya sea a través de alimentos, medicamentos o actividades como videojuegos. Este exceso puede provocar un fenómeno conocido como regulación negativa de los receptores de dopamina, es decir, una menor sensibilidad a la dopamina, niveles basales más bajos de dopamina y un ciclo de un aumento de búsqueda de estímulos más intensos.

Otro experto muy respetado, el Dr. Robert Melillo, ha sugerido que los medicamentos estimulantes pueden perder su efectividad con el tiempo para algunas personas. Sin embargo, la investigación indica que esto no es un resultado universal y depende de factores como la gestión adecuada y la adherencia al tratamiento. El Dr. Melillo también ha planteado la hipótesis de que las diferencias en la actividad entre los hemisferios del cerebro pueden contribuir a los síntomas del TDAH. Él cuestiona si los medicamentos actuales, que actúan sobre los sistemas generales de neurotransmisores del cerebro, pueden dirigirse con precisión al hemisferio que podría necesitar más apoyo dopaminérgico. Aunque esta área de investigación aún está evolucionando, resalta la complejidad del tratamiento del TDAH y la necesidad de estudios continuos sobre enfoques personalizados.

Como expresó el Dr. Maté: *"Solo una persona tiene el derecho de decidir si se toma un medicamento: la que está a punto de ser tratada"*. Y agregó: *"El objetivo del medicamento no es controlar el comportamiento, sino ayudar a los niños o niñas a concentrarse"*. Sin embargo, nuestra advertencia aquí sería que, cuando la persona que está a punto de ser tratada es un niño o niña que aún no comprende lo que está ocurriendo dentro de sí mismo/a, ni tiene la capacidad de autorreflexión o regulación emocional, la decisión sobre el medicamento debería ser tomada por un padre y/o madre que mejor conozca al niño o niña.

No somos psicólogas ni psiquiatras y, como se mencionó anteriormente, la prescripción de medicamentos está fuera de nuestro ámbito de práctica. Sin embargo, esperamos haber explicado por qué los medicamentos para el TDAH no son intrínsecamente buenos o malos. Más bien, sus genes específicos pueden proporcionar pautas personalizadas para el uso de medicamentos. Esas pautas pueden servir como base para conversaciones con los profesionales de la salud que pueden recetar medicamentos para el TDAH.

Lo que sí entra dentro de nuestro ámbito de práctica es enfatizar el valor de una perspectiva holística. El TDAH a menudo implica un desequilibrio de dopamina derivado de la interacción de múltiples genes que regulan los niveles y la señalización de la dopamina. Como hemos visto a lo largo de este libro, los factores del estilo de vida complican aún más este proceso. Esto resalta el poder que tiene el comprender el mapa epigenético único de tu hijo o hija.

Si bien los medicamentos pueden abordar un aspecto de este complejo sistema, son limitados en su alcance. En contraste, las estrategias naturales descritas en este libro abordan una gama más amplia de factores genéticos y ambientales, por ejemplo, la interacción entre COMT, DRD2 y DAT1. Como paso fundamental, recomendamos implementar estas estrategias para ayudar a equilibrar los niveles de dopamina, combinándolas con recomendaciones adicionales para manejar los síntomas desafiantes que tu hijo o hija podría estar experimentando.

Serotonina y el Trastorno de Déficit de Atención e Hiperactividad (TDAH)

La conexión entre la serotonina y el TDAH está menos establecida que el papel de la dopamina y la norepinefrina. Sin embargo, investigaciones emergentes sugieren que la serotonina también juega un papel vital en la regulación del estado de ánimo, la impulsividad y la atención, todos los cuales se ven afectados en el TDAH.

Ciertos polimorfismos genéticos en los genes relacionados con la serotonina, como el 5-HTTLPR, que afecta la función del transportador de recaptación de serotonina, se han vinculado con el TDAH. Algunos estudios sugieren que las personas con TDAH que tienen variantes específicas de estos genes pueden tener alteraciones en la señalización de la serotonina, lo que podría contribuir a los síntomas de hiperactividad e impulsividad.

El TDAH a menudo coexiste con otras condiciones, particularmente la ansiedad y la depresión, que están fuertemente influenciadas por la desregulación de la serotonina. En estos casos, los desequilibrios de serotonina pueden agravar los síntomas del TDAH, particularmente la desregulación emocional y la impulsividad.

Los inhibidores selectivos de la recaptación de serotonina (SSRI en inglés), una clase de antidepresivos que se enfocan en la serotonina, a veces se utilizan junto con medicamentos estimulantes para ayudar a gestionar los trastornos del estado de ánimo que a menudo coexisten con el TDAH.

En términos simples, aunque la dopamina y la norepinefrina siguen siendo los principales neurotransmisores asociados con el TDAH, la serotonina también juega un papel importante en esta interacción de neurotransmisores. La desregulación de la serotonina puede contribuir a los síntomas impulsivos e hiperactivos del TDAH, y también puede ser relevante en casos donde el TDAH coexiste con ansiedad o depresión. El sistema serotoninérgico puede influir en los resultados del tratamiento, especialmente cuando se gestionan la desregulación emocional y la impulsividad en el TDAH.

Un dato importante es que alrededor del 90% de la serotonina del cuerpo se produce en el tracto gastrointestinal. La disbiosis, un desequilibrio en el entorno intestinal, puede afectar negativamente la producción de serotonina. Condiciones como el síndrome del intestino irritable, la enfermedad inflamatoria intestinal y otros trastornos gastrointestinales a menudo muestran niveles alterados de serotonina en el intestino, lo que puede contribuir a síntomas como la motilidad intestinal anormal, la diarrea o el estreñimiento.

Estas alteraciones de la serotonina en el intestino también pueden tener efectos secundarios en el estado de ánimo y la función cognitiva a través del eje intestino-cerebro. ¿Existe una relación entre los síntomas del TDAH y nuestro intestino? Lo más probable es que sí. Esa es otra razón por la que debemos prestar especial atención a la salud digestiva de un niño o niña.

Como hemos mencionado antes y seguiremos enfatizando, una interacción de factores contribuye al TDAH. La salud del microbioma es esencial para mantener el equilibrio adecuado de serotonina, lo que impacta no solo la función gastrointestinal, sino también el estado de ánimo y la salud mental a través de la conexión intestino-cerebro.

Aunque no hemos mencionado explícitamente nuestro microbioma, además de sugerir muchas recomendaciones de "alimentación" que pueden apoyar su equilibrio, hay un SNP al que podemos prestar atención aquí: el gen **FUT2**. Los efectos de este gen sobre las poblaciones bacterianas intestinales y la salud de la mucosa pueden afectar la cantidad de serotonina que se produce y cómo se regula dentro del entorno intestinal.

Finalmente, y continuando con el tema de la alimentación, ¿qué hay de nuestros hábitos alimenticios? Sabemos que la dopamina interactúa con la grelina (la hormona del hambre). Cuando la dopamina es anormal, comienza a aumentar la grelina, lo que fomenta el patrón adictivo que las personas con TDAH pueden tener con el azúcar. Seguir las recomendaciones en el *Paso Uno – Alimentación* puede ayudar a detener el ciclo de adicción al azúcar.

Medicamentos e Inflamación, Detoxificación y Genes del Estrés

¿Por qué cuando nosotros éramos niños o niñas y ahora que somos mayores, parecía que el TDAH era prácticamente inexistente? ¿Hemos evolucionado como especie humana en solo una o dos generaciones para tener problemas con la dopamina? ¿Es esta la razón por la que todos estos medicamentos se enfocan en la dopamina para el TDAH? ¿O hay otros factores que contribuyen al rápido aumento del TDAH en todo el mundo?.

Si bien la mejora de los mecanismos de diagnóstico, una mayor conciencia cultural y la aceptación de las discusiones sobre salud mental pueden desempeñar un papel, puede que no expliquen completamente el aumento de diagnósticos. Según la Dra. Kendall-Reed, la producción de dopamina y los receptores han permanecido constantes a lo largo de las generaciones.

Si es así, eso significa que, para servir mejor a nuestros niños o niñas con TDAH, no podemos concentrarnos únicamente en los neurotransmisores, que se han mantenido iguales y "tratar" a las personas con medicamentos para abordar ese aspecto de la salud.

¿Qué hay de los otros cambios que han ocurrido en el mundo en un período relativamente corto? Al concentrarnos en la dopamina y los medicamentos, ¿estamos pasando por alto tres cambios críticos en el mundo: inflamación, estrés y detoxificación?

En el *Paso Cinco – Detoxificación, Paso Seis – Calma y Paso Siete – Inflamación*, mencionamos que varios genes en cada categoría valen la pena ser observados en relación con los síntomas del TDAH.

La literatura científica, sin embargo, no ha prestado mucha atención a la relación entre los medicamentos para el TDAH y la inflamación cerebral, probablemente porque los efectos secundarios típicos de los medicamentos para el TDAH no se asocian comúnmente con la inflamación cerebral.

Sin embargo, la investigación sugiere que la inflamación puede interferir con la comunicación neuronal, incluida la señalización de dopamina, incluso cuando la producción de dopamina y la función de los receptores están intactas. La inflamación crónica puede interrumpir la transmisión de señales entre neuronas, lo que potencialmente agrava o imita los síntomas del TDAH. Aunque se necesita más investigación para comprender cómo la inflamación interactúa específicamente con las vías de la dopamina, estos hallazgos resaltan la importancia de abordar la inflamación como parte de la gestión del TDAH (es decir, revisa la información sobre los genes IL6 y TNF-α).

¿Y el estrés? Es bien sabido que la inflamación y el estrés afectan negativamente la expresión génica, es decir, hacen que nuestros genes se comporten como si estuvieran en una posición "no muy útil". Si un niño o niña tiene un ciclo constante de estrés e inflamación, donde los niveles de ambos se mantienen altos, en ese punto, no importa cuán "buena" sea la producción de dopamina y los receptores; la inflamación y el estrés dictarán lo que sucede con la salud, es decir, revisa la información sobre los genes COMT, FKBP5 y GAD1.

Lamentablemente, la influencia sobre los síntomas del TDAH no termina ahí. Como la mayoría de nosotros sabemos, la cantidad de toxinas en el medio ambiente, los alimentos, el aire y el agua hoy en día es alarmante. La toxicidad puede llevar a la inflamación, ya que el sistema inmunológico del cuerpo responde a sustancias nocivas. Cuando las sustancias tóxicas entran al cuerpo, ya sea a través de productos químicos, contaminantes, metales pesados, drogas o incluso los subproductos del metabolismo, el sistema inmunológico las reconoce como dañinas. Esto Inicia una respuesta inflamatoria para neutralizar y eliminar las toxinas. Recuerda el *Paso Cinco – Detoxificación*. ¿Está el hígado de tu hijo o hija metabolizando toxinas, tanto las que provienen del medio ambiente como los subproductos internos producidos por actividades como el ejercicio?

Si como padre y/o madre has decidido, dar a tu hijo o hija un medicamento que aumenta la dopamina para los días escolares, entonces algo que puedes hacer es asegurarte de que tanto la inflamación como el estrés estén bajos durante los días en que tu hijo o hija esté tomando el medicamento.

O, si has decidido, en asociación con los profesionales de la salud, quitarle a tu hijo o hija el medicamento, nuestra sugerencia es comprender la genética de él o ella y, nuevamente, en colaboración con los profesionales de la salud, disminuir hasta retirar cualquier medicamento muy lentamente. Si tu profesional de la salud está de acuerdo, y la producción o regulación de dopamina es un problema, un suplemento útil que se puede usar durante y después de ese proceso es hacer que tu hijo o hija tome el aminoácido tirosina, el precursor de la dopamina.

Según el Dr. Andrew Huberman, neurocientífico y profesor titular en el Departamento de Neurobiología de la Universidad de Stanford, los efectos adictivos de los medicamentos para el TDAH ocurren, como señaló la Dra. Kendall-Reed, porque sobrecargar el cerebro con niveles altos de dopamina puede llevar a una regulación baja de los receptores de dopamina o al agotamiento de las reservas de dopamina. Como resultado, los usuarios necesitan dosis cada vez mayores para lograr el mismo efecto.

El Dr. Huberman también menciona que los medicamentos correctamente recetados y seguros se administran como "prueba y error". Si tu hijo o hija no tiene efectos secundarios con su uso, probablemente esté recibiendo el "medicamento y dosis ideales". En el mundo real, una mamá me platicó a mi Alicia, que han sido al menos tres años de prueba y error para que su hijo siga probando diferentes medicamentos, sin poder evitar los efectos secundarios y todavía viendo retos de comportamiento.

Por lo tanto, sugerimos entender la interacción de la genética de tu hijo o hija en cómo responden al estrés, la toxicidad y la inflamación. Al abordar los *Pasos Clave* del libro, puedes encontrar una solución alternativa o, al menos, un complemento útil para un medicamento estimulante.

Suplementos Naturales y Su Papel en el Apoyo al TDAH

Los suplementos naturales pueden ofrecer una variedad de beneficios en el manejo del TDAH. A lo largo del libro, hemos mencionado diferentes opciones de suplementos. La evidencia científica respalda los siguientes:

- Tirosina: precursor de la dopamina, mejora el enfoque y el estado de ánimo.

- Magnesio: apoya la relajación y el sueño.

- Ácidos grasos Omega-3: juegan un papel crucial en la función cerebral.

- Zinc: esencial para la función de los neurotransmisores y puede ayudar a mejorar la hiperactividad e impulsividad.

- 5-HTP: precursor de la serotonina; reduce los síntomas de ansiedad y depresión.

- GABA y L-teanina: tienen propiedades calmantes que pueden ayudar a manejar la ansiedad.

- N-acetil cisteína y Glutatión: apoyan la detoxificación hepática y la inflamación.

- DIM: apoya la detoxificación hepática y el metabolismo.

- Lactium: reduce el estrés.

Recuerda que varios de estos compuestos se pueden encontrar en los alimentos. Por ejemplo, la tirosina puede tomarse como suplemento, pero también se encuentra en alimentos como soya, pollo, pavo, pescado, almendras, aguacates, plátanos, queso, yogur, garbanzos, semillas de calabaza y ajonjolí.

Es importante señalar que, aunque estos suplementos pueden ser beneficiosos, no son necesariamente un sustituto de los tratamientos tradicionales y deben formar parte de un plan de manejo integral. Como vimos cuando examinamos los SNPs y los medicamentos, conocer el ADN de tu hijo o hija es una excelente herramienta para seleccionar y ajustar los suplementos.

Si estás considerando usar algunos de estos suplementos con tu hijo o hija, están detallados en el Apéndice de Suplementos. Recuerda que las dosis recomendadas varían según el suplemento y las necesidades individuales de tu hijo o hija, basadas en su ADN y circunstancias personales. Por ejemplo, las dosis de ácidos grasos omega-3 suelen variar entre 500 y 1,000 mg al día, mientras que los suplementos de zinc generalmente oscilan entre 5-10 mg diarios. Las dosis terapéuticas de zinc para el TDAH pueden variar entre 20-40 mg, pero siempre bajo supervisión médica. Los suplementos de magnesio pueden variar entre 100 y 300 mg al día, dependiendo de la edad del niño y su ingesta de alimentos.

Además, asegúrate de verificar el control de calidad de los suplementos que consideres comprar. La Asistencia al Viajero de este *Paso* ofrece algunos criterios útiles, ya que en el pasado, hemos descubierto que no todos los suplementos tienen la calidad necesaria para proporcionar un resultado positivo.

Es importante revisar cualquier suplemento nuevo con un proveedor de atención médica, por ejemplo, un médico farmacéutico para evitar posibles interacciones con medicamentos, asegurarse de que sean necesarios y, si es así, saber cuánto tomar y cuándo.

Monitorear la efectividad de los suplementos es tan importante como hacer un seguimiento de la efectividad de los medicamentos. Esto implica observar cambios en el comportamiento, la atención y el estado de ánimo general.

Llevar un diario para registrar las mejoras y anotar cualquier efecto secundario es una buena idea. Una vez más, puedes consultar el registro útil en la Atención al Viajero de este *Paso*.

Problemas gastrointestinales, dolores de cabeza o cambios en los patrones de sueño pueden ser señales de que un suplemento necesita ajustarse o interrumpirse. Ten en cuenta que algunos suplementos, como Lactium, pueden tardar varias semanas en mostrar sus efectos. La primera vez que yo Alicia, tomé Lactium, pensé que no tenía ningún beneficio. ¿Por qué? Porque en la etiqueta, las instrucciones indican tomarlo con alimentos. Como mencionamos, Lactium es una molécula pequeña, y los alimentos enmascaran sus efectos. La segunda vez, lo tomé sin comida y exactamente a las tres semanas y media, sentí un cambio en mis niveles de estrés. En ese momento supe que había reseteado mis genes y créeme, fue una sensación muy, muy agradable.

Finalmente, como se mencionó antes, si en algún momento decides, en colaboración con tu profesional de salud, quitarle a tu hijo o hija el medicamento, piensa en las sugerencias de este libro para el estilo de vida o suplementos que podrían apoyar a él o ella durante el proceso.

Por ejemplo, si la producción o regulación de dopamina es un problema, es probable que quieras aumentar la ingesta de tirosina para que pueda producir dopamina de manera más natural. Considera una combinación de tirosina y hierbas como la Rhodiola o vitaminas como el folato. A menudo recomendamos un suplemento combinado llamado DopaPlus en Estados Unidos o FocusPlus en Canadá. Este suplemento puede apoyar la transición de medicamento a no medicamento para clientes cuyo gen COMT apoya su uso. La capacidad de personalizar los suplementos es uno de los muchos beneficios de comprender la genética de tu hijo o hija.

ASISTENCIA AL VIAJERO

Yo Brenda, estoy muy agradecida de que el primer profesional complementario que me ayudó en mi camino hacia el bienestar, hace décadas, fuera tan diligente al enseñarme cómo elegir suplementos. En ese momento, él era formulador para varias de las principales empresas canadienses de suplementos y era meticuloso en cómo practicaba sus habilidades.

La formación que Alicia y yo hemos tomado como Nutriólogas Holísticas Registradas ha reforzado los criterios que aprendí hace mucho tiempo.

Cuando evalúes la calidad de los suplementos, te sugerimos considerar los siguientes criterios:

- **Pruebas de terceros**: Busca suplementos probados por organizaciones independientes como NSF, USP o ConsumerLab para verificar la pureza y potencia.

- **Etiquetas claras**: Asegúrate de que la etiqueta proporcione información detallada sobre ingredientes, dosis y posibles alérgenos o aditivos.

- **Sin aditivos artificiales**: Elige suplementos libres de colores, sabores y conservantes artificiales.

- **Biodisponibilidad**: Selecciona suplementos con nutrientes que se absorben y asimilan fácilmente por el cuerpo, por ejemplo minerales quelados que están unidos a un aminoácido, como el glicinato de magnesio.

- **Transparencia**: Verifica la información sobre el origen y las prácticas de fabricación reputables. El control de calidad de suplementos es importante, en Estados Unidos y Canadá por ejemplo, existen las instalaciones certificadas por Buenas Prácticas de Manufactura [GMP].

- **Reputación de la empresa**: Busca marcas con buenas reseñas, longevidad en el mercado y un enfoque en el control de calidad.

PARADA DE DESCANSO

Es hora de que los padres tomen un descanso y digieran la información. Tómate 10 minutos de calma para descansar con las siguientes preguntas:

1. **Examina tus creencias sobre los tratamientos médicos**: ¿Cuáles son tus creencias personales o preocupaciones sobre el uso de medicamentos o tratamientos alternativos para el TDAH? ¿Cómo han influido tus experiencias pasadas o las influencias sociales en estas perspectivas, y podrían estas creencias influir en tu toma de decisiones para tu hijo o hija?

2. **Reflexiona sobre tu apertura a alternativas**: ¿Qué tan abierto estás a explorar terapias alternativas junto con los tratamientos médicos tradicionales o viceversa para el TDAH de tu hijo o hija? ¿Hay alguna duda o creencia que te impida probar nuevos enfoques?

Después, tómate 10 minutos de tranquilidad, sentado o caminando lentamente. Mantén tu mente lo más clara y abierta posible, y simplemente escucha. Anota o dile a Siri que "haga una nota" de cualquier respuesta que surja. Como has tomado tiempo para reflexionar de manera tranquila y serena, estas respuestas probablemente serán menos impulsivas y vendrán de un nivel más profundo. Pueden darte pistas sobre las razones detrás de tus respuestas Esas pistas, a su vez, revelarán posibles formas de pensar problemáticas y pueden proporcionar una excelente orientación sobre cómo avanzar con las recomendaciones de este capítulo que serían más fáciles de implementar o que funcionan mejor con tu familia.

OBRAS VIALES
Diario de Monitoreo de Medicamentos o Suplementos
Materiales:
- Cuaderno o dispositivo digital, bolígrafo o lápiz

Instrucciones:

1. **Registro Diario**: Anota el medicamento o suplemento tomado, la dosis y la hora del día.

2. **Observaciones**: Registra cualquier cambio en el comportamiento, enfoque, apetito y sueño.

3. **Efectos Secundarios**: Enumera cualquier efecto secundario observado, su gravedad y duración.

4. **Revisión Semanal**: Revisa el diario con el proveedor de atención médica de tu hijo o hija para ajustar el plan de tratamiento si es necesario.

Este diario puede proporcionar pistas para garantizar que los medicamentos y suplementos de tu hijo o hija estén funcionando de manera efectiva y segura. También puede proporcionar un registro claro para discutir con el proveedor de atención médica.

Como menciona el Dr. Maté en su libro *'Mentes Dispersas'*: "Considera las implicaciones a largo plazo del uso de medicamentos, no solo sus beneficios a corto plazo." El Dr. Maté continuó, y estamos totalmente de acuerdo, que *"Los medicamentos nunca deben ser el único tratamiento, ni siquiera el primer tratamiento."*

SOUVENIR

El souvenir de este *Paso* es sugerir que trabajes con tu equipo de atención médica para desarrollar una lista de suplementos que tenga sentido para la situación de tu hijo o hija, basándote en la información que has recopilado de tu investigación y de la información que hemos proporcionado sobre suplementos que apoyan diversos sistemas del cuerpo.

Después, compra suplementos de alta calidad según la Asistencia al Viajero de este *Paso*. Las marcas que nos gustan y que hemos encontrado particularmente útiles son Pure Encapsulations, Designs for Health, Signature Supplements, que tiene sede en Canadá y solo está disponible a través de un profesional, pero puede enviarse a Estados Unidos y Genestra específicamente, su línea de probióticos de calidad HMF.

Conclusión

Ser un padre de un niño con TDAH, ya sea que haya recibido un diagnóstico oficial o no, es un poco como el viaje de bodas de 25 años de Mark y mío, Brenda, a Grecia, donde navegamos por muchos caminos empinados y sinuosos, señales en un idioma que mi esposo no había estudiado, autopistas de varios carriles donde los conductores prestaban poca atención a las líneas y numerosos giros y vueltas inesperadas. Y como ese viaje, a pesar de muchos contratiempos, esperamos que resulte bien para tu hijo o hija y tu relación con él o ella.

Es un viaje que exige paciencia, creatividad y mucha compasión. Pero aquí está la verdad: cuantas más piezas del mosaico del ADN puedas descifrar, comprender su impacto y después ajustar el medio ambiente de manera que fomente la expresión óptima de esos genes, más fácil será ser consciente de las situaciones potencialmente desafiantes antes de que ocurran y poner en práctica estrategias para manejar los pensamientos o comportamientos difíciles antes de que escalen. Esta comprensión te da un sentido de control y confianza para navegar por la dinámica única de tu familia.

A lo largo de estas páginas, hemos explorado un enfoque holístico para manejar el TDAH, integrando la investigación científica con estrategias prácticas para la vida cotidiana. Nos hemos adentrado en los *Siete Pasos Clave* de **ELEVATE: E- Alimento para Energía, L- Lograr la Acción, E- Enfoque en el Sueño, V- Valora Detox, A- Ama la Calma, T- Inflamación Tangible, y E- Elegir Reparar**; cada uno diseñado para optimizar las funciones de los genes en esa categoría que potencialmente afectan los síntomas del TDAH. Más que ser otro manual de crianza para niños o niñas con TDAH, es una guía integral que respeta la individualidad genética de tu hijo o hija mientras ofrece opciones para ayudar a tu hijo o hija a manejar mejor las situaciones que no se adaptan a su funcionamiento cerebral único y maravillosamente diseñado.

Al comprender cómo interactúan los genes y el entorno, estás equipado con un conocimiento poderoso y estrategias prácticas para tomar decisiones informadas que apoyen el bienestar de tu hijo o hija. Ya sea ajustando su dieta para mejorar el enfoque y minimizar los picos de azúcar en sangre, asegurando que obtengan un sueño de calidad, incorporando prácticas de mindfulness para calmar sus mentes o proporcionando suplementos que respalden las deficiencias nutrimentales y el funcionamiento de los neurotransmisores, tienes un conjunto de estrategias únicas y efectivas.

También hemos enfatizado la importancia de ver el TDAH a través de un lente de potencial y oportunidad. El TDAH no es un déficit; es una diferencia que viene con su propio conjunto de fortalezas. Al mantener esa perspectiva, puedes ayudar a tu hijo o hija a aprovechar su creatividad, entusiasmo y pensamiento fuera de lo común para prosperar en un mundo que a menudo exige conformidad.

Ahora, es tu turno de poner en práctica lo que has aprendido en la vida diaria de tu familia. Recuerda, sin acción, no hay resultados. Pero al mismo tiempo, este viaje no se trata de perfección; se trata de progreso. Celebra las pequeñas victorias—de tu hijo o hija y las tuyas—y por favor, practica el uso liberal de amabilidad y compasión cuando las cosas no salgan según lo planeado.

Ser padre y/o madre de un niño o niña con TDAH es un proceso continuo que requiere adaptabilidad, paciencia, crecimiento emocional y un corazón abierto. Enfrenta cada día con esperanza, sabiendo que estás marcando una diferencia en la vida de tu hijo o hija.

Y, por favor, no transites este viaje solo. Tómate el tiempo y el esfuerzo para compartir tus historias—éxitos y desafíos. Conéctate con otros padres que navegan por experiencias similares. Contáctanos con preguntas o para más información sobre nuestros cursos en línea sobre el Resetea tu Mapa Epigenético_Edición TDAH, asi como una Comunidad de Apoyo TDAH (alicia@elevatuvitalidad.com).

Todos podemos aprender unos de otros fomentando una comunidad de apoyo mutuo.

Mientras escribía este libro, yo Alicia, reflexionando sobre el viaje de mi vida, tanto como emprendedora en salud y bienestar, y como mamá, reconocí que algunas de las lecciones más duras provienen de experiencias que preferiríamos olvidar.

Hubo un tiempo en que mis dificultades para metabolizar la dopamina y manejar el estrés me llevaban a un enojo que no podía contener. En esos momentos, vi el dolor en los ojos de mis hijos, y una profunda tristeza llenó mi corazón al saber que les había causado dolor sin intención.

Una vez creí que había heredado estos desafíos, y la culpa fue abrumadora. Pero aprender sobre la epigenética fue como encontrar una pieza perdida del rompecabezas. Es más que solo ciencia; es personal. Me ha permitido validar mi historia al comprender el mapa genético que me hace quien soy. Esto no es una excusa, sino una explicación, y me ha traído un profundo sentido de aceptación. Con este conocimiento, aprendí a abrazar mi singularidad, perdonar mi pasado como mamá y asumir mi rol profesional con renovada confianza y autocompasión.

Compartir esto no es fácil, pero si puede inspirar a incluso a una sola mamá o un solo papá que busca soluciones para el TDAH, a ver sus retos a través del lente de la epigenética y sentirse esperanzado y valorado, entonces los retos que tuve en el pasado habrán valido la pena. Abraza el camino del descubrimiento—nuestras debilidades pueden convertirse en nuestras mayores fortalezas.

Una Revisión y Celebración de lo que Logramos

¡Guau!, hemos llegado al final de nuestro viaje juntos a través del Mapa Epigenético para Guiar a Padres y/o Madres de Niños o Niñas con TDAH. Esperamos que hayas encontrado las herramientas y los conocimientos en este libro útiles y que hayan generado cambios emocionantes en la forma en que crías y guías a tu hijo o hija con TDAH y en cómo él o ella honra su neurodiversidad y maneja los desajustes situacionales.

Ahora, tenemos un pequeño favor que pedirte. Si este libro te ayudó a ver el TDAH de una manera nueva o ha cambiado cómo responde tu casa ante tu hijo o hija con TDAH, por favor deja una reseña en Amazon. Tu retroalimentación no solo nos ayuda a servirte mejor, sino que también guía a otros que están buscando las mismas respuestas.

Dejar una reseña es fácil. Simplemente visita este enlace y comparte tus pensamientos. Eso es todo, excepto para decir que tu apoyo de esta manera es muy apreciado.

Finalmente, antes de concluir, queremos expresar nuestro más sincero agradecimiento por tu compromiso con la comprensión y el apoyo a tu hijo o hija con TDAH. Esperamos que ya estés comenzando a poner en práctica muchos de los consejos, técnicas y estrategias prácticas que hemos sugerido a lo largo de estas páginas.

El resumen es que tu dedicación y amor son las piedras angulares del éxito de tu hijo o hija. Juegas un papel vital en la formación del futuro de tu hijo o hija y, créelo o no, tus esfuerzos no pasarán desapercibidos.

Recientemente, yo Brenda, recibí un mensaje de texto de Rachel. Era una captura de pantalla de uno de sus "Recuerdos de Facebook" de hace 14 años, cuando tenía 16 o 17 años. En respuesta a la pregunta universal de Facebook, "¿Qué tienes en la mente?", su publicación de ese día decía: "... ya estoy más que lista para salir de casa."

Junto con la captura de pantalla de Rachel, cuando me envió el mensaje, comentó: "Hmmm... suena como una reacción típica de la enfermedad de Lyme" y, añadiría, una reacción de TDAH no diagnosticada. Pero, el verdadero testimonio del poder de las dinámicas familiares positivas y la construcción de conexiones duraderas, su mensaje continuó: "¡Me alegra que me hayas ayudado a superarlo!".

Lo reitero. Algunos días, cuando el TDAH y la enfermedad de Lyme conspiraban para enloquecer a Rachel y a todo nuestro hogar... me preguntaba si habría luz al final del túnel. Hoy, nuestra relación sólida, amorosa y en crecimiento es un testimonio del papel esencial de la dedicación y el amor incondicional.

Junto con animarte en tu compromiso con el bienestar de tu hijo o hija, también hemos intentado ofrecerte una pieza fundamental adicional: apoyo para optimizar el plan genético de tu familia.

Esperamos que estas pautas te den esperanza de que existen alternativas o apoyos complementarios a los muchos medicamentos diferentes para el TDAH disponibles y que hemos logrado devolverte el control como la persona responsable del bienestar familiar.

También esperamos que, para cuando tu hijo o hija esté listo para salir de tu casa, él o ella, como nuestros hijos o hijas, lleven consigo los hábitos de vida saludables que les has ayudado a inculcar.

Como coautoras, nos sentimos honradas de haber compartido este viaje contigo y te agradecemos por permitirnos ser parte de él.

GLOSARIO DE TÉRMINOS

A continuación, un glosario de términos del libro poco familiares.

ADN (Ácido Desoxirribonucleico): Es la molécula dentro de las células que forma los cromosomas. Transporta la información genética individual.

Adiponectina: Es una hormona producida por las células grasas que regula la sensibilidad a la insulina y el metabolismo y almacenamiento de las grasas, además de reducir la inflamación.

Alelo: Es una forma variante de un gen. Como los seres humanos tienen dos copias de cada gen, tenemos dos alelos, uno heredado de cada progenitor.

Alelo Normal: Es típicamente el alelo original o de referencia, y generalmente no se asocia con un mayor riesgo. También se le llama alelo silvestre, alelo ancestral, alelo estándar o alelo de referencia.

Alelo Variante: Es típicamente el alelo que no es normal o de riesgo de un SNP. También se le llama alelo de riesgo, alelo derivado, alelo mutante o alelo atípico.

Aminoácido: Son los bloques constructivos de las proteínas en el cuerpo. Algunos aminoácidos, como la tirosina, juegan un papel crucial en la producción de neurotransmisores como la dopamina, que son esenciales para la atención, motivación y regulación emocional.

Bases de Nucleótidos: Es uno de los bloques estructurales básicos del ADN o ARN. Son adenina (A), guanina (G), citosina (C) y timina (T) (uracilo (U) en ARN).

Carbohidrato Simple: Es una forma simple de azúcar, como glucosa, lactosa y fructosa, que se absorbe rápidamente en el torrente sanguíneo. Los carbohidratos simples incluyen alimentos como pan, papas, maíz, arroz, frutas y dulces.

Carbohidratos: Son un tipo de alimento que contiene cadenas de moléculas de azúcar.

Carbohidratos Complejos: Son fuentes de carbohidratos que no se descomponen y absorben fácilmente como azúcares simples, que incluyen verduras, frutas y legumbres.

Ciclo del Estrés: Es el proceso natural del cuerpo para responder y recuperarse del estrés. Completar el ciclo de estrés mediante actividad física, ejercicios de respiración o salidas creativas ayuda a prevenir el agotamiento y mejora el bienestar emocional.

Co-Regulación: Es un proceso en el cual un adulto ayuda a un niño a calmarse y regular sus emociones ofreciendo consuelo, modelando un comportamiento tranquilo y utilizando estrategias de apoyo.

Cortisol: Es la principal hormona del estrés producida por las glándulas suprarrenales.

Corteza Prefrontal (CPF): Es la parte frontal del cerebro responsable del funcionamiento ejecutivo, la toma de decisiones y la regulación emocional. En los niños o niñas con TDAH, la corteza prefrontal a menudo se desarrolla o funciona de manera diferente, lo que contribuye a los retos en estas áreas.

Cromosoma: Es la estructura dentro de las células en la que se organiza el ADN.

Desajuste Situacional: Se refiere cuando una predisposición genética a ciertos comportamientos, rasgos o respuestas no se ajusta bien con el entorno o situación actual. Este desajuste puede generar retos o resultados desadaptativos, aunque el mismo rasgo genético podría haber sido ventajoso en un contexto o época diferente.

Dominante: Se aplica a un alelo si se expresa en una persona que tiene solo uno de ese alelo. Este alelo anula a un alelo recesivo.

Dopamina: Es un neurotransmisor, mensajero químico en el cerebro responsable de la recompensa, la motivación, la atención y la regulación de las respuestas emocionales. Muchos tratamientos para el TDAH se centran en equilibrar los niveles de dopamina para mejorar la atención y reducir la impulsividad.

DRD2: Receptor D2 de dopamina en el cerebro.

Eje HPA: Es un acrónimo del eje hipotálamo-pituitaria-adrenales o la vía del estrés que conecta el cerebro con las glándulas suprarrenales.

Epigenética: Es el estudio de cómo los factores del estilo de vida y el entorno, como la alimentación, el sueño, el movimiento y el estrés, influyen en la expresión de los genes, es decir, activan o desactivan los genes sin cambiar el código genético.

Expresión Génica: Es el proceso mediante el cual la información de un gen se utiliza para crear proteínas u otras moléculas que afectan el funcionamiento del cuerpo. Por ejemplo, dependiendo de los factores ambientales o del estilo de vida, un gen relacionado con la producción de dopamina puede expresarse de manera diferente.

Fenotipo: Es el efecto humano del código genético (Genotipo). Esto puede ser desde apariencia, como el color de los ojos, hasta funciones como el metabolismo y el riesgo de enfermedades.

Funcionamiento Ejecutivo: Es un conjunto de habilidades cognitivas que ayudan a planificar, organizar, gestionar el tiempo, controlar los impulsos y tomar decisiones. Los niños o niñas con TDAH a menudo tienen dificultades con el funcionamiento ejecutivo, lo que les dificulta gestionar las tareas diarias.

GABA (Ácido Gamma-aminobutírico): Es un neurotransmisor involucrado en el sistema de recompensa.

Gen: Es una sección específica de ADN responsable de codificar una proteína.

Genoma: Es el conjunto completo de ADN humano, que incluye todos los genes.

Genotipo: Es el conjunto único de instrucciones genéticas heredadas de los padres biológicos. Las variaciones en genes específicos pueden influir en cómo el cerebro de un niño procesa la dopamina, la serotonina y otras substancias químicas que impactan los rasgos relacionados con el TDAH.

Glándulas Suprarrenales: Son glándulas ubicadas sobre cada riñón que producen hormonas mensajeras, incluyendo el cortisol.

Grasas: Son macronutrientes compuestos por ácidos grasos, utilizados por el cuerpo para obtener energía, la estructura celular y producir compuestos esenciales como las hormonas.

HIIT (Entrenamiento en Intervalos de Alta Intensidad, por sus siglas en inglés**):** Es un tipo de entrenamiento que alterna períodos intensos de actividad, como el sprint, con períodos de recuperación de baja intensidad.

Heterocigoto: Es un término genético que significa que una persona ha heredado dos versiones diferentes (alelos) de un gen, una de cada padre biológico. Por ejemplo, en una variante heterocigota, solo un alelo puede afectar la señalización de la dopamina.

Homocigoto Normal: Es un término usado para describir a una persona que ha heredado dos versiones "típicas" o comunes de un gen de ambos padres biológicos. Esto significa que el gen probablemente funciona como se espera.

Homocigoto Variante: Describe a una persona que ha heredado dos versiones alteradas de un gen, una de cada progenitor. Esto puede influir en cómo el cuerpo procesa neurotransmisores o responde al estrés, lo que afecta los rasgos del TDAH.

Leptina: Es una hormona producida por las células grasas que disminuye el apetito y aumenta el gasto energético.

Lípido: Son sustancias grasas o grasas, incluyendo ácidos grasos, aceites, ceras y hormonas esteroides.

Medicamentos Estimulantes: Son medicamentos que aumentan los niveles de dopamina y norepinefrina en el cerebro, ayudando a mejorar la atención, el enfoque y el control de los impulsos. En el ámbito médico, estos suelen ser el primer tratamiento para el TDAH.

Medicamentos No Estimulantes: Son medicamentos utilizados para manejar los síntomas del TDAH que no aumentan los niveles de dopamina en el cerebro. Estos medicamentos suelen centrarse en regular la norepinefrina y pueden ser más adecuados para niños o niñas que experimentan efectos secundarios de los medicamentos estimulantes.

Metabolismo: Es el término general para los procesos químicos que ocurren en el cuerpo para quemar alimentos y producir energía.

Metilación: Es una modificación química heredable del ADN que afecta la expresión génica.

Monogénico: Es un rasgo controlado por un solo gen.

Neurodivergencia: Es un término que reconoce y celebra las diferencias en la forma en que los cerebros funcionan y procesan la información, como el TDAH, el autismo y la dislexia. Estas diferencias no son deficiencias, sino formas únicas de pensar, sentir y experimentar el mundo.

Neurotransmisores: Son sustancias químicas en el cerebro, como la dopamina y la serotonina, que transmiten señales entre las neuronas (células nerviosas). Los desequilibrios de neurotransmisores pueden influir en el estado de ánimo, la atención y los niveles de energía, que son áreas comunes de preocupación para los niños o niñas con TDAH.

Número rs: Es un número de referencia para un SNP (Polimorfismo de un solo nucleótido). Representa el ID de la codificación SNP de referencia.

Nutrigenómica: Es el estudio de las interacciones entre la dieta/nutrición y la expresión génica.

Par de Bases: Los "peldaños" de las moléculas de ADN en forma de doble hélice, que están formados por pares de nucleótidos: guanina (G), citosina (C), adenina (A) y timina (T).

Poligénico: Es un rasgo influenciado por varios genes.

Proteína: Es una macromolécula compuesta por cadenas de aminoácidos utilizada principalmente para reconstruir el cuerpo y producir muchas moléculas vitales, como enzimas y hormonas.

Rasgo: Es una característica particular de un individuo que resulta del código genético, como el color de los ojos.

Receptores: Son moléculas unidas a la membrana con sitios específicos donde otras moléculas, como hormonas y neurotransmisores, pueden unirse.

Recesivo: Se aplica a un alelo si solo se expresa en una persona que tiene dos copias de ese alelo. Es opacado por un alelo dominante.

Refuerzo Positivo: Es una estrategia conductual que recompensa las acciones deseadas para fomentar su repetición.

Regulación (Emocional o Autorregulación): Es la capacidad de gestionar las emociones, el comportamiento y las respuestas a los estímulos externos. Los niños o niñas con TDAH a menudo necesitan apoyo para aprender a autorregularse, especialmente en momentos de estrés o frustración.

Serotonina: Es un mensajero químico importante en el control del estado de ánimo y los antojos.

Sistema de Recompensa: Es el mecanismo del cerebro para procesar recompensas y motivación. Está fuertemente influenciado por la dopamina. En el TDAH, este sistema a menudo busca gratificación inmediata, lo que puede hacer que las recompensas retrasadas o las tareas a largo plazo sean menos atractivas.

Sistema Nervioso Autónomo: Es la parte del sistema nervioso que no está bajo control consciente o voluntario. Es responsable de funciones como la presión arterial, la frecuencia cardíaca y la sudoración, entre otras.

Sistema Nervioso Central: Es la parte principal del sistema nervioso, que incluye la médula espinal y el cerebro.

SNP (Polimorfismo de un Solo Nucleótido): Es una pequeña variación en un gen que puede afectar su funcionamiento. Algunos SNPs influencian la producción de dopamina o cómo el cuerpo maneja el estrés, lo cual puede jugar un rol en los rasgos del TDAH.

Suplementación Nutricional: El uso de vitaminas, minerales y hierbas con fines preventivos y terapéuticos.

TCC (Terapia Cognitivo-Conductual): Es un tipo de terapia que ayuda a niños o niñas y adultos a identificar patrones de pensamiento no útiles y desarrollar formas más saludables de pensar y responder a los desafíos. Se utiliza comúnmente para abordar la ansiedad, los pensamientos intrusivos y la impulsividad en el TDAH.

TDAH (Trastorno por Déficit de Atención e Hiperactividad): Es una condición de desarrollo neuronal caracterizada por retos con la atención, la impulsividad y la hiperactividad. El TDAH no es una deficiencia, sino una diferencia en la forma en que el cerebro procesa la información y regula las emociones. A menudo se asocia con fortalezas únicas, como la creatividad y la adaptabilidad.

Terapia Conductual: Es un tipo de terapia que ayuda a las personas a entender cómo los pensamientos, sentimientos y comportamientos están interconectados.

Tirosina: Es un aminoácido que sirve como precursor para la producción de dopamina. Incluir alimentos ricos en tirosina (por ejemplo, almendras, pollo, aguacate) o suplementos puede ayudar a apoyar la atención y la motivación en los niños o niñas con TDAH.

APÉNDICE 1 – SNPs

A continuación, se presenta una lista de los principales SNPs que hemos abordado en este libro. Un SNP (polimorfismo de un solo nucleótido) es una pequeña variación en un gen que puede afectar su función. Algunos SNPs específicos influyen en la producción de dopamina o en cómo el cuerpo maneja el estrés, lo que puede desempeñar un papel en los rasgos del TDAH.

Si realizas una prueba de ADN a tu hijo o hija, puedes verificar la codificación de los SNPs para determinar si son normales, heterocigotos o variantes.

La codificación indicará qué *Pasos* principales del libro son más importantes como puntos de partida para respetar la neurodivergencia de tu hijo o hija y ayudarle a manejar mejor los desajustes situacionales.

APÉNDICE 1 - SNPS

METABOLISMO

SNP	CODIFICACIÓN	NORMAL	HETEROCIGOTO	VARIANTE
MCR4	rs17782313	TT	TC	CC
ADIPOQ	rs17366568	GG	GA	AA
ADRB2	rs1042714	CC	CG	GG
** PPARG	rs1801282	CC	CG	GG

MACROS: PROTEÍNA, GRASAS

FTO	rs9939609	TT	TA	AA

MACROS: CARBOHIDRATOS

GIPR	rs2287019	CC	CT	TT
TCF7L2	rs7903146	CC	CT	TT
IRS1	rs2943641	TT	TC	CC

MACROS: GRASAS

FABP2	rs142649876	GG	GA	AA
APOA2	rs5082	AA	AG	GG

MOVIMIENTO

ACTN3	rs1815739	CC	CT	TT
ADRB2	rs1042713	GG	GA	AA
ACE	rs4343	GG	GA	AA

SUEÑO

CLOCK	rs1801260	AA	AG	GG
CRY1	rs8192440	AA	AG	GG

DETOXIFICACIÓN - FASE 1

CYP1A2	rs762551	AA	AC	CC
CYP3A4	rs2740574	CC	CT	TT

NOTA: ** Los Variantes tienen propiedades que son beneficiosas

APÉNDICE 1 - SNPS

DETOXIFICACIÓN - FASE 2

SNP	CODIFICACIÓN	NORMAL	HETEROCIGOTO	VARIANTE
SOD2	rs4880	AA	AG	GG
GSTP1	rs1695	AA	AG	GG
NQO1	rs1800566	GG	GA	AA

CALMA

COMT	rs4680	GG	GA	AA
DRD2	rs6277	AA	AG	GG
DAT1	rs463379	CC	CG	GG
TPH2	rs4570625	GG	GT	TT
** MAOA	rs77905	GG	GA	AA
FKBP5	rs3800373	CC	CA	AA
CRHR1	rs242939	TT	TC	CC
GAD1	rs2241165	CC	CT	TT

INFLAMACIÓN

IL6	rs1800795	CC	CG	GG
TNFa	rs1800629	GG	GA	AA

REPARACIÓN

SIRT6	rs352493	TT	TC	CC
** FOXO3	rs2802292	TT	TG	GG
BDNF	rs6265	CC	CT	CC

OTROS

MTHFR	rs1801131	TT	TG	GG
FUT2	rs602662	GG	GA	AA

NOTA: ** Los Variantes tienen propiedades que son beneficiosas

APÉNDICE 2 – DIAGNÓSTICO DEL TDAH

Diagnosticar el TDAH implica más que notar que tu hijo o hija tiene problemas para quedarse quieto o prestar atención. El DSM-5 (Manual Diagnóstico y Estadístico de los Trastornos Mentales, Quinta Edición) describe los criterios. Los niños o niñas de hasta 16 años deben presentar al menos seis síntomas de falta de atención y/o hiperactividad-impulsividad, mientras que los adolescentes (17+) y adultos deben presentar cinco o más.

Falta de atención:

- A menudo no presta atención a los detalles o comete errores por descuido.

- Dificultad para mantener la atención en tareas o juegos.

- Parece no escuchar cuando se le habla directamente.

- A menudo no sigue instrucciones o no completa tareas.

- Tiene dificultades para organizar tareas y actividades.

- Evita o le disgustan las tareas que requieren esfuerzo mental sostenido.

- A menudo pierde objetos necesarios para las tareas o actividades.

- Se distrae fácilmente por estímulos externos.

- Frecuentemente olvidadizo en actividades cotidianas.

Hiperactividad e impulsividad:

- A menudo se mueve inquieto con las manos o los pies o se retuerce en su asiento.

- Se levanta en situaciones donde se espera que permanezca sentado.

- Corre o trepa en situaciones inapropiadas, en adultos, puede sentirse inquieto.

- Incapaz de jugar o participar en actividades de manera tranquila.

- A menudo está "en movimiento" o actúa como si "tuviera un motor".

- Habla excesivamente.

- Responde antes de que las preguntas hayan sido completadas.

- Tiene dificultad para esperar su turno.

- Interrumpe o se entromete en conversaciones o juegos de otros.

Estos síntomas deben persistir durante al menos seis meses, ser inapropiados para el nivel de desarrollo del individuo y estar presentes en dos o más entornos como la casa y la escuela, o en adolescentes un trabajo de tiempo parcial. Además, deben interferir o reducir la calidad de la función social o académica. Estos criterios aseguran un diagnóstico integral considerando el impacto general en la vida del niño o niña.

Se utilizan diversas herramientas y pruebas para evaluar el TDAH. Escalas de calificación como la Escala de Calificación Conners y la Escala de Diagnóstico para Padres del TDAH Vanderbilt son ampliamente reconocidas por su validez en medir síntomas en múltiples entornos. Estas escalas incluyen cuestionarios completados por padres, maestros y, a veces, el niño o niña, proporcionando información subjetiva de diversas fuentes.

Las evaluaciones conductuales, como la Prueba de Variables de Atención (TOVA), ofrecen datos más objetivos al medir la atención y la impulsividad. La TOVA utiliza tareas computarizadas para evaluar la capacidad de un niño o niña para mantener la atención y controlar los impulsos. Aunque valiosas, estas herramientas son solo una parte del proceso de diagnóstico.

El diagnóstico del TDAH puede ser un desafío, especialmente para individuos con síntomas más leves o aquellos que no encajan en el perfil típico. Un niño o niña silenciosamente distraído, por ejemplo, podría no ser visto como alguien que necesita evaluación, especialmente si no es disruptivo. Las niñas a menudo están subdiagnosticadas ya que sus síntomas, como soñar despiertas o pensar demasiado, pueden diferir de la hiperactividad evidente típicamente observada en niños o niñas. El TDAH también comparte síntomas con otras condiciones, como ansiedad, depresión y discapacidades de aprendizaje, lo que hace que una evaluación exhaustiva sea crucial para evitar diagnósticos erróneos y tratamientos inapropiados.

Apéndice 3 – Suplementos

De acuerdo con nuestro razonamiento en el libro sobre calidad y eficacia, recomendamos principalmente tres marcas de suplementos: Pure Encapsulations (a menos que se indique lo contrario, los siguientes suplementos son de Pure Encapsulations), Signature Supplements (SS) y la línea HMF de Genestra para probióticos. Si necesitas ayuda para acceder a estas marcas, no dudes en contactarnos a través de alicia@elevatuvitalidad.com. Podemos organizar el envío directo a la mayoría de las direcciones en Canadá, Estados Unidos y México.

APÉNDICE 3 - SUPLEMENTOS TDAH

Para ADN

	PROPÓSITO	APOYA SNPS	DOSIS
Focus Plus (Can) Dopa Plus (EUA) o L-Tyrosine	Proporciona Tirosina y otros suplementos para promover la producción de dopamina.	COMT DRD2	1 cápsula dos veces al día durante 8 semanas. Estómago vacío. Después 1 al día para mantenimiento.
EFA Cápsulas o Líquido (Omega 3s)	Omega-3s: Apoyo salud cerebral.	IL6 BDNF	1 cápsula o 1 cucharadita una vez al día con alimento.
Sereniten Plus o Stress Reset (SS)	Manejo y reducción del stress.	Genes del stress como FKBP5	1 cápsula dos veces al día, una por la mañana, una 1,5 horas antes de acostarse. Estómago vacío.
NAC (N-Acetil Cisteína)	Apoya la fase 2 de detoxificación del hígado y reduce la inflamación.	SOD2, GSTP1, NQO1 IL6, TNFa	1 cápsula 2 veces al día de 4 a 12 semanas, dependiendo de los genes. Después 1 por día. Estómago vacío.
Glutatión (Liposomal o S-Acetil)	Apoya la fase 2 de detoxificación del hígado y reduce la inflamación.	SOD2, GSTP1, NQO1 IL6, TNFa	1 cápsula 2 veces al día de 4 a 12 semanas, dependiendo de los genes. Después 1 por día. Estómago vacío.
DIM o DIM Detox (dependiendo del gen CYP1A2)	Apoya la fase 1 de detoxificación del hígado.	CYP1A2 CYP3A4	1 cápsula 2 veces al día durante 4 semanas, después 1 al día. Estómago vacío.
Resveratrol	Antioxidante	IL6 BDNF SIRT6	1 cápsula 2 veces al día durante 8 semanas, después 1 al día. Estómago vacío.

APÉNDICE 3 - SUPLEMENTOS TDAH *Para ADN*

	PROPÓSITO	APOYA SNPS	DOSIS
Astaxanthin	Antioxidante	SOD2 FOXO3	1 cápsula 2 veces al día durante 8 semanas, después 1 al día. Estómago vacío.
Neural Repair (SS): Contiene Resveratrol, Astaxanthin y SOD2	Antioxidante. Contiene Resveratrol, Astaxanthin y SOD2.	IL6, BDNF, SIRT6, SOD2, FOXO3	1 cápsula 2 veces al día durante 8 semanas, después 1 al día. Estómago vacío.
Digestive Enzymes Ultra o GI Soothe (SS)	Apoyo digestión.	MC4R, ADIPOQ, FTO, GC	Toma una cápsula cuando estés inflamado o incómodo. GI Soothe favorece la formación de moco.
Melatonin	Promueve el sueño.	CLOCK CRY1	1 cápsula 1,5 horas antes de acostarse.
Melatonin SR	Promueve permanecer dormido toda la noche.	CLOCK CRY1	1 cápsula 1,5 horas antes de acostarse.
Best Rest	Promueve el sueño toda la noche.	CLOCK CRY1	1 cápsula 1,5 horas antes de acostarse.
Glicinato de Magnesio y Glicinato de Zinc	Magnesio: favorece la relajación. Zinc: apoya muchas funciones celulares	Magnesio: CLOCK CRY1 Zinc: SLC30A8	Magnesio: 1 cápsula o cucharadita 1.5 horas antes de acostarse. Zinc: 1 cucharadita con alimento.

Apéndice 4 - Pasos Rápidos de Bienestar

Pasos de Bienestar para "Esos" Días (es decir, Estrategias Efectivas para Días Ocupados)

Criar a un niño o niña con TDAH es un camino exigente y sabemos que el tiempo, la energía y los recursos financieros a menudo pueden parecer escasos. Incluso si no le has realizado pruebas de ADN a tu hijo o hija o no has hecho un mapa de sus datos genéticos, hay pasos sencillos y efectivos que puedes tomar para apoyar su bienestar general.

Estas pequeñas acciones fáciles de hacer pueden tener un impacto significativo ayudando a equilibrar comportamientos, mejorar el enfoque y fomentar una sensación de calma tanto para tu hijo o hija como para tu casa. Este apéndice está diseñado para esos momentos en los que necesitas estrategias pequeñas, prácticas y fáciles de implementar que aun así marquen una gran diferencia.

Paso Clave Uno – Alimentación

Descripción General

Este *Paso* se centra en el impacto de la alimentación y la nutrición en el manejo de los síntomas del TDAH. Desde el equilibrio de macronutrientes hasta la importancia de los micronutrientes y la nutrición personalizada, ofrece ideas prácticas para los padres.

Pasos Rápidos para el Bienestar

1. **Impulso Matutino**: Empieza el día con un desayuno equilibrado que incluya proteínas, por ejemplo, huevos, grasas saludables como aguacate y carbohidratos ricos en fibra como pan integral. Esto estabiliza el azúcar en sangre y favorece la concentración durante la mañana.

2. **Añade alguna Variedad de Vegetales**: Trata de incluir tres colores de vegetales en cada comida para fomentar una dieta rica en nutrientes y mejorar la salud intestinal. Esto significa que incluso puedes empezar el día con vegetales.

3. **Involucra a tu hijo o hija en la Preparación de las Comidas**: Permite que tu hijo o hija participe en la compra de alimentos o la preparación de las comidas para aumentar su disposición a probar nuevos alimentos y promover hábitos alimenticios saludables.

Por qué Funciona

Los alimentos balanceados proporcionan los componentes básicos para neurotransmisores como la dopamina y la serotonina, que son cruciales para la atención y la regulación del estado de ánimo. Involucrar a tu hijo o hija en la elección de alimentos fomenta una relación positiva con la nutrición, reduce la resistencia y promueve hábitos saludables a largo plazo.

Paso Clave Dos – Movimiento

Descripción General

Este *Paso* hace énfasis en la importancia del movimiento en el manejo de los síntomas del TDAH. La actividad física regular puede regular sustancias químicas en el cerebro como la dopamina y la norepinefrina, fomentando una mejor concentración, regulación emocional, bienestar general y otros factores de estilo de vida como el sueño.

Pasos Rápidos para el Bienestar

1. **Pausas de Movimiento entre Actividades**: Anima a tu hijo o hija a realizar breves explosiones de actividad como saltos, saltar la reata o un breve baile, entre las tareas escolares o domésticas para reiniciar el enfoque y aumentar la energía.

2. **Retos de Movimiento en Familia**: Organiza retos divertidos como quién puede hacer más sentadillas, saltos o pasos en un día. Lleva un registro del progreso en una tabla familiar para aumentar la motivación.

3. **Fomenta el Juego en la Naturaleza**: Pasen tiempo en la naturaleza con caminatas, escaladas o incluso búsquedas del tesoro en el jardín. Estar al aire libre mejora el movimiento y reduce el estrés.

Por qué Funciona

Incorporar movimiento en la vida diaria mejora los niveles de dopamina y norepine-frina, promueve el trabajo en equipo y las relaciones sociales, y fomenta la alegría de mantenerse activo. Estos *Pasos* equilibran la actividad estructurada con el movimiento espontáneo, lo que facilita su incorporación en la rutina familiar.

Paso Clave Tres – Sueño

Descripción General

Este *Paso* se centra en mejorar la calidad y cantidad del sueño de tu hijo o hija o abordando factores genéticos, conductuales y ambientales. Un buen sueño es fundamental para manejar los síntomas del TDAH y apoyar la salud cerebral en general.

Pasos Rápidos para el Bienestar

1. **Exposición a la Luz Matutina**: Lleva a tu hijo o hija al aire libre durante 10 a 30 minutos para exponerlo a la luz solar por la mañana o usa una lámpara para el Trastorno Afectivo Estacional (SAD) si vives en lugares con poca luz. Esto ayuda a restablecer su ritmo circadiano y le da energía para el día.

2. **Crea una Zona de Relajación**: Dedica un área específica para actividades tranquilas por la noche como colorear, hacer rompecabezas o escuchar audiolibros o sonidos binaurales. Evita tareas estimulantes para ayudar a tu hijo o hija a prepararse para dormir.

3. **Personaliza el Espacio para Dormir**: Invierte en cortinas oscuras y una máquina de ruido blanco para crear un ambiente oscuro, silencioso y fresco. Prueba qué funciona mejor para las preferencias de tu hijo o hija.

Por qué Funciona

Estos pasos abordan tanto factores biológicos como ambientales que afectan el sueño. La exposición a la luz matutina regula los ritmos circadianos, las actividades relajantes facilitan la transición al sueño y un ambiente optimizado asegura un ciclo de sueño más profundo y reparador.

Paso Clave Cuatro – Detox

Descripción General

Este *Paso* se centra en apoyar los procesos naturales de detoxificación de tu hijo o hija para reducir la carga de toxinas ambientales, que pueden exacerbar los síntomas del TDAH. Cambios simples en la alimentación, las rutinas diarias y los productos del hogar pueden ayudar a crear un entorno más limpio y saludable, mejorando el bienestar general de tu hijo o hija.

Pasos Rápidos para el Bienestar

1. **Hidratación Frecuente**: Anima a tu hijo o hija a beber abundante agua durante el día. Una hidratación adecuada apoya la función renal y la eliminación de toxinas. Si es necesario, agrega una rodaja de limón o algunas bayas al agua para darle sabor.

2. **Baños de Sales de Epsom**: Agrega una o dos tazas de sales de Epsom a un baño tibio y permite que tu hijo o hija se sumerja durante 20–30 minutos. El magnesio ayuda a relajar los músculos, calmar el sistema nervioso y promover la liberación de toxinas.

3. **Incorpora Movimiento Diario**: Fomenta actividades como caminar, andar en bicicleta o jugar al aire libre. La actividad física estimula el flujo linfático, lo que ayuda a eliminar productos de desecho del cuerpo.

Por qué Funciona

Estos pasos mejoran las vías de detoxificación de tu hijo o hija al apoyar órganos clave de eliminación como los riñones, la piel y el sistema linfático. La hidratación y el movimiento ayudan a eliminar toxinas, mientras que los baños de sales de Epsom ofrecen una forma relajante y accesible de apoyar la desintoxicación y la calma.

Paso Clave Cinco – Calma

Descripción General

Este *Paso* se centra en ayudar a tu hijo o hija a manejar el estrés y lograr una sensación de calma al abordar la regulación de neurotransmisores, establecer rutinas de apoyo y fomentar la resiliencia emocional. Estas estrategias brindan alivio inmediato y sientan las bases para el bienestar a largo plazo.

Pasos Rápidos para el Bienestar

1. **Crea una Rutina Matutina Predecible**: Delinea la rutina matutina de tu hijo o hija usando un horario visual con imágenes o listas. Esto minimiza el estrés de toma de decisiones y crea un comienzo del día calmado y predecible.

2. **Fomenta Pausas de Movimiento**: Implementa breves descansos de actividad física, como saltos, estiramientos o un rápido juego de "roña." Estas actividades liberan energía acumulada, proporcionan un impulso de dopamina y mejoran

la concentración.

3. **Practica la Respiración Consciente Juntos**: Enseña a tu hijo o hija a respirar profundo desde el abdomen para activar el sistema nervioso parasimpático. Inhala profundamente durante 4 segundos, mantén la respiración durante 2 segundos y exhala durante 6 segundos. Practiquen juntos para modelar la calma.

Por qué Funciona

Estos pasos abordan retos clave que enfrentan los niños o niñas con TDAH para mantener la regulación emocional y la calma. Las rutinas y herramientas visuales reducen la carga cognitiva y la ansiedad, mientras que las actividades de atención plena y las pausas de movimiento ayudan al sistema nervioso a reiniciarse y manejar los niveles de energía. Estas prácticas pequeñas y consistentes pueden generar mejoras significativas en las interacciones diarias.

Paso Clave Seis – Inflamación

Descripción General

La inflamación es la respuesta natural del cuerpo a una lesión o estrés, pero la inflamación crónica puede exacerbar los síntomas del TDAH y alterar la salud general. Al reducir los desencadenantes inflamatorios y apoyar prácticas antiinflamatorias, puedes ayudar a crear un entorno más tranquilo y equilibrado para tu hijo o hija.

Pasos Rápidos para el Bienestar

1. **Hidratación con Propósito**: Anima a tu hijo o hija a beber agua infundida con un toque de limón o algunas rodajas de pepino. Esto apoya la desinflamación al mismo tiempo que garantiza una hidratación adecuada.

2. **Observa la Conexión entre Alimentos e Inflamación**: Reemplaza cualquier alimento que cause inflamación con alimentos naturales no inflamatorios. Prueba nuevos sabores, texturas y vegetales de colores.

3. **Intercambio de Colaciones o Bocadillos**: Sustituye bocadillos azucarados o procesados por opciones antiinflamatorias como bayas frescas, almendras o nueces. Estos alimentos ricos en nutrientes pueden ayudar a combatir la inflamación y estabilizar el estado de ánimo.

Por qué funciona

Estos pasos son fáciles de implementar y abordan la inflamación desde múltiples ángulos: dieta, hidratación y relajación. Juntos, pueden ayudar a reducir el estrés y la inflamación, creando un entorno de apoyo para manejar los síntomas del TDAH.

Paso Clave Siete – Reparación

Descripción General

Este *Paso* se centra en apoyar los procesos de reparación del ADN de tu hijo o hija, que desempeñan un papel crucial en el manejo de los síntomas del TDAH y en la promoción de la salud cerebral en general. Abordar el estrés oxidativo y mejorar los mecanismos naturales de reparación del cuerpo puede ayudar a optimizar el funcionamiento neurológico de tu hijo o hija.

Pasos Rápidos para el Bienestar

1. **Sirve un Plato Arcoíris**: Incluye cinco frutas y verduras de diferentes colores en las comidas diarias de tu hijo o hija para aumentar la ingesta de antioxidantes. Piensa en esto como una "caja de herramientas" llena de herramientas protectoras para su ADN.

2. **Fomenta Noches sin Pantallas**: Para reducir el estrés oxidativo y mejorar la calidad del sueño, crea una hora tranquila sin pantallas antes de dormir. Cambia las pantallas por actividades tranquilas como leer o dibujar.

3. **Promueve la Higiene del Sueño**: Asegúrate de que tu hijo o hija duerma lo suficiente y de calidad, ya que el sueño profundo es esencial para la reparación celular y la recuperación del cerebro.

Por qué funciona

Estos pasos ayudan a mitigar el estrés oxidativo, un importante disruptor de la reparación del ADN, y fomentan la capacidad natural del cuerpo para sanar y mantenerse. Una dieta colorida proporciona antioxidantes, y el sueño de calidad permite que el cuerpo se reinicie y repare.

Suplemento Esencial Uno – Estrategias Conductuales y Educativas

Descripción General

Este capítulo ofrece estrategias prácticas para que los padres ayuden a sus hijos o hijas a manejar comportamientos relacionados con el TDAH, apoyar el aprendizaje y fomentar relaciones positivas. Introduce intervenciones conductuales, colaboración con las escuelas, uso de tecnología, entrenamiento en habilidades sociales y herramientas para la regulación emocional.

Pasos Rápidos para el Bienestar

1. **Establece un Ambiente Positivo**: Crea un sistema de recompensas donde tu hijo o hija gane puntos por completar tareas o tener buen comportamiento. Los puntos pueden canjearse por recompensas como una noche de juegos en familia o tiempo extra de juego.

2. **Haz Ajustes en el Entorno**: Organiza espacios libres de desorden y proporciona ayudas sensoriales, como pelotas antiestrés o mantas con peso, para reducir la sobreestimulación y mejorar la concentración.

3. **Practica Escenarios Sociales**: Para mejorar la confianza y las interacciones sociales, utiliza juegos como el de la pelota de tenis para practicar habilidades de conversación, como hacer afirmaciones y preguntas.

Por qué Funciona

Estas estrategias abordan el comportamiento a través de rutinas estructuradas, técnicas de regulación emocional y ajustes en el entorno. Empoderan a los niños o niñas con TDAH para desarrollar autorregulación, mejorar la concentración y construir conexiones sociales. Además, los padres obtienen herramientas para crear un marco de apoyo consistente para el crecimiento de sus hijos o hijas.

Suplemento Esencial Dos – Dinámica Familiar con TDAH
Descripción General

Este capítulo explora los retos y oportunidades únicos que el TDAH trae a la vida familiar. Proporciona estrategias para equilibrar la atención entre hermanos, fomentar la comprensión y la empatía, priorizar el autocuidado parental, resolver conflictos y crear un entorno familiar amigable para el TDAH.

Pasos Rápidos para el Bienestar

1. **Equilibra la Atención**: Programa tiempo uno a uno con cada hijo o hija de forma regular, aunque sea breve, para asegurarles su importancia única en la familia.

2. **Modela el Autocuidado**: Incorpora actividades como la respiración consciente o un pasatiempo semanal en tu rutina para demostrar a tus hijos o hijas la importancia de la salud mental y física.

3. **Completa el Ciclo del Estrés**: Enseña prácticas para reducir el estrés, como actividad física, respiración consciente y salidas creativas, para ayudar a tu hijo o hija a liberar energía acumulada y reiniciarse emocionalmente.

Por qué Funciona

Al crear un entorno que valora las necesidades de cada miembro de la familia y proporciona herramientas para manejar el TDAH, fomentas la resiliencia, la comprensión y la armonía en tu casa. Estas prácticas también desarrollan habilidades esenciales para la vida, como la autorregulación, la empatía y la comunicación efectiva.

Suplemento Esencial Tres – Tratamientos Médicos y Alternativos

Descripción General

Navegar por los tratamientos del TDAH puede sentirse abrumador, pero este capítulo ilumina estrategias y opciones clave, incluyendo terapias conductuales, medicamentos y suplementos. Al comprender la interconexión entre la genética, las influencias ambientales y los enfoques personalizados, puedes construir un plan integral y bien informado adaptado a las necesidades de tu hijo o hija.

Pasos Rápidos para el Bienestar

- **Terapia Conductual como Parte de tu Plan**: Explora la modificación de comportamiento, la terapia cognitivo-conductual (TCC) y el entrenamiento en habilidades sociales como intervenciones fundamentales. Estos enfoques proporcionan herramientas duraderas para la regulación emocional y la mejora del comportamiento.

- **Comprende los Medicamentos**: Trabaja con tu proveedor de atención médica para determinar si los medicamentos para el TDAH pueden ayudar a tu hijo o hija. Monitorea los efectos secundarios y personaliza el plan basado en la genética, los factores ambientales y las respuestas observadas.

- **Integra Suplementos**: Considera suplementos naturales como tirosina, magnesio, omega-3 y zinc para apoyar el manejo del TDAH. Usa las recomendaciones de la guía para seleccionar opciones de alta calidad.

- **Completa el Panorama**: Aborda el estrés, la inflamación y la detoxificación mediante las recomendaciones de estilo de vida en este libro para complementar los tratamientos médicos o alternativos.

Por qué Funciona

Al combinar terapias, tratamientos y cambios en el estilo de vida con un enfoque en la personalización, puedes abordar la naturaleza multifacética del TDAH. Este enfoque respalda la gestión de síntomas y la salud emocional y física a largo plazo, empoderando a tu hijo o hija para prosperar.

REFERENCIAS Y RECURSOS SELECCIONADOS

Este libro no podría haberse escrito sin los cientos de investigadores, profesionales y escritores diligentes que nos precedieron. Aquí están algunas de nuestras referencias y recursos más valorados.

EPIGENÉTICA Y REFERENCIAS GENERALES

- Amen, D. G. 1998. *Change your brain, change your life: The breakthrough program for conquering anxiety, depression, obsessiveness, lack of focus, anger, and memory problems*. Harmony Books.

- DNA Testing: www.dnaallure.com Kit: Ultimate Genomics.

- Greenblatt, J & Gottlieb, B. 2017. *Finally Focused*. Harmony Books.

- Greene, R. W. (2014). *The explosive child: A new approach for understanding and parenting easily frustrated, chronically inflexible children* (5th ed.). HarperCollins.

- Kendall-Reed P & Reed S. 2020. *Fix your Genes to Fit your Jeans*. TellWell, Canada.

- Lankerani A. 2024. *The Parenting Owner's Manual: The A to Zs of raising a happy, healthy family from experts around the world*.

- Lieberman, D. Z., & Long, M. E. (2018). *The molecule of more: How a single chemical in your brain drives love, sex, and creativity—and will determine the fate of the human race.* BenBella Books.

- Lynch B. 2018. *Dirty Genes.* Harper One.

- Mate, G. 2024. *Scattered Minds. The Origins and Healing of Attention Deficit Disorder.* Vintage Canada.

- Mate, G. *TDAH.* https://drgabormate.com/TDAH/

- Melillo, R. 2015. *Disconnected Kids: The Groundbreaking Brain Balance Program for Children with Autism, TDAH, Dyslexia, and Other Neurological Disorders.* 3rd ed. Penguin Books.

- Murgia, M. 2017. *The chemical mind: CrashCourse psychology #3* [Video]. YouTube. https://www.youtube.com/watch?v=WuyPuH9ojCE

- Mukherjee S. 2017. *The Gene, An Intimate Story.* Penguin Random House, UK.

- Neale B.M. et al. 2010. Meta-analysis of genome-wide association studies of attention deficit/hyperactivity disorder. *J Am Acad Child Adolesc Psychiatry* 49(9): 884–897

- Neufeld G & Mate G. 2013. *Hold On to Your Kids. Why Parents Need to Matter More than Peers.* Vintage Canada.

- Tonti, S. 2013. *TDAH as a difference in cognition, not a disorder.* TEDxCMU. YouTube. https://www.youtube.com/watch?v=uU6o2_UFSEY

- Van der Kolk B. 2016. *The Body Keeps the Score.* Penguin Books.

ENTENDIENDO EL TDAH Y SUS FUNDAMENTOS

- Centers for Disease Control and Prevention (CDC). 2020. Data and statistics about TDAH. Retrieved from https://www.cdc.gov

- Conners, C. K., Pitkanen, J., & Rzepa, S. R. 2011. Conners Comprehensive Behavior Rating Scales (CBRS). *MHS Assessments.* https://storefront.mhs.com/collections/conners-cbrs

- Cortese, S. 2012. The neurobiology and genetics of Attention-Deficit/Hyperactivity Disorder (TDAH): What every clinician should know. *European Journal of Paediatric Neurology* 16: 422-433.

- Greenberg, L. M., & Waldman, I. D. 1993. Developmental normative data on the Test of Variables of Attention (TOVA). *Journal of Child Psychology and Psychiatry* 34(6): 1019-1030.

- Hinshaw, S. P., & Scheffler, R. M. 2014. *The TDAH Explosion: Myths, Medication, Money, and Today's Push for Performance*. Oxford University Press.

- Polanczyk, G., de Lima, M. S., Horta, B. L., Biederman, J., & Rohde, L. A. 2007. The worldwide prevalence of TDAH: A systematic review and metaregression analysis. *American Journal of Psychiatry* 164(6): 942-948.

- Posner, J., Polanczyk, G. V., & Sonuga-Barke, E. 2020. Attention-deficit hyperactivity disorder. *The Lancet* 395(10222): 450-462.

- Rohr, R. 2024. *Richard Rohr's Daily Meditations*. Center for Action and Contemplation. Meditations@cac.org

- Rubia, K. 2018. Cognitive Neuroscience of Attention Deficit Hyperactivity Disorder (TDAH) and its Clinical Translation. *Frontiers in Human Neuroscience* 12: 100.

- Thapar, A., Cooper, M., Eyre, O., & Langley, K. 2012. What have we learnt about the causes of TDAH? *Journal of Child Psychology and Psychiatry* 54(1): 3-16.

TDAH A LARGO PLAZO Y DIAGNÓSTICO

- Amen, D.G. 2013. *Healing ADD. The breakthrough program that allows you to see and heal the 7 types of ADD*. Berkley, NY

- American Psychiatric Association. (2013). *Diagnostic and statistical manual of mental disorders* (5th ed.). American Psychiatric Association.

- Arnsten, A. F. T. 2009. The Emerging Neurobiology of Attention Deficit Hyperactivity Disorder: The Key Role of the Prefrontal Association Cortex. *Journal of Pediatrics* 154(5): I-S43.

- Arnsten, A. F. T. 2009. Stress signalling pathways that impair prefrontal cortex structure and function. *Nature Reviews Neuroscience* 10(6): 410-422.

- Arnsten, A. F. T., & Rubia, K. 2012. Neurobiological Circuits Regulating Attention, Cognitive Control, Motivation, and Emotion: Disruptions in Neurodevelopmental Psychiatric Disorders. *Journal of the American Academy of Child & Adolescent Psychiatry* 51(4): 356-367.

- Bush, G., Valera, E. M., & Seidman, L. J. 2005. Functional Neuroimaging of Attention-Deficit/Hyperactivity Disorder: A Review and Suggested Future Directions. *Biological Psychiatry* 57(11): 1273-1284.

- CDC. Diagnosing TDAH. https://www.cdc.gov/TDAH/diagnosis/index.html

- Cecil, C. and Nigg, J. *2022.* Epigenetics and TDAH: Reflections on Current Knowledge, Research Priorities and Translation Potential. *Mol. Diag. Ther.* 6(6):581–606.

- Cubillo, A., & Rubia, K. 2010. Structural and Functional Brain Imaging in Adult Attention-Deficit/Hyperactivity Disorder. *Expert Review of Neurotherapeutics*, 10(4): 603-620.

- Exceptional Individuals. https://exceptionalindividuals.com

- Felt BT, Biermann B, Christner JG, Kochhar P, Harrison RV. 2014. Diagnosis and management of TDAH in children. *Am Fam Physician* Oct 1;90(7):456-64.

- Huberman, A, TDAH, Drive and Motivation. https://www.hubermanlab.com/topics/TDAH-drive-and-motivation

- Mayo Clinic. (n.d.). *TDAH: Diagnosis and treatment.* Mayo Foundation for Medical Education and Research. https://www.mayoclinic.org/diseases-conditions/TDAH/diagnosis-treatment/drc-20350895

- McEwen, B. S., & Morrison, J. H. 2013. The Brain on Stress: Vulnerability and Plasticity of the Prefrontal Cortex Over the Life Course. *Neuron* 79(1), 16-29.

- Neufeld Institute. (n.d.). *Resources.* https://neufeldinstitute.org/resources/

- Purper-Ouakil, D, Ramoz, N, Lepagnol-Bestel, A, Gorwood, P, & Simonneau M. 2011. Neurobiology of Attention Deficit/Hyperactivity Disorder. *Pediatric Research* 69(5): 69R-76R

- Seidman, L. J., Valera, E. M., & Makris, N. 2005. Structural brain imaging of attention-deficit/hyperactivity disorder. *Biological Psychiatry* 57(11): 1263-1272.

- Silk, T. J., Beare, R., Malpas, C., Adamson, C., Vilgis, V., Vance, A., & Bellgrove, M. A. 2016. Cortical Morphology in Attention Deficit/Hyperactivity Disorder: Contribution of Thickness and Surface Area to Volume. *Cortex* 82: 1-10.

ALIMENTACIÓN Y METABOLISMO

- Bandura, A. 1977. *Social learning theory.* Prentice Hall.

- Cortese, S., Morcillo-Peñalver, C., Comoretto, R., Maffeis, C., & Zuddas, A. 2019. Association between serum adiponectin levels and attention-deficit/hyperactivity disorder (TDAH) in children and adolescents: A systematic review and meta-analysis. *Psychoneuroendocrinology* 103: 196-202.

- Eisenberg, N., Fabes, R. A., & Spinrad, T. L. 1992. Prosocial development in children. *Social Development* 1(2): 153–170.

- Hurd, N. M., & Zimmerman, M. A. 2010. Natural mentoring relationships among adolescent mothers: A study of resilience. *Journal of Research on Adolescence* 20(3): 789–809.

- Mota, NR. 2020. Cross-disorder genetic analyses implicate dopaminergic signaling as a biological link between Attention-Deficit/Hyperactivity Disorder and obesity measures. *Neuropsychopharmacology* 45: 1188-1195

- Faraone, S. V., Gizer, I. R., & Asherson, P. 2016. MC4R gene variants and their association with obesity and attention-deficit/hyperactivity disorder in children and adolescents. *Biological Psychiatry* 79(4): 434-440

- Shi, X. et al. 2021. Ghrelin modulates dopaminergic neuron formation and attention deficit hyperactivity disorder-like behaviors: From animals to human models. *Brain, Behavior, and Immunity* 94:327-337

- Abizaid, A. et.al. 2006. Ghrelin modulates the activity and synaptic input organization of midbrain dopamine neurons while promoting appetite. *J Clin Invest* 116 (12);3229-3239

- Howard, A. L., Robinson, M., Smith, G. J., Ambrosini, G. L., Piek, J. P., & Oddy, W. H. 2011. TDAH is associated with a "Western" dietary pattern in adolescents. *Journal of Attention Disorders* 15(5): 403-411.

- Kim, Y., & Chang, H. 2011. Correlation between attention deficit hyperactivity disorder and sugar consumption, quality of diet, and dietary behavior in school children. *Nutr Res Pract.* 5(3): 236-245.

- Olivardia, R. 2020. *TDAH and disordered eating: TDAH essentials podcast with Roberto Olivardia, Ph.D.* [Video]. YouTube. https://www.youtube.com/watch?v=rozTN2l3SLM

ALIMENTACIÓN Y MACRONUTRIENTES

- *Brain Food: 11 TDAH Diet, Nutrition, and Supplement Rules* https://www.additudemag.com/TDAH-nutrition-health-food-rules/

- Ellyn Satter Institute. (n.d.). *Ellyn Satter Institute: For the love of eating.* https://www.ellynsatterinstitute.org/

- Melhorn, S. J., Askren, M. K., Chung, W. K., Kratz, M., & Ren, X. 2016. FTO genotype is associated with phenotypic variability of dopamine D2 receptor availability and cognitive function in healthy individuals. *Neuropsychopharmacology* 41(1): 102-110.

- Milte, C. M., Parletta, N., Buckley, J. D., Coates, A. M., Young, R. M., & Howe, P. R. 2012. Eicosapentaenoic and docosahexaenoic acids, cognition, and behavior in children with attention-deficit/hyperactivity disorder: A randomized controlled trial. *Nutrition* 28(6): 670-677.

- Shulman, J. 2003. *Winning the food fight.* Wiley.

SUEÑO

- *TDAH and Sleep Problems: How Are They Related?* https://www.sleepfounda tion.org/mental-health/TDAH-and-sleep

- *TDAH IEP Goals: A Complete Guide and Goal Bank.* https://www.parallellea rning.com/post/TDAH-iep-goals-a-complete-guide-and-goal-bank

- Bass, J., & Takahashi, J. S. 2010. Circadian integration of metabolism and energetics. *Science 330*(6009): 1349-1354.

- Carpena, M. X., & Hutz, M. H. 2019. CLOCK Polymorphisms in Attention-Deficit/Hyperactivity Disorder (TDAH): Further Evidence Linking Sleep and Circadian Disturbances and TDAH. *Journal of Neural Transmission* 126(6): 711-719.

- Cortese, S., Faraone, S. V., Konofal, E., & Lecendreux, M. 2013. Sleep in children with attention-deficit/hyperactivity disorder: Meta-analysis of subjective and objective studies. *Journal of the American Academy of Child & Adolescent Psychiatry 52*(4): 383–396.

- Curtis, A. M., Bellet, M. M., Sassone-Corsi, P., & O'Neill, L. A. J. 2014. Circadian clock proteins and immunity. *Immunity 40*(2): 178-186.

- McClung, C. A. 2013. How might circadian rhythms control mood? Let me count the ways. *Biological Psychiatry 74*(4): 242-249.

- Sancar, A., Lindsey-Boltz, L. A., Kang, T. H., Reardon, J. T., Lee, J. H., & Ozturk, N. 2015. Circadian clock control of the cellular response to DNA damage. *FEBS Letters 589*(14): 2478-2484.

- Scheer, F. A., Hu, K., Evoniuk, H., Kelly, E. E., Malhotra, A., & Shea, S. A. 2009. Impact of the human circadian system, exercise, and their interaction on cardiovascular function. *Proceedings of the National Academy of Sciences 107*(20): 10691-10696.

DETOXIFICACIÓN

- *10 Ways to Create a Non-Toxic Home - Mindful Family Medicine.* https://mi ndfulfamilymedicine.com/10-ways-to-create-a-non-toxic-home/

- Curatolo, P., D'Agati, E., & Moavero, R. 2010. The neurobiological basis of TDAH: From neurotransmission to neuroanatomy. *Frontiers in Human Neuroscience* 4: 19.

- Hook-Sopko, A. 2021. The benefits of dry skin brushing + how to do it properly. *Green Child Magazine.* https://www.greenchildmagazine.com/benefits-dry-skin-brushing/

- Lee MJ, Chou M, Chou W, Huang c, Kuo H, Lee, S & Wang L. 2018. Heavy Metals' Effect on Susceptibility to Attention-Deficit/Hyperactivity Disorder: Implication of Lead, Cadmium, and Antimony. *Int J Environ Res Public Health* 15(6): 1221

CALMA

- Banderet, L. E., & Lieberman, H. R. 1989. Tyrosine: Precursor of catecholamines and its role in cognitive function and stress. *Brain Research Bulletin* 22(5): 759-762.

- Birdsall, T. C. 1998. 5-Hydroxytryptophan: A clinically effective serotonin precursor. *Alternative Medicine Review* 3(4): 271-280.

- Cerqueira, J. J., Mailliet, F., Almeida, O. F. X., Jay, T. M., & Sousa, N. 2007. The prefrontal cortex as a key target of the maladaptive response to stress. *The Journal of Neuroscience* 27(11): 2781-2787.

- Fernstrom, J. D., & Fernstrom, M. H. 2007. Tyrosine, phenylalanine, and catecholamine synthesis and function in the brain. *The Journal of Nutrition* 137(6 Suppl 1): 1539S-1547S

- Hasler, G. 2010. Pathophysiology of Depression: Do we have any solid evidence of interest to clinicians? *World Psychiatry* 9(3): 55-161.

- Low, K. 2022. *Why Children with TDAH Need Structure and Routines.* https://www.verywellmind.com/why-is-structure-important-for-kids-with-TDAH-20747

- *Mindfulness for TDAH: Benefits and Activities for Kids.* https://hes-extraordinary.com/manage-TDAH-mindfulness

- Shaw, K., Turner, J., & Del Mar, C. 2002. Tryptophan and 5-Hydroxytryptophan for depression. *Cochrane Database of Systematic Reviews* (1): CD003198.

- Ortner, N. 2018. *The Tapping Solution for Parents, Children & Teenagers*. Hay House Inc.

- Van Stralen, J. 2016. Emotional dysregulation in children with attention-deficit/hyperactivity disorder. *Atten Defic Hyperact Disord.* 14;8(4):175–187.

- Zylowska, L. 2024. Meditation for the Bored and Restless: How to Practice Mindfulness with TDAH. *Additude*. https://www.additudemag.com/how-to-practice-mindfulness-TDAH/

INFLAMACIÓN

- Anand, D., Colpo, G. D., Zeni, G., Zeni, C. P., & Teixeira, A. L. 2017. Attention-Deficit/Hyperactivity Disorder and Inflammation: What Does Current Knowledge Tell Us? A Systematic Review. *Frontiers in Psychiatry* 8: 228.

- Oades, R. D., Myint, A. M., Dauvermann, M. R., Schimmelmann, B. G., Schwarz, M. J., & Müller, N. 2010. Attention-deficit hyperactivity disorder (TDAH) and inflammation: The role of the cytokine interleukin-6 (IL-6). *Journal of Child Psychology and Psychiatry* 51(10): 1101-1108.

MOVIMIENTO Y REPARACIÓN

- CHADD. 2019. *What's up with athletes and TDAH?* Children and Adults with Attention-Deficit/Hyperactivity Disorder (CHADD). https://chadd.org/TDAH-weekly/whats-up-with-athletes-and-TDAH/

- Chojdak-Łukasiewicz, J., Konieczny, P., Ziemka-Nalecz, M., Strosznajder, J. B., & Zalewska, T. 2022. Role of Sirtuins in Physiology and Diseases of the Central Nervous System. *Biomedicines* 10(10): 2434.

- Doucleff, M. 2023. *'Anti-dopamine parenting' can curb a kid's craving for screens or sweets*. https://www.npr.org/sections/health-shots/2023/06/12/1180867083/tips-to-outsmart-dopamine-unhook-children-from-screens-sweets

- Halperin, J. M., Berwid, O. G., & O'Neill, S. 2014. Healthy body, healthy mind? The effectiveness of physical activity to treat TDAH in children. *Child and Adolescent Psychiatric Clinics of North America* 23(4): 899-936.

- Polter, A. M., & Yang, S. 2018. FoxO Transcription Factors in the Brain: Regulation and Behavioral Manifestation. *Biological Psychiatry* 83(8): 759-769.

- Premier Sport Psychology. 2022. TDAH in athletes: What we see, what to do. *Premier Sport Psychology.* https://premiersportpsychology.com/2022/11/05/TDAH-in-athletes-what-we-see-what-to-do/

ESTRATEGIAS CONDUCTUALES Y EDUCATIVAS

- *TDAH IEP Goals: A Complete Guide and Goal Bank* https://www.parallellearning.com/post/TDAH-iep-goals-a-complete-guide-and-goal-bank

- *Cognitive Behavioral Therapy for TDAH: How Can It Help?* https://psychcentral.com/TDAH/cbt-for-TDAH

- Greene, R. W. 2014. *The explosive child: A new approach for understanding and parenting easily frustrated, chronically inflexible children* (5th ed.). HarperCollins.

DINÁMICA FAMILIAR TDAH – RECURSOS PARA PADRES

- Amen D.G. and Fay, C. 2001. *Raising Mentally Strong Kids.* Tyndale Refresh.

- Nagoski, E., & Nagoski, A. 2019. *Burnout: The secret to unlocking the stress cycle.* Ballantine Books.

- Nelsen, J. 2006. *Positive Discipline.* Ballantine Books.

- Pinsky, S. C. 2012. *Organizing solutions for people with TDAH: Tips and tools to help you take charge of your life and get organized.* Fair Winds Press.

TRATAMIENTOS MÉDICOS Y ALTERNATIVOS

- ADDitude Editors. (n.d.). *TDAH burnout: Why it happens & how to avoid it. Attention Deficit Disorder Association.* https://add.org/TDAH-burnout/

- *Behavioral Treatments for Kids With TDAH - Child Mind Institute* https://childmind.org/article/behavioral-treatments-kids-TDAH/#:~:text=thr ough%20parent%20training.-,School%20interventions,for%20meeting%20tho se%20goals%20successfully

- Gizer, I. R., Ficks, C., & Waldman, I. D. 2009. Candidate gene studies of TDAH: A meta-analytic review. *Human Genetics* 126(1): 51-90.

- Hallowell EM & Ratey JJ. 2021. *TDAH 2.0*. Sheldon Press, London.

- Holton KF & Nigg JT. 2020. The Association of Lifestyle Factors and TDAH in Children. *J Atten Disord.* 24(11): 1511-1520

- Huberman Lab. 2022. *Adderall, stimulants & modafinil for TDAH: Short- & long-term effects*. Huberman Lab podcast [Video]. YouTube. https://www.yo utube.com/watch?v=sxgCC4H1dl8

- Oades, R. 2007. Role of the serotonin system in TDAH: treatment implications. *Expert Rev Neurother.* 7(10):1357-74.

- Peterson, B. S., Trampush, J., Maglione, M., Bolshakova, M., Rozelle, M., & O'Neill, S. 2024. Treatments for TDAH in Children and Adolescents: A Systematic Review. *Pediatrics* 153(4): e2024065787. https://publications.aap.org/pediatrics/article/153/4/e202406 5787/196922/Treatments-for-TDAH-in-Children-and-Adolescents-A

- Robbins, T. W., & Arnsten, A. F. T. 2009. The Neuropsychopharmacology of Fronto-Executive Function: Monoaminergic Modulation. *Annual Review of Neuroscience* 32(1): 267-287.

- Turic, D., Swanson, J. & Sonuga-Barke, E. 2010. DRD4 and DAT1 in TDAH: Functional neurobiology to pharmacogenetics. *Pharmgenomics Pers Med.* 3: 61-78.

- Wolraich, M. L., Feurer, I. D., Hannah, J. N., Baumgaertel, A., & Pinnock, T. Y. 1998. Examination of DSM-IV criteria for attention deficit/hyperactivity disorder in a county-wide sample. *Journal of Developmental & Behavioral Pediatrics* 19(3): 162-168.

- Yang, L., Liu, J., Sui, G., Chen, Y., & Guo, Y. 2017. Inflammation in attention-deficit/hyperactivity disorder (TDAH): A systematic review and meta-analysis of 39 studies. *Frontiers in Psychiatry 8*, Article 228. https://www.frontiersin.org/journals/psychiatry/articles/10.3389/fpsyt.2017.00228/full

www.ingramcontent.com/pod-product-compliance
Lightning Source LLC
Chambersburg PA
CBHW070800280326
41934CB00012B/2997